现代专科护理及护理实践

主编 万 霞 卢慧清 卢 艳 等

U0194905

河南大学出版社
HENAN UNIVERSITY PRESS

· 郑州 ·

图书在版编目（CIP）数据

现代专科护理及护理实践 / 万霞等主编 . -- 郑州：
河南大学出版社，2020.7
ISBN 978-7-5649-4379-0

Ⅰ . ①现⋯ Ⅱ . ①万⋯ Ⅲ . ①护理学 Ⅳ . ① R47

中国版本图书馆 CIP 数据核字 (2020) 第 127770 号

责任编辑： 孙增科
责任校对： 陈巧
封面设计： 卓弘文化

出版发行： 河南大学出版社
　　　　　地址：郑州市郑东新区商务外环中华大厦 2401 号
　　　　　邮编：450046
　　　　　电话：0371-86059750（高等教育与职业教育出版分社）
　　　　　　　　 0371-86059701（营销部）
　　　　　网址：hupress.henu.edu.cn
印　　刷： 广东虎彩云印刷有限公司
版　　次： 2020 年 7 月第 1 版
印　　次： 2020 年 7 月第 1 次印刷
开　　本： 880 mm × 1230 mm　1/16
印　　张： 13.75
字　　数： 446 千字
定　　价： 80.00 元

编 委 会

前　言

护理工作在我国医疗卫生事业的发展中发挥着重要的作用，广大护理工作者在协助临床诊疗、救治生命、促进康复、减轻疼痛及增进医患和谐方面肩负着大量工作。随着现代医学科学技术的快速发展，新的诊疗技术的不断更新，护士在临床中的护理技术也在不断地提高。为了更好地为患者提供高质量的护理，护理人员必须掌握扎实的护理基础知识、规范的操作技术、熟练的专业技能，形成默契的医护配合，我们特组织了一批具有丰富临床经验的护理专家及骨干共同编写了本书。

本书首先阐述了生命体征和临床常用护理技术，然后分别介绍了神经内科疾病护理、呼吸内科疾病护理、消化系统疾病护理、内分泌科疾病护理、肛肠外科疾病护理、手术室护理、皮肤烧伤整形护理、脑卒中护理，最后还叙述了中医儿科护理的内容。本书材料新颖，覆盖面广，图文并茂，科学实用，希望本书能为广大护理医务工作者处理相关问题提供参考。

在编写过程中，由于作者较多，写作方式和文笔风格不一，虽已反复校对、多次修改，难免存在不足之处，望广大读者提出宝贵的意见。

编　者
2020 年 7 月

目　录

第一章 生命体征的观察和测量技术

生命体征是指体温、脉搏、呼吸及血压，是机体内在活动的一种客观反映。当机体出现异常时，生命体征可发生不同程度的变化，因而生命体征成为衡量患者身体健康状况的基本指标。正确观察生命体征可以为疾病的预防、诊断、治疗及护理提供参考资料和依据。

第一节　体温

体温（temperature）指身体内部的温度，正常情况下，人的体温保持在相对恒定的状态，通过大脑和丘脑下部的体温调节中枢的调节及神经体液的作用，使产热和散热保持动态平衡。人体产热主要是通过内脏器官尤其是肝代谢和骨骼肌运动而进行的，散热则是通过辐射、传导、对流、蒸发等方式进行的。

测量体温所采用的单位是摄氏度（℃）或华氏度（℉），一般常用摄氏度。两者换算关系为：

℃＝（℉ −32）×5/9 或℉＝℃ ×9/5 +32

一、体温的观察

（一）正常体温

1. 体温的范围

正常体温常以口腔、直肠、腋下温度为标准。这 3 个部位测得的温度与机体深部体温相接近。正常人口腔舌下温度在 36.3 ~ 37.2 ℃；直肠温度受外界环境影响小，故比口腔温度高出 0.3 ~ 0.5 ℃；腋下温度受体表散热、局部出汗、潮湿等因素影响，比口腔温度低 0.3 ~ 0.5 ℃。同时对这 3 个部位进行测量，其温度差一般不超过 1 ℃。直肠温度虽然与深部体温更为接近，但由于测试不便，故临床上除小儿外，一般都测口腔温度或腋下温度。

2. 体温的生理性变动

体温可随年龄、昼夜、运动、情绪等变化而出现生理性变动，但在这些条件下体温的改变往往在正常范围内或呈一过性改变。

（1）年龄的差异：新生儿因体温调节中枢发育不完善，其体温易受环境温度的影响，并随之波动；儿童由于代谢旺盛，体温可略高于成人；老年人由于代谢低下，体温可在正常范围内的低值。

（2）昼夜差异：体温一般在清晨 2 ~ 6 时最低，下午 2 ~ 8 时最高，其变动范围不超过平均值 ±0.5 ℃。这种昼夜的节律波动与人体活动、代谢、血液循环等周期性变化有关，如长期夜班工作的人员，则可出现夜间体温升高，日间体温下降的现象。

（3）性别差异：女性体温略高于男性。女性的基础体温还随月经周期而出现规律性的变化，即月经期和月经后的前半期体温较低，排卵日最低，而排卵后到下次月经前体温逐步升高，月经来潮后，体温又逐渐下降，体温升降范围在 0.2 ~ 0.5 ℃。这种体温的周期性变化与血液中孕激素（黄体酮）及其他激素浓度的变化有关。

（4）运动影响的差异：剧烈运动时，骨骼肌紧张并强烈收缩，使产热量激增；同时由于交感神经兴奋，释放肾上腺素、甲状腺素和肾上腺皮质激素增多，代谢率增高而致体温上升。

（5）受情绪影响的差异：情绪激动、精神紧张都可使体温升高，这与交感神经兴奋有关。

（6）其他：进食、沐浴可使体温升高，睡眠、饥饿可使体温降低。

（二）异常体温

1. 发热

在致热原的作用下或体温调节中枢的功能障碍时，机体产热增加，而散热减少，体温升高超过正常范围，称为发热。

发热时，体温升高（以口腔温度为准）不超过 38 ℃为低热，38 ~ 38.9 ℃为中等热，39 ~ 40.9 ℃为高热，超过 41℃为超高热。发热过程可分为 3 个阶段。

（1）体温上升期：患者主要表现为畏寒、皮肤苍白、无汗，甚至寒战。

（2）发热持续期：患者主要表现为颜面潮红、皮肤灼热、口唇干燥、呼吸和脉搏增快。

（3）退热期：患者主要表现为大量出汗和皮肤温度降低。

将发热时所测得的体温值绘制成曲线图，可呈现不同的形态，称为热型。常见的热型有稽留热、弛张热、间歇热和不规则热。热型常能提示某种疾病的存在。

2. 体温过低

体温在 35 ℃以下称为体温过低。可见于早产儿及全身衰竭的危重患者。

体温过低，开始时可出现寒战，当体温继续下降时，四肢开始麻木，并丧失知觉，血压下降，呼吸减慢，甚至意识丧失，出现昏迷。

二、测量体温的方法

（一）体温计

最为常用的是玻璃汞（水银）柱式体温计。水银端受热后，水银膨胀沿毛细管上升，所达刻度即为体温的度数。摄氏体温计的刻度为 35 ~ 42 ℃，每一大格为 1 ℃，每一小格为 0.1 ℃。测量不同部位的体温计，其外形也有所不同，如口表和肛表的玻璃管呈三棱状，腋表的玻璃管呈扁平状；口表和腋表的水银端细长，肛表水银端粗短。

此外，还有各种电子体温计，采用电子感温探头来测量体温，测量迅速，读数直观，使用方便；化学体温计（点阵式体温计）则是将对特定温度敏感的化学试剂制成点状，在体温计受热 45 s 内，即可从试剂点颜色的改变上来得知所测得的体温值，该体温计为一次性用品，用后即可丢弃，不会引起交叉感染。

红外线耳式体温计是通过测量耳朵鼓膜的辐射亮度，非接触地实现对人体温度的测量，只需将探头对准外耳道，按下测量钮，仅有几秒钟就可得到测量数据，非常适合急重病患者、老年人、婴幼儿等使用。

（二）测量方法

1. 用物

测量盘内盛体温计、纱布、弯盘、记录本、笔及有秒针的表。

2. 操作方法

检查体温计有无破损，水银柱是否甩到 35 ℃以下，以免影响测量结果。备齐用物，携至床边，向患者解释并交代注意事项，以取得配合，并根据病情需要选择测量体温的部位。

（1）口腔测量法：将口表水银端斜放于舌下靠近磨牙处的深部，此处称热袋（heatpocket）系舌动脉经过处，所测出的温度最接近身体深部体温。嘱患者闭口用鼻呼吸，勿咬体温计。3 min 后取出体温计，用纱布擦净，与视线平行，稍转动看清度数并记录，将水银柱甩至 35 ℃以下，放在弯盘内。

（2）腋下测量法：沾干腋下汗液，将体温计的水银端放于腋窝中央，紧贴皮肤，屈臂过胸夹紧。10 min 后取出，余同口腔测量法。

（3）直肠测量法：患者取侧卧位，小儿可取俯卧位，露出臀部，用液状石蜡润滑肛表水银端，分开臀部，看清肛门，轻轻插入肛门内 3 ~ 4 cm。婴幼儿测量，只需插入肛门口即可。3 min 后取出，用卫生纸擦净，余同口腔测量法。

将所测体温绘制于体温单上，口腔温度用蓝圆点表示，腋下温度用蓝叉表示，直肠温度用蓝圆圈表

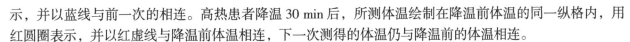

示，并以蓝线与前一次的相连。高热患者降温 30 min 后，所测体温绘制在降温前体温的同一纵格内，用红圆圈表示，并以红虚线与降温前体温相连，下一次测得的体温仍与降温前的体温相连。

3. 注意事项

（1）体温计应轻拿轻放，甩动时注意勿触及周围物体，以防损坏。

（2）幼儿、精神异常或昏迷患者、口鼻部施行手术者、呼吸困难者，不可采用口腔测温；腹泻、直肠或肛门施行手术者，不可采用直肠测温。

（3）进食或面颊部做冷敷、热敷者，须过 30 min 后再测口腔温度；坐浴或灌肠后须待 30 min 后，方可测量直肠温度。

（4）幼儿、精神异常或昏迷患者测量时，护士应在旁守护并用手扶托，以防发生意外。

（5）发现体温与病情不符合时，应重新测量。如有异常应立即通知医生，并采取相应措施。

（6）若患者不慎咬碎体温计将水银吞下时，首先应及时清除口腔内玻璃碎屑，以免损伤口腔与消化道组织；再口服蛋清液或牛奶，以延缓汞的吸收；若不影响病情，还可给予粗纤维食物，以加快汞的排泄。

（三）体温计的消毒及检查法

1. 体温计的清洁与消毒

目的是保持体温计清洁，防止交叉感染。常用消毒液有 70% 酒精、1% 过氧乙酸、2000 mg/L 有效氯等。

（1）容器：所有盛消毒液和体温计的容器均应有盖，消毒液容器内有尼龙网兜。消毒液每天更换 1 次，容器每周消毒 1 次。

（2）方法：先将所用过的体温计全部浸没于一只盛有消毒液的容器内，5 min 后取出，再放入另一盛有相同消毒液的容器内浸泡，30 min 后取出，用冷开水冲净，再用消毒纱布擦干，存放于清洁盒内备用。肛表应按上述方法另行消毒。

2. 体温计的检查法

为保证测量准确，使用中的体温计应定期进行准确性检查。检查时，先将所有体温计的水银柱甩至 35 ℃以下，再同时置入 40 ℃的水中或恒温箱内，3 min 后取出检视，若体温计误差超过 ±0.2 ℃或水银柱有裂隙者或自行下降者，则不再使用。

第二节 脉搏

脉搏（pulse）是指在身体浅表动脉上可触摸到的搏动，是由心脏节律性地收缩和舒张引起动脉血管壁的相应扩张和回缩所产生的。正常情况下，脉率和心率是一致的。

一、脉搏的观察

（一）正常脉搏

正常成年人的脉搏为 60 ~ 100 次 / 分。脉搏的节律规则，间隔时间相等，搏动强弱适中。脉搏可随年龄、性别、活动和情绪等因素而变动。一般幼儿的脉搏比成年人的快，同年龄女性的脉搏比男性的稍快。进食、运动和情绪激动时，脉搏可暂时增快，休息和睡眠时，脉搏会相对减慢。

（二）异常脉搏

1. 频率的改变

成年人脉率超过 100 次 / 分，称为速脉，见于发热、甲状腺功能亢进症及由于缺血、缺氧所致的心脏代偿情况；低于 60 次 / 分，称为缓脉，见于颅内压增高、房室传导阻滞。

2. 节律的改变

脉搏间隔时间不等，称不整脉。有规律的不整脉是在一系列均匀的脉搏中，出现一次提前的搏动，随后有一补偿性的间歇，称为间歇脉。若每隔一个或两个正常搏动后出现一次提前搏动，呈二联脉或三联脉，见于各种原因引起的心肌损害。无规律的不整脉是在单位时间内脉率少于心率，且脉搏节律不等，强弱不同，称细脉（脉搏短绌），见于心房纤颤。

3. 强弱的改变

当心排血量大、外周阻力小、动脉充盈度和脉压较大时，脉搏强大，称洪脉，常见于高热、甲状腺功能亢进症；当有效循环血量降低、心排血量减少时，脉搏细弱，称丝状脉，常见于大出血、休克、心脏功能衰竭。

二、测量方法

凡浅表靠近骨骼的大动脉都可以用来测量脉搏。常取的部位是桡动脉，其次是颞动脉、颈动脉、股动脉及足背动脉等。

（一）用物

有秒针的表、记录本、笔。

（二）操作方法

（1）患者取卧位或坐位，手臂自然放置。

（2）以示指、中指、环指三指的指端按在患者的桡动脉上，压力的大小以清楚触及动脉搏动为宜。计数 30 s，将测得的脉率乘以 2，记录。心脏病患者应测量 1 min。

（3）如患者有脉搏短绌时，应由两人测量，1 人数脉率，1 人听心率，由听心率者发出"起""停"口令，两人同时开始，测 1 min，记录方式：心率 / 脉率 / 分。

（4）将所测脉搏绘制于体温单上，脉率以红圆点表示，心率以红圆圈表示。如果脉搏与体温重叠于一点时，先画体温，再将脉搏用红圈画于其外；若系直肠温度，先以蓝圈表示体温，再在其内以红点表示脉搏。相邻脉搏之间应以红线连接。若需绘制脉搏短绌图，则于心率与脉率之间以红线连接。

（三）注意事项

（1）测量脉搏前，应使患者保持安静，活动后须休息 15 ~ 30 min 再测。

（2）不可用拇指测量脉搏，因为拇指小动脉搏动易与患者的脉搏相混淆。

（3）测量时注意力集中，仔细测量脉搏的频率、节律、强弱，如与病情不符应重新测量。

第三节　呼吸

呼吸（respiration）是指机体与环境之间进行气体交换的过程。通过呼吸，机体不断地从外界摄取氧和排出二氧化碳，以满足机体新陈代谢的需要和维持内环境的相对稳定。通过观察呼吸运动，可以判断机体内外环境气体交换情况，进而帮助判断病情。

一、呼吸的观察

（一）正常呼吸

正常呼吸时，胸廓、腹壁呈平稳、有节律的起伏运动，呼气较吸气略长，吸与呼之比为 1 ：（1.5 ~ 2.0）。成人呼吸频率 16 ~ 20 次 / 分，呼吸与脉搏的比例为 1 ：4。

呼吸频率和深浅度可随年龄、性别、活动、情绪、意识等因素而改变。一般幼儿呼吸比成人呼吸快，同年龄女性呼吸比男性呼吸稍快，活动和情绪激动时呼吸增快，休息和睡眠时呼吸较慢，意识也能控制呼吸的频率、节律及深浅度。

（二）异常呼吸

1. 频率的改变

成人呼吸超过 24 次 / 分为呼吸增快，多见于高热、缺氧；少于 10 次 / 分，为呼吸缓慢，多见于颅内压增高、巴比妥类药物中毒。

2. 节律的改变

常表现为周期性呼吸即呼吸运动与呼吸暂停呈周期性交替出现，有两种形式：

（1）潮式呼吸，又称陈－施（Chyne-Stokes's）呼吸：其特点为呼吸由浅慢逐渐加深加快，达高潮后，又逐渐变浅变慢，然后呼吸暂停 5 ~ 30 s，之后又重复出现上述呼吸，如此周而复始，犹如潮水涨落，故称潮式呼吸。多见于脑出血、全身衰竭的患者。

（2）间断呼吸，又称毕奥（Biot's）呼吸：其特点为在几次有规律的呼吸后，突然呼吸停止约 10 s，然后又开始呼吸，如此反复交替。常见于颅内压增高症或呼吸中枢衰竭的患者。

周期性呼吸发生的机制是，由于呼吸中枢兴奋性减弱，血中正常浓度的二氧化碳不能通过化学感受器引起呼吸中枢兴奋，故呼吸逐渐减弱，以致呼吸暂停。由于呼吸暂停，血中二氧化碳分压增高，至一定程度后，通过化学感受器，反射性地兴奋呼吸中枢，引起呼吸。随着呼吸的进行，二氧化碳的排出，血中二氧化碳分压降低，呼吸再次减慢以致暂停，从而形成周期性呼吸。此种呼吸提示病情危重，尤其是间断呼吸，常出现在呼吸停止之前。

3. 深浅度的改变

一般情况下，急促的呼吸常表浅，缓慢的呼吸常深大。呼吸浅快见于肋骨骨折、胸腔积液、气胸、肺实变等；呼吸深慢见于代谢性酸中毒，是机体代偿的表现。

4. 呼吸困难

呼吸困难是呼吸的频率、节律、深浅度改变的总称，患者主观上感到胸闷气急、呼吸费力，客观上伴有烦躁，面色和末梢发绀、出冷汗、不能平卧等体征。

（1）吸气性呼吸困难：其特点为吸气费力，吸气时间延长，可出现"三凹征"（胸骨上窝、锁骨上窝、肋间隙凹陷），亦可出现鼻翼扇动和一种高音调声响。其发生机制为上呼吸道部分梗阻，气流进入不畅，呼吸肌收缩增强所致。常见于气管内异物或肿瘤，喉头水肿或痉挛。

（2）呼气性呼吸困难：其特点为呼气费力，呼气时间明显延长，并伴有喘息声。其发生机制为下呼吸道部分梗阻或痉挛，导致气流呼出不畅。常见于哮喘和阻塞性肺气肿。

（3）混合性呼吸困难：其特点为吸气与呼气均费力，呼吸频率增快。其原因为广泛性肺部病变，使气体交换面积减少，从而影响肺换气功能。常见于肺炎、肺不张、急性肺水肿等。

二、测量呼吸的方法

（一）用物

有秒针的表、记录本、笔。

（二）操作方法及注意事项

（1）在测量脉搏后，仍保持测量脉搏的手势，使患者处于不知不觉的自然状态中，观察患者胸部或腹部的起伏，一起一伏为 1 次呼吸，计数 30 s，将所测值乘以 2 并记录。对呼吸不规则的患者和婴儿，应测 1 min。

（2）计数同时，观察呼吸节律、深浅度的改变。

（3）重危患者呼吸气息微弱不易观测时，可用少许棉絮置患者鼻孔前，观察棉絮被吹动，并计数 1 min。

（4）将所测呼吸绘制于体温单上，用蓝圆点表示，相邻呼吸之间以蓝线连接，或记录于体温单上的呼吸一栏内，相邻的呼吸应上下错开记录，以便于查看。

第四节　血压

血压（blood pressure，BP）是指血液在血管内流动时对血管壁产生的侧压力。一般指动脉血压，如无特别注明，是指肱动脉血压。

当心脏收缩时，动脉血压上升达到最高值，称为收缩压（systolic pressure）；当心脏舒张时，动脉血压下降达到最低值，称为舒张压（diastolic pressure）。收缩压与舒张压之差称为脉压（pulse pres-sure）。血压的单位通常采用 mmHg。

一、血压的观察

（一）正常血压

1. 血压的范围

正常成年人在安静时，收缩压为 90～139 mmHg，舒张压为 60～89 mmHg，脉压为 30～40 mmHg。

2. 生理性变化

（1）年龄和性别的影响：动脉血压随年龄的增长而增高。随着年龄的增长，收缩压和舒张压均有逐渐增高的趋势，但收缩压的升高比舒张压的升高更为显著。女性在更年期前血压低于男性，更年期后，血压差别较小。

（2）昼夜和睡眠的影响：一般傍晚高于清晨；过度劳累或睡眠不佳时，血压稍有升高；睡眠和休息后，可略有下降。

（3）环境的影响：寒冷环境中，血压可上升；高温环境中，血压可下降。

（4）不同部位的影响：部分人的右上肢血压高于左上肢 10 mmHg 左右，这是由于右侧肱动脉来自主动脉弓的第一大分支无名动脉，而左侧肱动脉来自主动脉弓的第三大分支左锁骨下动脉，在血液运行中，能量稍有消耗，压力有所下降；大多数人下肢血压比上肢血压高 20～40 mmHg，与股动脉的管径较肱动脉粗、血流量大有关。

（5）精神状态的影响：紧张、恐惧、害怕及疼痛都可引起收缩压的升高，而舒张压变化较小。

（6）此外劳动、饮食等均可影响血压值。

（二）异常血压

1. 高血压

目前我国采用国际上统一的血压分类和标准，成年人高血压定义为收缩压≥140 mmHg 和（或）舒张压≥90 mmHg。

原发性高血压称为高血压病，继发性高血压则继发于其他疾病，如肾疾病、主动脉狭窄、嗜铬细胞瘤及妊娠高血压症等。过高的血压增加心脏的负担，容易诱发左侧心力衰竭，也易发生高血压脑病。

2. 低血压

血压低于 90/（60～50）mmHg，称为低血压。

各种原因引起的休克，可出现血压降低。血压过低可造成身体组织器官缺血缺氧，如不及时发现和处理，就会使身体的重要器官如心、肺、脑、肾组织发生变性坏死，甚至脏器功能衰竭，严重者导致死亡。

3. 脉压异常

脉压增大，常见于主动脉瓣关闭不全、动脉硬化；脉压减小，可见于心包积液。

二、血压的测量

（一）血压计

动脉血压可用血压计来进行间接测量，这是根据血流通过狭窄的血管管道，形成涡流时发出声响的原理来设计的。

1. 普通血压计

由输气球、袖带、血压表 3 个主要部分组成。成人袖带的宽度为 12 cm，长度为 24 cm；小儿袖带的宽度则应为其上臂的 2/3，故有各种型号。血压表有汞柱式和弹簧表式两种，常用汞柱式。

2. 电子血压计

在其袖带上有换能器，经过微电脑控制数字处理，在显示板上直接显示收缩压、舒张压和脉搏 3 个参数，并能自动充气和放气。

（二）测量方法

1. 用物 血压计、听诊器、笔记本、笔。

2. 测量部位

上肢肱动脉或下肢腘动脉。

（三）操作方法

检查血压计是否有漏气、汞量不足、汞柱裂隙等现象，以免影响测量结果的准确性，并根据患者情况选择测量部位，一般用上肢测量法。

1. 上肢血压测量法

嘱患者取坐位或卧位，伸出一臂，将衣袖卷至肩部，袖口不可太紧，以免影响血流顺利通过。肘部伸直，手掌向上，肱动脉与心脏保持同一水平，坐位时肱动脉平第 4 肋间，仰卧位时肱动脉平腋中线。放平血压计，打开盒盖呈 90° 垂直位置，开启汞槽开关，将袖带平整缠于患者上臂，松紧度以放入一指为宜，袖带下缘距肘窝 2～3 cm。戴上听诊器，在肘窝内侧摸到肱动脉搏动点，将听诊器的胸件置于其上，但不能塞在袖带内，用手固定，另一只手握气球，关气门，向袖带内充气至肱动脉搏动声消失，再升高 20～30 mmHg，然后放开气门以每秒钟 4 mmHg 的速度使汞柱缓慢下降，注视汞柱所示刻度，听到第一搏动声的汞柱刻度为收缩压，此时袖带内压与心室收缩压相等，血液能在心脏收缩时通过被压迫的血管。随后搏动声继续存在，直至袖带内压降至与心室舒张压相等时，搏动声突然变弱或消失，此时汞柱所示刻度为舒张压。测量完毕，排尽袖带内余气，拧紧阀门螺旋，解开袖带，整理妥善，放入盒内，气门螺旋卡在固定架上，将血压计向右倾斜 45° 关闭汞槽开关，盖上盒盖平稳放置。

2. 下肢血压测量法

嘱患者取仰卧稍屈膝位或俯卧位，露出下肢。用袖带（宽带比被测肢体直径宽 20%）缠于患者大腿下部，其下缘在腘窝上 3～5 cm 处，如肢体较粗，可加用宽布带包于袖带外面，缠于肢体上，听诊器胸件置于腘动脉搏动点上。其余测量方法同上肢测量法。

测得的血压值以分式记录在体温单的血压一栏内或指定的表格内，即收缩压／舒张压，可免记剂量单位，但下肢血压应注明"下"，以免发生误会。

（四）注意事项

（1）测量血压前，应使患者安静休息 15 min，或者在清晨时测量，以消除疲劳和精神紧张对血压的影响。

（2）袖带的宽带要符合规定的标准，如使用的袖带太窄，须用较高的空气压力才能阻断动脉血流，使测得的血压值偏高；如果袖带过宽，大段血管受压，增加血流阻力，使搏动在到达袖带下缘之前已消失，测得的血压值偏低。

（3）袖带缠裹要松紧适度，如果袖带过松，充气时呈球状，不能有效阻断动脉血流，使测得的血压值偏高；如果袖带过紧，可使血管在袖带未充气前已受压，致使测得的血压值偏低。

（4）为了避免血液重力作用的影响，测量血压时，肱动脉与心脏应处于同一水平。如果肢体位置高于心脏位置，测得的血压值偏低；反之血压值偏高。

（5）出现血压听不清或者异常时，应重新测量：先驱尽袖带内的气体，汞柱降至"0"点，稍待片刻，再进行测量，直到测准为止。不可连续反复加压，避免影响血压值和引起患者不适。

（6）为有助于测量的准确性和对照的可比性，对须密切观察血压者，应做到"四定"，即定时间、定部位、定体位、定血压计。

（7）血压计要定期进行检查和维修，防止血压计本身造成误差，如充气时汞柱不能上升至顶部，即表示汞量不足或漏气，应及时维修。

第二章 临床常用护理技术

第一节　手卫生

一、目的

1. 一般洗手

洗去污垢、皮屑及暂存细菌，降低院内感染率。

2. 外科手消毒

（1）清除指甲、手、前臂的污物和暂居菌。

（2）将常居菌减少到最低程度。

（3）抑制微生物的快速再生。

二、用物

洗手液、流动水、一次性纸巾。外科手消毒时备刷手液，无菌手刷，无菌巾。

三、评估

（1）了解手部污染程度。

（2）了解操作范围、目的。

（3）了解手部皮肤及指甲情况。

四、操作要点

1. 一般洗手

（1）取下手表，必要时将衣袖卷过肘。

（2）打开水龙头，淋湿双手，取适量洗手液掌心，用力搓摩交搓双手掌心；右手掌心覆盖左手背十指交叉，反之亦然；双手掌心相对十指交叉；指背迭于另一手掌心十指相扣；右手握左手大拇指旋转搓摩，反之亦然；右手五指并拢贴于左手掌心正反向旋转搓摩，反之亦然。必要时搓摩腕部，然后在水流下彻底冲洗干净双手。用防治手部再污染的方法关闭水龙头，用一次性纸巾擦手。

（3）注意指尖、指缝、指关节等处，时间不少于 15 s；冲洗时肘部应高于手掌位置，让水从指尖处流下。

2. 外科洗手

（1）修剪指甲，清除指甲下的污垢。

（2）按一般洗手法要求洗手，包括前臂、上臂下 1/3，使用流动水冲洗干净，用无菌巾擦干。

（3）如采用揉搓法可取适量手消液，按六步洗手法揉搓双手、前臂、上臂下 1/3，至消毒剂干燥。

（4）如需刷手，刷洗顺序为指尖、手指、指缝、手掌、手背、手腕、前臂、上臂下 1/3，刷洗 3 遍，时间不少于 5 分钟。

（5）冲洗时，让水由指尖流向手臂，用无菌巾擦干双手及上臂。

（6）手消毒后，将双手悬空举在胸前。

五、注意事项

（1）洗手前应摘掉戒指等首饰，指甲长者应做修剪，并去除指甲下的污垢。

（2）洗手时注意清洗指尖、指缝和关节等部位。

（3）保持手指朝上，将双手悬空举在胸前，使水由指尖流向肘部，避免倒流。

（4）使用后的海绵、刷子等，应一用一消毒。

第二节　保护性约束方法

一、目的

主要是限制患者躯体及四肢活动，预防患者自伤、拔管或伤及他人，以保证患者在医院期间的治疗和护理安全。在约束前必须征得患者或亲属的知情同意，签署相关文件方可约束患者。

二、用物

棉垫，约束带、床档。

三、评估

（1）病情、年龄、意识状态、沟通能力、对治疗护理的反应。

（2）肢体活动度。

（3）患者及家属对使用保护用具的理解和合作程度。

（4）约束部位皮肤色泽、温度及完整性等。

（5）需要使用保护具的种类和时间。

四、操作要点

（1）携物品至病床旁，核对并解释。

（2）取得家属及患者的配合，调整患者适宜体位。

（3）肢体约束暴露患者的腕部或踝部，用棉垫包裹手腕或踝部，宽绷带打成双套结，将双套结套于手腕或踝部棉垫外稍拉紧（使之不脱出，以不影响血液循环为宜），将带子系于床缘上，如用制作好的约束带固定时，应松紧适宜，固定牢固。

（4）肩部约束：暴露患者的双肩，将患者双侧腋下垫棉垫，将保护带（大单）置于患者双肩下，双侧分别穿过患者的腋下，在背部交叉后分别固定在床头，为患者盖好被子。

（5）全身约束：将大单折成自患儿肩部至踝部的长度，将患儿放于中间，用靠近护士一侧的大单紧紧包裹同侧患儿的手足至对侧，自患儿腋窝下掖于身下，再将大单的另一侧包裹手臂及身体后，紧掖于靠护士一侧身下，如患者过分活动可用绷带系紧。

（6）患者体位舒适，肢体处于功能位并保护患者安全，整理床单位。

五、注意事项

（1）使用约束带时，约束带下应垫衬垫，固定须松紧适宜，其松紧度以能伸入 1 ~ 2 手指为宜，保持功能位。

（2）注意每 15 ~ 30 min 观察 1 次受约束部位的血液循环，包括皮肤的颜色、温度、活动及感觉等。

（3）每 2 小时定时松解 1 次，并改变患者的姿势及给予受约束的肢体运动，必要时进行局部按摩，促进血液循环。

第三节 铺床法

一、目的

更换污染的床单、被褥，以保持床铺清洁、干燥，患者舒适。

二、用物

清洁大单（床套）、中单、被套、枕套、床刷套上湿布套或扫床湿毛巾。

三、评估

（1）评估患者病情、意识状态、合作程度、自理程度、皮肤情况及管路情况。
（2）评估床单位安全、方便、整洁程度。

四、操作要点

1. 备用床和暂空床
（1）移开床旁桌椅于适宜位置，将铺床用物放于床旁椅上。
（2）从床头至床尾铺平床褥后，铺上床单或床罩。
（3）将棉胎或毛毯套入被套内。
（4）两侧内折后与床内沿平齐，尾端内折后与床垫尾端平齐。
（5）暂空床的盖被上端内折 1/4，再将扇形三折于床尾并使之平齐。
（6）套枕套，将枕头平放于床头正中。
（7）移回床旁桌、椅。

2. 麻醉床
（1）同"备用床和暂空床"步骤的（1）（2）。
（2）根据患者手术麻醉情况和手术部位铺单。
（3）盖被放置应方便患者搬运。
（4）套枕套后，将枕头平放于床头正中。
（5）移回床旁桌、椅。
（6）处理用物，

3. 卧床患者更换被单
（1）与患者沟通，取得配合。
（2）移开床旁桌、椅。
（3）将枕头及患者移向对侧，使患者侧卧。
（4）松开近侧各层床单，将其上卷于中线处塞于患者身下，清扫整理近侧床褥；依次铺近侧各层床单。
（5）将患者及枕头移至近侧，患者侧卧。
（6）松开对侧各层床单，将其内卷取出，同法清扫和铺单。
（7）患者平卧，更换清洁被套及枕套。
（8）移回床旁桌、椅。
（9）根据病情协助患者取舒适体位。

（10）处理用物。

五、注意事项

（1）密切观察约束部位皮肤颜色、温度，必要时进行按摩，促进血液循环，以保证患者的安全和舒适。

（2）保护性约束用具只能短期使用，并定时松解约束带及防止约束性伤害，协助患者翻身。

（3）记录使用保护性约束用具的原因、时间、约束部位皮肤状况、解除约束的时间并做好交接班。

（4）使用时肢体处于功能位置；约束带下垫衬垫，松紧适宜。

第四节　移动患者

一、目的

运送由于病情或治疗要求身体不能自行移动的患者。

二、用物

平车及被服。

三、评估

（1）病情、意识状态。

（2）体重、躯体活动能力、皮肤情况。

（3）了解评估有无约束、各种管路情况，身体有无移动障碍。

（4）患者移动的目的，活动耐力及合作程度。

四、操作要点

（1）携物至病床旁，核对并解释，取得患者的配合，妥善固定好患者身上的导管、输液管等。

（2）搬运患者：移开床旁桌、椅，松开盖被，协助患者穿好衣服、移至床边。

（3）挪动法：将平车紧靠床边，大轮端靠床头，轮闸制动。协助患者按上半身、臀部、下肢的顺序依次向平车挪动，让患者头部卧于大轮端。将平车推至床尾，使平车头端与床尾呈钝角，轮闸制动，

（4）一人法：协助患者屈膝，一臂自患者腋下伸至对侧肩部外侧，一臂伸入患者大腿下，嘱患者双臂交叉于搬运者颈后，移步转身轻放平车。

（5）两人法：两人站在床的同侧，一名护士一手托患者颈肩部，另一手托腰部；另一名护士一手托臀部，另一手托膝部，使患者身体向搬运者倾斜，同时移步，合力抬起，患者轻放平车上。

（6）三人法：一名护士一手托头、颈、肩，另一手托胸背部；另一名护士一手托腰部，另一手托臀部；第三名护士一手托腘窝，另一手托小腿部，使患者身体向搬运者倾斜，合力抬起患者轻放平车上。

（7）四人法：将平车紧靠床边（大轮端靠床头），患者腰、臀下铺中单，一名护士托患者头、颈肩部；另一名护士托双腿；另两名护士分别站于床及平车两侧，紧握中单四角，合力抬起患者轻放平车上。

（8）"过床易"使用法：适用于不能自行活动的患者，将平车与床平行并紧靠床边，平车与床的平面处于同一水平，固定平车和床。护士分别站于平车与床的两侧并抵住，站于床侧护士协助患者向床侧翻身，将"过床易"平放在患者身下 1/3 或 1/4 处，向斜上方 45°轻推患者；站于车侧护士，向斜上方 45°轻拉协助患者移向平车，待患者上平车后，协助患者向床侧翻身，将"过床易"从患者身下取出。

（9）妥善安置各种管路，为患者盖好盖被。

（10）观察输液畅通情况。

五、注意事项

（1）搬运患者时动作轻稳，协调一致，确保患者安全舒适。

（2）尽量使患者靠近搬运者，以达到节力。

（3）将患者头部置于平车的大轮端，以减轻颠簸与不适。

（4）推车时车速适宜。护士站于患者头侧以观察病情，下坡时应使患者头部在高处一端。

（5）对骨折患者应在平车上垫木板，并固定好骨折部位再搬运。

（6）在搬运患者过程中保证输液和引流的通畅。

第五节　无菌技术

一、目的

保持无菌物品和无菌区域不被污染，防止病原微生物侵入或传播给他人。

二、用物

无菌钳及镊子罐，无菌治疗巾，无菌手套，无菌容器，无菌溶液，治疗盘，污物碗。

三、评估

操作环境：操作台宽阔、清洁、干燥，治疗室光线明亮，在30分钟内无打扫。

四、操作要点

1. 无菌持物钳

（1）核对无菌钳包有无破损及消毒日期。

（2）打开无菌钳包。

（3）取出镊子罐立于治疗台面上。

（4）标明打开日期及时间。

2. 取无菌治疗巾及铺无菌盘

（1）检查无菌包及包皮有无破损，核对灭菌日期。

（2）检查治疗盘是否清洁、干燥。

（3）无菌治疗巾包应放在清洁、干燥、平坦宽敞处。

（4）打无菌治疗巾包，取出治疗巾并铺于无菌盘中应在清洁、干燥、平坦宽敞处操作。

3. 取无菌溶液

（1）核对及检查所用溶液瓶签、名称、浓度、有效期，瓶子有无裂缝，检查溶液有无沉淀、浑浊及变色。

（2）按要求打开溶液瓶，取无菌溶液无污染。

（3）倒无菌溶液置入无菌容器内，将治疗巾盖好，注明开瓶时间。

4. 戴无菌手套

（1）取下手表，洗手。

（2）核对手套包上的号码和灭菌日期。

（3）按要求戴手套，将手套的翻转处套在 T 作服衣袖外边。

（4）脱手套方法正确。

五、注意事项

（1）治疗盘必须清洁干燥，无菌巾避免潮湿。

（2）铺巾时不可触及无菌面，覆盖无菌巾时对准边缘，一次盖好，避免污染。

（3）无菌盘有效期时间为4小时。

（4）无菌持物钳取时不可触及容器口边缘及溶液以上的容器内壁。使用时应保持钳端向下，不可倒转向上，用后立即放入容器中。如到远处夹取物品时，无菌持物钳应连同容器一并搬移，就地取出使用。无菌持物钳只能用于夹取无菌物品，不能用于换药和消毒皮肤。

（5）不可将无菌物品或非无菌物品伸入到无菌溶液瓶内蘸取或直接接触瓶口倒液。

（6）倒出的无菌溶液不可倒回瓶内。

（7）未戴手套的手不可触及手套外面，戴手套的手则不可触及未戴手套的手及手套的里面。

（8）手套破裂或污染，立即更换。

第六节　住院患者清洁护理方法

（一）全身沐浴

1. 目的

（1）清除皮肤污垢，保持皮肤清洁，使患者舒适。

（2）增强皮肤血液循环及排泄功能，预防皮肤感染及褥疮发生。

（3）观察和了解患者的一般情况，满足身心需要。

2. 用物脸盆、肥皂、面巾、浴巾、大毛巾、清洁衣裤及拖鞋等。

3. 操作要点

（1）观察患者一般情况，决定能否入浴。

（2）调节浴室温度至22～24℃，水温以40℃左右为宜。

（3）携物送患者入浴室。交代注意事项，如调节水温方法、呼叫铃的应用、注意安全、贵重物品保管等。

（4）对体弱患者给予必要协助，避免患者过劳。

（5）浴室不可锁门，可在门外挂牌示意，以便护士随时观察，避免意外。

（6）注意患者入浴时间，若时间过久应予询问。

（7）沐浴后，观察患者一般情况，必要时做记录。

4. 注意事项

（1）空腹或饱餐后避免沐浴。7个月以上孕妇禁盆浴，衰弱、创伤及心脏病需卧床休息的患者不宜自行沐浴。

（2）防止患者受冻、烫伤、跌滑、眩晕等意外情况发生，一旦发生异常及时处理。

（3）视患者情况指导患者选择盆浴或沐浴。

（二）床上擦浴

1. 目的

同全身沐浴。

2. 用物

护理车上备：热水壶、污水桶、毛巾、清洁衣裤、50%酒精、便器及爽身粉，必要时备小剪刀、屏风，以及患者自己的面巾、肥皂（沐浴液）、梳子、脸盆。

3. 操作要点

（1）向患者解释，关闭门窗，用屏风遮挡患者。室温在24℃左右。

（2）按需给便器。

（3）根据病情放平床头及床尾，松床头，盖被。

（4）备水，水温一般 50 ℃左右。试温，以患者耐受度及季节调温。

（5）将擦洗毛巾折叠成手套形，浴巾铺于擦洗部位下面，擦洗顺序为眼、鼻、耳、脸、上肢、双手、胸腹、背部、下肢、会阴部，手脚可直接浸泡在盆内清洗。

（6）擦洗方法：

①先用擦伤肥皂的湿毛巾擦洗。

②清洁湿毛巾擦净肥皂。

③拧干毛巾后再次擦洗。

④用大毛巾边按摩边擦干。

（7）骨隆凸处擦洗后用 50% 酒精按摩。

（8）必要时梳发、剪指甲、换清洁衣裤。

4. 注意事项

（1）注意保暖，每次至暴露正在擦洗的部位，并防止不必要的暴露及湿污床单。

（2）擦洗动作平稳有力，以刺激循环并减少瘙痒感。

（3）体贴患者，保护患者自尊；减少翻动次数，不要使患者过度疲劳。

（4）仔细擦净颈部、耳后、腋窝、腹股沟皮肤褶皱处。

（5）擦洗过程中，及时更换热水及清水。保持水温适宜。

（6）注意观察患者情况，出现不适，立即停火止擦洗，及时给予处理。

（7）皮肤有异常应予记录，并采取相应措施。

（8）护士注意节力。擦浴时使患者移近护士，减少不必要的劳动；并避免不必要的走动。

（三）足浴

1. 目的

（1）促进末梢循环，保持局部皮肤清洁，预防褥疮。

（2）使患者舒适，易于入睡。

（3）促进炎症吸收，治疗局部疾患。

2. 用物

足盆内盛热水（42 ℃左右），小毛巾、大毛巾各 1 条、橡皮单、50% 酒精，必要时备肥皂。

3. 操作要点

（1）向患者解释以取得合作，患者仰卧屈膝。

（2）脚下垫橡皮单、大毛巾，放上足盆。水温适合，防烫伤。

（3）双足浸泡片刻后擦洗，酌情用肥皂。勿溅湿床单。

（4）用大毛巾擦干双足，必要时内外踝用 50% 酒精按摩。

（四）床上洗头

1. 目的

清除污秽，增进头发血液循环。预防头部寄生虫及皮肤感染。

2. 用物

马蹄型垫或洗头器、橡皮单、毛巾、浴巾、别针、污水桶、纱布或眼罩、棉球、洗发液、梳子、热水、脸盆。有条件者可备电吹风、洗头车，更便于操作。

3. 操作要点

（1）调节室温，以 24 ℃左右为宜。

（2）向患者解释，移开床旁桌椅。

（3）帮助患者头靠近床边，屈膝仰卧。肩下置橡皮单，解开衣领，颈部围毛巾，并用别针固定。

（4）马蹄形垫用塑料布包裹后置于颈后，开口朝下，塑料布另一头形成槽下部接污水桶。

（5）棉球塞两耳，纱布或眼罩遮住双眼。

（6）试水温后湿润头发，使用洗发液从发际向头部揉搓，用梳子梳理除去脱发，放于污物袋。

（7）用热水冲洗头发，直到洗净为止。

（8）擦干头发及面部，撤去用物。

4. 注意事项

（1）注意保暖，时间不宜过长，洗发后及时擦干头发以防着凉。

（2）注意保护被褥、衣服清洁干燥，勿使水流入患者眼、耳内。

（3）注意水温，防止烫伤。

（4）注意观察病情变化。

（5）不宜给衰弱患者洗发。

第七节　鼻饲

鼻饲是将胃管经鼻腔插入胃内，从管内注入流质食物、药物及水分的方法。

一、适应证与禁忌证

（一）适应证

（1）不能经口进食者，如昏迷、口腔手术后、严重口腔疾患及张口困难（如破伤风患者），或吞咽功能障碍者。

（2）拒绝进食的患者。

（3）早产及病情危重的婴幼儿。

（二）禁忌证

（1）食管下段静脉曲张如肝硬化、门静脉高压者。

（2）食管梗阻的患者如食管狭窄、肿瘤等。

（3）鼻腔严重疾患者。

二、用物准备

治疗盘内备有治疗碗，碗内放消毒的胃管、镊子、纱布、压舌板、50 mL 注射器、棉签、弯盘、胶布、液状石蜡、治疗巾、夹子或橡皮圈、听诊器、鼻饲流质饮食 200 mL，适量温开水等。

三、操作方法

（一）插管法

（1）备齐用物，检查胃管是否通畅、完整. 携至患者床旁。向清醒患者说明目的、方法，以取得患者合作。昏迷患者，应向家属解释。

（2）患者取坐位或半坐位，昏迷患者取仰卧位，头稍后仰，颌下铺治疗巾，弯盘置口角旁，检查并清洁鼻孔。

（3）测量长度，从前发际至剑突的长度。成人 45 ~ 55 cm，婴幼儿 14 ~ 18 cm，必要时做标记。

（4）用液状石蜡润滑胃管的前端，左手以纱布托住胃管，右手持镊子夹住胃管前端，沿着一侧鼻孔缓缓插入，到咽喉部时（约 15 cm）嘱患者做吞咽动作，同时将胃管送至所需长度。

（5）昏迷患者因吞咽和咳嗽反射消失，不能合作。当胃管插至 14 ~ 16 cm 时，用左手将患者头部托起，使下颌靠近胸骨柄，以增大咽喉部的弧度，便于胃管前端沿咽后壁下滑，徐徐插至所需长度。

（6）用胶布将胃管固定于上唇或鼻翼两侧，待验证胃管在胃内后，再将胃管固定于面颊部。验证胃管在胃内的方法：①连接注射器，回抽有胃液吸出。②用注射器注入 10 mL 空气，同时用听诊器在胃部听到气过水声。③将胃管末端置于盛清水的杯中，无气体逸出；如有大量的气体逸出，表示误入气管内，应立即拔出。

（7）胃管外露口接注射器，有胃液抽出，先注入少量温开水，再缓慢注入流质液或药液（如为药片应研碎溶解后注入）。注毕再注入少量温开水，以冲净管内食物。

（8）将胃管提高，使液体流入胃内。将开口端反折，用纱布包好、夹子夹紧，再用别针固定于枕旁。必要时记录鼻饲量。

（9）撤去弯盘、治疗巾，整理床单位，将注射器冲净放入治疗盘内备用，用物每日消毒一次。

（二）拔管法

如患者停止鼻饲或长期鼻饲，为减少黏膜刺激，更换胃管时，需拔管。

（1）弯盘置患者口角旁，取下别针，轻轻揭去胶布。

（2）一手用纱布包裹鼻孔处的胃管，另一手拔管，拔到咽喉处时快速拔出，以免液体滴入气管，胃管放于弯盘中，必要时，用汽油擦拭胶布痕迹。

（3）撤去弯盘帮助患者取合适的卧位，整理床单位。

四、注意事项

（1）插管动作应轻稳，特别是通过食管三个狭窄处时（环状软骨水平处、平左支气管分叉处、食管穿膈肌处），以免损伤食管黏膜。

（2）插管过程中注意观察患者，若患者出现恶心，应停插片刻，嘱患者深呼吸以减轻不适，随后迅速将胃管插入。如胃管插入不畅时，应检查胃管是否盘在口中，若在口中盘曲，应拔出重插。如患者出现呛咳、呼吸困难、发绀等情况，表示误入气管，应立即拔出，待患者好转后重插。

（3）再次注食前，应确定胃管在胃内方可注入，每次鼻饲量不超过 200 mL，间隔时间不少于 2 h。

（4）长期鼻饲者，应每天进行口腔护理，以防并发症的发生。胃管每周更换一次，一般于晚间最后一次注食后拔出，翌日晨由另一侧鼻孔插入。

第八节　导尿

导尿是在无菌条件下，将无菌导尿管插入膀胱引出尿液的方法。导尿术常用于尿潴留、尿细菌培养或昏迷、休克、烧伤等危重患者，需准确记录尿量或做某些化验，以观察病情，如糖尿病昏迷时观察尿糖变化等。

一、导尿目的

（1）采集无菌尿标本，作细菌培养。

（2）测量膀胱容量、压力和残余尿量，鉴别尿闭和尿潴留，以助诊断。

（3）为尿潴留患者放出尿液，解除痛苦。

（4）抢救休克及危重患者时，留置尿管，可记录尿量、尿比重，以观察肾功能。

（5）为膀胱内肿瘤患者进行膀胱内化疗。

二、用物准备

治疗盘内放无菌导尿包（包内有：导尿管 2 根、血管钳 2 把、弯盘、药杯、液状石蜡棉球、洞巾、治疗碗、培养试管、纱布 2 块、棉球 7 个），治疗碗 1 个、血管钳 1 把、棉球数个、手套、橡胶单、治疗巾等。若为男患者导尿需另加纱布 2 块。

三、操作方法

（一）女患者导尿术

女性尿道短，长 3 ~ 5 cm，富扩张性。尿道外口在阴蒂下方呈矢状裂。

（1）护士着装整洁、洗手、戴口罩。在治疗室备齐用物放在治疗车上推至病员床旁，关闭门窗，用屏风遮挡，使其平卧，向患者说明目的，取得合作。

（2）操作者站于患者右侧，松开近侧床尾盖被，帮助患者脱去对侧裤腿，盖于近侧腿上，两腿屈曲外展，暴露外阴部。

（3）垫橡胶单、治疗巾于臀下，弯盘置会阴处。

（4）治疗碗置弯盘后，左手戴一次性手套，右手持血管钳夹紧消毒棉球。按自上而下，由外向内的顺序依次擦洗阴阜、大阴唇，用左手分开大阴唇，擦洗小阴唇，尿道口和肛门。一个棉球只用一次，脱去手套放于弯盘，将治疗碗、弯盘放于治疗车下层。

（5）置导尿包于患者两腿间并打开，夹 0.5% 碘附棉球于药杯内，戴无菌手套，铺洞巾，使其与导尿包形成一无菌区。用液状石蜡棉球润滑导尿管前端放于碗内备用。

（6）弯盘置于会阴处，左手拇指、示指分开小阴唇，右手用血管钳夹 0.5% 碘附棉球由内向外、由上向下分别消毒尿道口、小阴唇，每个棉球只用一次，弯盘移至床尾。

（7）将治疗碗放于洞巾旁，右手持血管钳夹导尿管，对准尿道口轻轻插入 4 ~ 6 cm，见尿液出后，再插入 1 cm，然后用左手距尿道口 2 cm 处固定尿管，使尿液流入碗内。

（8）需做尿培养时，用无菌试管接取尿液约 5 mL，放于适当处。

（9）导尿完毕，拔出导尿管置弯盘内，撤下洞巾，擦净外阴，脱去手套为患者穿裤，取合适的卧位。整理床单，清理用物、做好记录，将尿标本贴好标签后送验。

（10）如需留置导尿管时，用胶布固定牢固，或使用双腔导尿管向囊腔内注入无菌生理盐水 10 ~ 15 mL。导尿管的管端连接无菌尿袋并固定于床旁。

（11）撤去屏风，开窗通风。

（二）男患者导尿术

男性尿道 18 ~ 20 cm，有两个弯曲：即耻骨前弯和耻骨下弯，前弯能活动，下弯是固定的。有三个狭窄部：即尿道内口膜部和尿道外口。导尿时必须掌握这些特点，才能使导尿顺利进行。

（1）备齐用物，携至病员床旁，向患者说明目的，取得合作，查对患者。关闭门窗，遮挡患者。

（2）患者仰卧，两腿平放分开，脱下裤子至膝部，露出会阴部，用毛毯及棉被盖好上身及腿部。

（3）操作者站于患者右侧，垫橡胶单、治疗巾于臀下，弯盘置会阴处。左手戴一次性手套，用纱布裹住阴茎提起并将包皮向后推，露出尿道口。

（4）右手持血管钳夹 0.5% 碘附棉球自尿道口向外旋转擦拭消毒数次，注意擦净包皮及冠状沟，一个棉球只用一次。脱手套放于弯盘内，将弯盘放于治疗车下层。

（5）将导尿包置患者两腿之间打开，夹取 0.5% 碘附棉球于药杯内，戴手套、铺洞巾，润滑导尿管前端。左手用无菌纱布包裹阴茎并提起与腹壁成 60° 角，将包皮后推，露出尿道口，用消毒棉球消毒尿道口及龟头。

（6）右手持血管钳夹导尿管，轻轻插入 20 ~ 22 cm，见尿液流出，再插入 1 ~ 2 cm，左手固定尿管，尿液流入治疗碗内。

（7）如插管过程中有阻力，可稍停片刻，嘱患者深呼吸，徐徐插入，避免暴力，以免损伤尿道黏膜。

（8）如做尿培养，取 5 mL 尿液于无菌试管内，放于稳妥处。

（9）尿导完毕，将导尿管慢慢拔出并置于弯盘中，倒掉尿液、撤下洞巾，用纱布擦净外尿道口及外阴部。

（10）如需留置导尿管时，用胶布固定牢固，或使用双腔导尿管向囊腔内注入无菌生理盐水 10 ~ 15 mL。导尿管的管端连接无菌尿袋并固定于床旁。

（11）脱手套，整理用物，撤去橡胶单、治疗巾，帮助患者穿好裤子，取合适的位置，整理床单。做好记录，将尿标本贴好标签后送检。

（12）撤去屏风，开窗通风。

四、注意事项

（1）必需严格执行无菌操作原则，用物严格消毒灭菌，以防医源性感染。

（2）保持导尿管的无菌，一经污染必须更换。为女患者导尿时，如误入阴道，应更换导尿管。

（3）选择光滑、粗细适宜的导尿管，插管动作要轻、慢，以免损伤尿道黏膜。

（4）若膀胱高度膨胀，患者又极度衰弱时，第一次放尿不应超过 1000 mL。因大量放尿，可导致腹腔内压力突然降低，大量血液滞留于腹腔血管内，引起血压突然下降而产生虚脱。另外，膀胱突然减压，可引起膀胱黏膜急剧充血发生血尿。

（5）测定残余尿量时，先嘱患者自解小便，然后导尿。剩余尿量一般为 5 ~ 10 mL，如超过 100 mL，可考虑留置导尿管。

（6）留置导尿管时，每日用 0.2% 碘附棉球擦洗 1 ~ 2 次，每天更换无菌尿袋，每周更换导尿管 1 次（双腔尿管 20 ~ 30 天更换 1 次）。

（7）做尿培养时，应留取中段尿于无菌试管中送检。

第九节　灌肠

灌肠是将一定量的溶液通过肛管由肛门注入大肠以帮助患者排便、排气或注入药物以明确诊断和治疗的方法。根据灌肠的不同目的，可分以下几种。

一、大量不保留灌肠

（一）目的

（1）解除便秘，减轻腹胀。

（2）清洁肠道为手术前、分娩前、X 线检查前作准备。

（3）稀释并清除肠道内有毒物质，减轻中毒。

（4）应用低温溶液为高热患者降温。

（二）禁忌证

妊娠、急腹症、消化道出血病员不宜灌肠。

（三）用物准备

1. 治疗盘内备

灌肠筒一副、肛管、夹子、弯盘、棉签、润滑剂、卫生纸、橡胶单（油布）、治疗巾、水温计、量杯、便盆及便盆布。

2. 灌肠液

（1）生理盐水。

（2）0.1% ~ 0.2% 软皂溶液，对肠黏膜产生化学刺激，使肠腔膨胀引起肠蠕动而促进排便。浓度不宜过大，否则可因刺激损伤肠黏膜。

（3）灌肠液用量，成人 500 ~ 1000 mL，小儿不超过 500 mL。用量过多使肠道过于扩张，可降低肠肌的紧张力。

（4）灌肠液温度 39 ~ 41 ℃。如物理降温可用 28 ~ 32 ℃生理盐水，中暑者用 4 ℃冷生理盐水。

灌肠液温度过高或过低都会影响灌肠效果。如温度过高，因大量湿热溶液灌入，使肠管松弛，血管扩张，引起脑血流量减少，脑组织缺氧，患者感头晕。如温度过低，使肠道平滑肌强烈收缩，不仅造成患者腹痛不适，而且灌肠液还来不及稀释、软化粪便即被排出体外，而降低灌肠效果。

（四）操作方法

（1）配制灌肠液，备齐用物，携至病员床旁，查对床号、姓名。

（2）将治疗盘携至床旁，向患者讲清目的，取得合作，关闭门窗，屏风遮挡患者，嘱其排小便。

（3）协助患者取左侧卧位，两腿屈曲，暴露臀部，使臀部移至床沿，再将橡胶单及治疗单垫于臀下，弯盘置臀边。若肛门括约肌失去控制力，可取仰卧位，臀下置便盆，盖好盖被，避免不必要的暴露。

（4）灌肠筒挂于输液架上。液面距肛门 40 ~ 60 cm，接好肛管，润滑肛管前端，排尽管内气体，血管钳夹紧。

（5）术者左手分开臀部，露出肛门，右手持肛管轻轻插入肛门约 7 ~ 10 cm，松开血管钳，左手固定肛管，使液体缓慢流入。

（6）观察筒内液体下降情况，如液体流入受限，可移动肛管；如患者有便意，可嘱其深呼吸，以放松腹肌，减轻腹压，同时降低灌肠筒。

（7）待溶液流尽或患者不能忍受时夹住肛管，用卫生纸包住肛管，轻轻将肛管拔出，放入弯盘中，擦净肛门，取出弯盘，清理用物。嘱患者平卧，保留 5 ~ 16 min 后排便，不能下床者，协助放好便盆。

（8）便毕，取出便盆、橡胶单及治疗巾，整理床单位，撤去屏风，开窗通风。

（9）观察大便情况，必要时留取送标本。

（10）在当天体温单的大便栏内，记录灌肠结果。1/E 表示灌肠后大便一次，O/E 表示灌肠后无大便，11/E 表示自行排便一次，灌肠后又排便一次。

（五）注意事项

（1）掌握灌肠液的温度、浓度、液量及流速，插管动作要轻而稳，避免损伤黏膜。

（2）妊娠、急腹症患者不宜灌肠，伤寒患者灌肠用生理盐水，液量不得超过 500 mL，压力要低，肝昏迷患者禁用肥皂水灌肠，以减少氨的产生和吸收。

（3）如为降温灌肠，应保留 30 min 后再排出，排便后隔 30 min 测量体温并做好记录。顽固性便秘或截瘫患者，经灌肠无效时，可戴橡胶手套用食指、中指伸入直肠内掏出大便，以减轻患者痛苦。

（4）灌肠过程中注意观察病情，如出现面色苍白、出冷汗、脉速、剧烈腹痛、心慌气急，应立即停止灌肠并报告医师。

（5）灌肠途中如有腹胀或便意时，嘱其深呼吸，同时将灌肠筒放低，以降低腹压。如溶液流入不畅时，应稍动肛管，必要时检查有无粪块堵塞。

二、小量不保留灌肠

（一）目的

解除便秘，减轻腹胀，因溶液量少，对肠道的机械性刺激小，常用于腹部及盆腔手术后出现肠胀气的患者。

（二）用物准备

1. 治疗盘

治疗盘内放 50 mL 注射器或注洗器或漏斗、血管钳、弯盘、粗导尿管、橡胶布、治疗巾、润滑油、卫生纸或纱布等。

2. 溶液

（1）1，2，3 灌肠液（50% 硫酸镁 30 mL、甘油 60 mL、温开水 90 mL）。

（2）甘油和水各 60 ~ 90 mL。

3. 温度

38 ℃。

（三）操作方法

（1）备齐用物携至病员床前，向患者说明目的，取得合作，关闭门窗，屏风遮挡患者，嘱其排小便。

（2）协助患者取左侧卧位，两腿屈曲，暴露臀部，使臀部移至床沿，铺橡胶单、治疗巾于臀下，弯盘置臀边。

（3）滑润肛管，连接漏斗或注洗器，倒入液体，排气后夹住肛管，轻轻插入肛门 10～15 cm，松开血管钳，待液体推尽，夹紧肛管拔出，放入弯盘内，擦净肛门，撤去弯盘. 清理用物。

（4）嘱患者保留 10～20 min 后排便。

（5）大便完毕，撤去橡胶单及治疗巾，整理床单位，撤去屏风，开窗通风。

（6）在当天体温单的大便栏内，记录灌肠结果。

三、保留灌肠

（一）目的

保留灌肠常用于直肠内给药，供给营养或水分。

（二）用物准备

（1）同小量不保留灌肠。

（2）灌肠药液遵医嘱，药量不超过 200 mL。

（3）灌肠液温度为 39～41 ℃。

（三）操作方法

（1）备齐用物，携至病员床旁，查对床号、姓名。

（2）向患者做好解释，关门窗、屏风遮挡患者。为便于药物的吸收先嘱患者排便，以减轻腹压及清洁肠道，必要时行肥皂水灌肠。

（3）卧位以病变部位定：如细菌性菌痢，病变多在乙状结肠和直肠，取左侧卧位；阿米巴痢疾，病变多在回盲部，取右侧卧位为宜。

（4）抬高臀部约 10 cm，使液体易于保留，臀下垫橡胶单、治疗巾，弯盘置臀边。

（5）用注洗器抽吸药液连接肛管，并滑润肛管前端，排气后血管钳夹紧肛管。

（6）轻轻插入肛管约 15～20 cm。

（7）松开血管钳，缓慢注入药液，完毕，将肛管末端抬高，推入少许温开水，反折捏紧肛管并拔出放入弯盘中，用卫生纸于肛门处轻轻按揉以利药物存留、吸收。

（8）撤去弯盘、橡胶单、治疗巾，整理用物及床单位。嘱患者保留 1 h 以上，以利药物的吸收，并做好记录，包括药名、药量及注入时间等。

（四）注意事项

（1）大便失禁，肛门、直肠、结肠等手术后患者不宜做保留灌肠。

（2）灌肠液温度要适宜，一般为 38 ℃左右，以减少刺激，利于保留。

（3）选择肛管要细，插入要深，压力要低，液量要少，一般一次不超过 100 mL。

第三章 神经内科疾病护理

第一节 病情观察与护理评估

一、概述

神经外科疾病病情复杂、变化快，护士在面对神经外科急重症患者时，是否能够及时、准确的发现病情变化并采取有效的治疗和护理措施，直接关系到患者抢救的成败。为使神经外科护理工作能够适应医学的发展和社会的需要，能够积极有效的配合医生进行救治，从而增加急重症患者抢救的成功率。

二、护理评估

护理评估是护理程序的第一步，目的是对患者的健康状况进行全面的收集、核实和记录，掌握患者的疾病状况和健康问题。护士必须通过护理评估，才能正确地对患者进行恰当的护理干预。

对神经系统的护理评估应包括意识水平、病情定位和认知、瞳孔标志、运动功能及生命体征等。评估和护理的频率应因人而异，及时观察神经系统的变化进行评估和记录，并与医生及时沟通研究。

（一）体温

1. 体温过高

脑损伤可引起中枢性高热，持续高热会使脑水肿加重。临床应用冬眠亚低温疗法进行脑保护，使用冬眠药物 30 min 后应用物理降温，每 1 h 下降 1 ℃为宜，温度每降 1 ℃，耗氧与血流量均降低 6.7%，以利脑功能的保护。

2. 体温过低

颅脑手术术后患者体温过低是由于全麻药物能不同程度地抑制体温调节中枢，降低了体温的应激能力而不能及时调节；术中应用肌松药也阻滞了肌肉收缩使机体产热下降；肢端体温明显低于正常值是周围循环血容量不足的主要指征；也常见于休克及全身衰竭的患者。

（二）心电监测

对患者进行持续心电监护，清楚地显示心电波形及节律，能较完整地反映心脏状态。严重脑损伤患者的心电图改变包括窦性心动过速、窦性心律不齐、传导阻滞、心室复极异常及 ST-T 段改变等；中枢性高热、贫血、乏氧、感染、甲状腺功能亢进、疼痛、患者躁动不安、情绪激动等均可引起心率过快；颅内压增高、水电解质及酸碱失衡等是颅脑损伤并发窦性缓慢心律的主要原因。

（三）血压

是反映血流动力学状态的最主要的指标，影响血压的因素很多，诸如心率、外周循环阻力、每搏输出量、循环血量及动脉管壁的弹性等。脑损伤的患者血压过高，提示颅内出血增多，颅内压增高；血压过低，使脑有效血容量不足，可使脑细胞缺血、缺氧、坏死，加重脑水肿。

（四）呼吸和血氧饱和度

神经系统疾病呼吸功能障碍的原因有呼吸中枢的损伤、神经源性肺水肿及肺部感染等，常常几种原因同时存在，结局是低氧血症。持续低氧血症加重脑损害，进而形成恶性循环。脑水肿或颅内出血影响呼吸中枢，呼吸变慢表示颅内压升高。呼吸不规则出现潮式呼吸或呼吸停止，提示已发生脑疝或病变影响脑干。

血氧饱和度是指血液中氧气的最大溶解度，是判断低氧血症的主要手段之一。m 氧饱和度的监测可以动态的观察机体状况，早期及时发现病情变化，对预防并发症起到了重要的作用。对神经外科急重症患者的呼吸道管理，首先应保持其呼吸道通畅，吸氧使血氧饱和度保持在 95% 以上。

三、临床观察

1. 神经系统

通过对脑神经、运动系统和感觉系统的观察，可以概括的了解患者的病情变化。

2. 意识

格拉斯哥昏迷评分（GCS）是常用的评价意识改变的方法。

3. 瞳孔

瞳孔的调节、对光反应灵敏度与动眼神经有关。瞳孔的观察在神经外科有着特殊的定位意义。神经外科患者，特别是急重症患者，必须严密观察瞳孔变化，并掌握其临床意义，为诊断、治疗、预后提供可靠的依据。除了以上的基本原则，护士还应考虑到患者其他的病情变化。

第二节　神经系统疾病的监护护理

一、护理评估

评估监测患者的意识状态，瞳孔、生命体征及监护指标的变化；评估患者有无缺氧表现及气道阻塞情况；评估肌力、感觉、反射及头痛呕吐的情况；评估有无颅压高的诱发因素：评估患者脑疝的前驱症状。

二、颅内压的监护

无论是什么原因造成的脑损伤都有不同程度的脑水肿，水肿大多在发病 24 ~ 96 h 出现，3 ~ 6 d 为高峰，这一时间段特别需要护理者保持高度的警惕性，加强颅内压的监测。

颅内压监护：脑室内压及硬膜下压和硬膜外压监测。颅内压应保持在 2 kPa（15 mmHg）以下。颅内压在 20 mmHg 以上为颅压高。

脑内微透析监测：患者出现高颅内压及低脑灌流压，监测脑内生化物质的变化能准确显示脑部缺血的情况。脑内生化物质会有乳酸盐 / 丙酮酸盐比值增高；甘油水平增高；或谷氨酸盐水平增高等变化。

腰椎穿刺测压：腰椎穿刺测定脑脊液压力是最传统、简单的间接了解颅内压方法。正常成人侧卧位颅内压为 80 ~ 180 mmH$_2$O。

三、意识障碍的观察

（一）临床观察

护士在不同的时间段通过对患者的呼唤、拍打、指压眶上神经出口处，观察患者应答情况，有无面部表情、肢体活动或翻身动作：以及瞳孔对光反应、角膜反射、吞咽和咳嗽反射等方面的检查来判定。

早期颅内压增高：患者意识表现为烦躁、头痛、伴剧烈呕吐等。颅内压达高峰期时：患者意识逐渐出现迟钝，进一步发展则出现嗜睡、朦胧甚至昏迷。颅内压增高到衰竭期：患者意识处于深昏迷状态，一切反应和生理反射均消失。

临床上用嗜睡、昏睡、昏迷等名称来描述意识障碍的程度。

嗜睡患者表现为持续睡眠状态，但能被叫醒，醒后能勉强配合检查及回答简单问题，停止刺激后即又入睡。

昏睡患者处于沉睡状态，但对语言的反应能力尚未完全丧失，高声呼唤可唤醒，并能做含糊、简单而不完全的答话，停止刺激后又复沉睡。对疼痛刺激有痛苦表情和躲避反应。

浅昏迷意识丧失，仍有较少的无意识自发动作。对周围事物及声、光等刺激全无反应，但对强烈刺激如疼痛有反应。吞咽、咳嗽、角膜反射以及瞳孔对光反射仍然存在。生命体征无明显改变。

中昏迷对各种刺激均无反应，自发动作很少。对强度刺激的防御反射、角膜和瞳孔对光反射均减弱，生命体征已有改变，大小便潴留或失禁。

深昏迷全身肌肉松弛，处于完全不动的姿势。对外界任何刺激全无反应，各种反射消失，生命体征已有明显改变，呼吸不规则，血压或有下降。大小便多失禁。

（二）定性定量评定

格拉斯哥意识障碍量表（Glasgow）客观表述患者的意识状态。此量表有三部分即：睁眼动作、运动反应和语言反应所得到的分数总和，作为判断患者意识障碍的程度。病情越重得分越低。正常者总分为15分，7分以下昏迷，3分以下提示脑死亡或预后不良。意识障碍是颅内压增高患者最常见的症状。颅内压增高造成脑组织严重缺氧，将导致脑的生理功能障碍，进而出现意识障碍。

（三）特殊意识类型

1. 去皮质综合征

睡眠和觉醒周期存在的一种意识障碍。患者能无意识地睁眼、闭眼和转动眼球，但眼球不能随光线或物品转动，貌似清醒但对外界刺激无反应。光反射、角膜反射，甚至咀嚼动作、吞咽、防御反射均存在，可有吸吮、强握等原始反射，但无自发动作。大小便失禁。

2. 无动性缄默症

又称睁眼昏迷，为脑干上部和丘脑的网状激活系统受损，而大脑半球及其传出通路无病变。患者能注视周围环境及人物，貌似清醒，但不能活动或言语，二便失禁。肌张力减低，无锥体束征。强烈刺激不能改变其意识状态，存在睡眠－觉醒周期。

3. 闭锁综合征

又称去传出状态，病变位于脑桥腹侧基底部，损及皮质脊髓束及皮质脑干束引起。患者呈失运动状态，眼球不能向两侧转动，不能张口，四肢瘫痪，不能言语，但意识清醒，能以瞬目和眼球垂直运动示意与周围建立联系。

4. 持久性植物状态

大片脑损害后仅保存间脑和脑干功能的意识障碍称之为植物状态。患者保存完整的睡眠觉醒周期和心肺功能，对刺激有原始清醒，但无内在的思想活动。

四、瞳孔的动态变化

瞳孔的改变是护理者观察颅内压增高的重点项目之一。最重要的是早期发现因小脑幕切迹疝所致的一侧瞳孔进行性散大和光反应消失。

瞳孔大小瞳孔的收缩和散大是由动眼神经的副交感纤维和颈上交感神经节发出的交感纤维调节的。普通光线下瞳孔正常直径为 3 ~ 4 mm，小于 2 mm 为瞳孔缩小，大于 5 mm 为瞳孔散大。

1. 瞳孔监护

护理者将患者一侧瞳孔盖住，将手电光源从患者的另一侧迅速移向瞳孔并立即移开瞳孔，再观察两侧瞳孔的大小是否等大等圆，光源强度要一致，同时观察瞳孔对光反应。注意在暗环境下进行，照射时间不要过长，防止由于长时间光照反射造成瞳孔反应迟钝而掩盖病情。移去光线5秒后再检查另一侧瞳孔。如果用光线照射另一只眼，观察另一侧瞳孔的反应称为间接对光反应。

2. 异常瞳孔

（1）瞳孔散大：一侧瞳孔散大见于脑底动脉瘤。幕上一侧半球出血、脑肿瘤等颅内压增高所致的天幕疝压迫动眼神经时也可出现单侧瞳孔散大。脑膜炎、颅底外伤或糖尿病等也可出现一侧瞳孔散大。双侧瞳孔散大主要由副交感神经损伤引起，脑干损伤严重，造成脑缺氧－脑疝时，则双侧瞳孔散大，光反应消失。还可见于颠茄类药物中毒、癫痫大发作后或深昏迷时。

（2）瞳孔缩小：双侧瞳孔缩小主要为交感神经损害所致，见于镇静安眠药、氯丙嗪和有机磷中毒时，瞳孔针尖样缩小见于吗啡类药物中毒或脑桥病变时，一侧瞳孔缩小，若伴有同侧眼裂变小、眼球内陷和面部少汗则为 Horner 综合征。

小脑幕切迹疝即颞叶沟回疝早期动眼神经内副交感神经受刺激致患侧瞳孔缩小，但持续时间较短。随后，因副交感神经麻痹，致患侧瞳孔扩大，对光反射消失。

（3）对光反射：光反射通路上任何一处损害均引起光反射丧失和瞳孔散大，但中枢性失明，光反射不丧失，瞳孔也不散大。

五、生命体征的监测

颅内压增高的早期通过机体的自身代偿，生命体征无明显变化。当压力增高到 4.7 kPa 以上时，导致脑血流量减少至正常的 1/2 时造成脑组织严重缺血缺氧，为了维持脑血流量，机体通过自主神经系统的反射作用，使全身周围血管收缩，血压升高，心搏出量增加，以提高血氧饱和度，临床上患者表现为血压进行性升高，伴有心率减慢和呼吸减慢，这是颅内压增高的危险信号，说明颅内压代偿已濒于衰竭。

当颅内压力升高到一定程度和超出了脑组织的代偿功能时，延髓生命中枢功能将趋向衰竭，而出现血压下降、脉搏快而弱和潮式呼吸，并可发生自主呼吸骤停。护理者应立即与医师联系，迅速停止降压处理。护士密切观察生命体征的动态变化，并准确记录，以了解和掌握病情的发展，同时做好各项抢救准备工作，如气管插管和人工呼吸等。

六、监护措施

（一）确保监护系统正常运转

密切观察颅内压监护仪的变化，做好记录：保持导管通畅和固定，防止移位、打折或脱落，确保监护系统正常运转。观察伤口有无感染与渗出并及时更换敷料，更换导管时要严格遵守无菌操作规程，拔管时检查传感器的完整性，

（二）保证呼吸道通畅，给予足够的氧气供给

通气不畅、神经性肺水肿等导致患者出现缺氧的表现如：烦躁不安、呼吸费力、脉搏加快。护士可通过观察患者的口唇、甲床及动脉血气的变化分析给予提示。应及时采取措施，保持呼吸道的通畅，如清除口腔鼻、咽部分泌物，给予足够的氧气，定时翻身，拍背，取出异物和假牙。调整体位，防止舌后坠和误吸。建立人工气道，可使用口咽通气道、气管插管、机械通气。

（三）排除颅内压升高的因素

患者烦躁不安，剧烈咳嗽. 用力排便，尿潴留都能引起颅内压升高，患者的卧位，头部位置及转动体位不当对颅内压有一定的影响，应积极采取相应护理措施。有些医源性原因，如吸痰、翻身和中心静脉插管，均可使颅内压增高，应谨慎操作。

（四）卧位与休息

危重患者要绝对卧床休息，头部的位置和体位的变动，对颅内压有一定的影响，特别是颅内压升高的早、中期卧位时头部抬高 20°～30°，有利于颅内静脉回流，减轻脑水肿使颅内压降低。颈部的过度旋转，头颈的屈伸，都可使颅内压增高。避免过多搬动，如果必须要进行搬运时，需有一人托其头部及肩部，保持头部固定平稳，不能颠簸、震动。如患者有呕吐，要让患者侧卧或头偏向一侧，清除口腔中分泌物。

（五）环境与操作

病室保持安静，减少探视，做好家属及患者的解释工作，稳定情绪，室内不宜过热或过冷，光线适宜。操作时动作宜轻柔，定时更换床单、保持床单清洁平整，预防压疮的发生等。需要搬动患者的操作中，应注意避免头颈的扭曲，使其始终与躯干的转动一致，防止颅内压增高。

（六）脱水药物观察

脱水药物是治疗脑水肿和降低颅内压的主要方法之一。由于甘露醇有较强的脱水作用，因此临床上常将甘露醇作为控制脑水肿、抢救脑疝、改善脑水肿与脑缺氧之间的恶性循环的关键措施。大剂量的应用甘露醇可使肾血管和肾小管的细胞膜通透性改变，造成肾组织水肿、肾缺血，肾小管坏死。

（1）准确应用药物：20% 甘露醇溶液每次按 0.25 ~ 1 g/kg 体重，输入速度按病情而定，一般于 15 ~ 30 min 内滴注完毕，紧急时可静脉推注。用药 20 ~ 30 min 后颅内压开始下降，1 ~ 1.5 h 作用最强，持续 5 ~ 8 h。

（2）防止医源性损伤：加强重点人群观察，对有心血管疾病的患者，特别是有心力衰竭时，输入速度不可太快，防止血容量增加而引起心力衰竭。注意观察脉搏、血压和呼吸的改变。对于老年人，每日用量不宜超过 150 g，用药时间一般不超过 7 d，同时严密观察肾功能情况，避免与肾毒性药物的联合使用。脑水肿伴有低蛋白血症时，要先输入白蛋白或血浆纠正低蛋白情况。再酌情使用甘露醇。

（3）效果观察：正常情况下排出 1 g 甘露醇可带出 6 g 水，故反复使用甘露醇时，要严格记录液体出入量，注意尿液的量和颜色。用药前注意检查药液，低温时要注意药液保温，如有结晶必须加热融化后摇匀使用。防止反跳现象，脱水药在血液中的存储是暂时性的，其中大部分从肾脏排出，当血中浓度继续降低，即出现相反的渗透压差，水分又向脑组织中转移，颅内压即回升，当超过用药前的压力水平时，即出现反跳现象。

（七）心理护理

患神经系统疾的患者往往要经历否认、气愤、消沉、接受这一心理过程。当患者不能面对现实做出自我评估时，易将心理不平衡的愤怒情绪转嫁给护理者。当患者产生恐惧感时表现为主动找护理者诉说且过分期盼外来的支持；在患者进入接受现实阶段后，就会积极地了解患病程度、预后和有关疾病知识，同时寻求治疗方案。通常家属希望从医护人员那里得到有关患者安全和舒适的信息以减轻自己的焦虑。护士帮助患者和家属树立希望和信心就十分重要。由于患者的希望不是静态的，而是一种动态过程，因此护理者应采取干预措施有效地促进患者的希望早日实现。

深入病房多巡视、勤问候，认真倾听患者的主诉。加强交流，进行鼓励，举典型事例说服。采取放松的方法消除压力而不要逼迫患者接受现实。按患者的叙述和想法提供所需要的准确信息。让患者了解并遵守治疗方案。帮助患者全面考虑，选择与预期目标相符的治疗方法。寻求支持者，走访能帮助患者的人如患者的家人和朋友；使患者在整个病程中得到愉悦的心理支持。促使患者朝着目标不懈努力，鼓励参与自我护理，发挥最大残存能力。护理者要注意语言态度，加强自身知识水平。采取适时的健康教育方法，让患者掌握有关病情的知识信息。

总之，在患者树立希望的过程中，护理者应相应地提供护理和干预。树立希望是护理者帮助患者蓄积能量，指导患者树立信心，合理分配精神能量的过程。

第三节　短暂性脑缺血发作护理

1965 年，美国第四届脑血管病普林斯顿会议对短暂性脑缺血发作（TIA）的定义为：突然出现的局灶性或全脑的神经功能障碍，持续时间不超过 24 小时，且排除非血管源性原因。

2002 年，美国 TIA 工作组提出了新的 TIA 定义：由于局部脑或视网膜缺血引起的短暂性神经功能缺损发作，典型临床症状持续不超过 1 小时，且在影像学上无急性脑梗死的证据。

2009 年，美国卒中协会（ASA）发布的 TIA 定义：脑、脊髓或视网膜局灶性缺血所致的、不伴急性梗死的短暂性神经功能障碍。

我国 TIA 的专家共识中建议由于脊髓缺血诊断临床操作性差，暂推荐定义为：脑或视网膜局灶性缺血所致的、未伴急性梗死的短暂性神经功能障碍。

TIA 临床症状一般持续 10 ~ 15 分钟，多在 1 小时内，不超过 24 小时，不遗留神经功能缺损症状和体征，结构性影像学（CT、MRI）检查无责任病灶。

TIA 好发于 50 ~ 70 岁，男多于女，患者多伴有高血压、动脉粥样硬化、糖尿病或高脂血症等脑血管病的危险因素。

一、临床表现

TIA 起病突然，历时短暂，症状和体征出现后迅速达高峰，持续时间为数秒至数分钟、数小时，24 小时内完全恢复正常而无后遗症。各个患者的局灶性神经功能缺失症状常按一定的血管支配区而反复刻板地出现，多则一日数次，少则数周、数月甚至数年才发作 1 次，椎 - 基底动脉系统 TIA 发作较频繁。根据受累的血管不同，临床上将 TIA 分为两大类：颈内动脉系统和椎 - 基底动脉系统 TIA。

1. 颈内动脉系统 TIA

症状多样，以大脑中动脉支配区 TIA 最常见。常见的症状可有患侧上肢和（或）下肢无力、麻木、感觉减退或消失，亦可有失语、失读、失算、书写障碍，偏盲较少见，瘫痪通常以上肢和面部较重。短暂的单眼失明是颈内动脉分支眼动脉缺血的特征性症状，为颈内动脉系统 TIA 所特有。如果发作性偏瘫伴有瘫痪对侧的短暂单眼失明或视觉障碍，则临床上可诊断为失明侧颈内动脉短暂性脑缺血发作。上述症状可单独或合并出现。

2. 椎 - 基底动脉系统 TIA

有时仅表现为头昏、视物模糊、走路不稳等含糊症状而难以诊断，局灶性症状以眩晕为最常见，一般不伴有明显的耳鸣。若有脑干、小脑受累的症状如复视、构音障碍、吞咽困难、交叉性或双侧肢体瘫痪等感觉障碍、共济失调，则诊断较为明确，大脑后动脉供血不足可表现为皮质性盲和视野缺损。倾倒发作为椎 - 基底动脉系统 TIA 所特有，患者突然双下肢失去张力而跌倒在地，而无可觉察的意识障碍，患者可即刻站起，此乃双侧脑干网状结构缺血所致。枕后部头痛，猝倒，特别是在急剧转动头部或上肢运动后发作，上述症状均提示椎 - 基底动脉系供血不足并有颈椎病、锁骨下动脉盗血征等存在的可能。

3. 共同症状

症状既可见于颈内动脉系统，亦可见于椎 - 基底动脉系统。这些症状包括构音困难、同向偏盲等。发作时单独表现为眩晕（伴或不伴恶心、呕吐）、构音困难、吞咽困难、复视者，最好不要轻易诊断为 TIA，应结合其他临床检查寻找确切的病因。上述 2 种以上症状合并出现，或交叉性麻痹伴运动、感觉、视觉障碍及共济失调，即可诊断为椎 - 基底动脉系统 TIA 发作。

4. 发作时间

TIA 的时限短暂，持续 15 分钟以下，一般不超过 30 分钟，少数也可达 12 ~ 24 小时。

二、辅助检查

1. CT 和 MRI 检查

多数无阳性发现。恢复几天后，MRI 可有缺血改变。

2. TCD 检查

了解有无血管狭窄及动脉硬化程度。椎 - 基底动脉供血不足（VBI）患者早期发现脑血流量异常。

3. 单光子发射计算机断层显像（SPECT）检查

脑血流灌注显像可显示血流灌注减低区。发作和缓解期均可发现异常。

4. 其他检查

血生化检查血液成分或流变学检查等。

三、诊断要点

短暂性脑缺血发作的诊断主要是依据患者和家属提供的病史，而无客观检查的直接证据。临床诊断要点是：

（1）突然的、短暂的局灶性神经功能缺失发作，在 24 小时内完全恢复正常。

（2）临床表现完全可用单一脑动脉病变解释。

（3）发作间歇期无神经系统体征。

（4）常有反复发作史，临床症状常刻板地出现。

（5）起病年龄大多在 50 岁以上，有动脉粥样硬化症。

（6）脑部 CT 或 MRI 检查排除其他脑部疾病。

四、治疗原则

1. 病因治疗

对病因明显的患者，应针对病因进行积极治疗，如控制高血压、糖尿病、高脂血症，治疗颈椎病、心律失常、血液系统疾病等等。

2. 抗血小板聚集治疗

抗血小板聚集剂可减少微栓子的发生，预防复发，常用药物有阿司匹林和噻氯匹定（抵克立得）。

3. 抗凝治疗

抗凝治疗适用于发作次数多，症状较重，持续时间长，且每次发作症状逐渐加重，又无明显禁忌证的患者，常用药物有肝素、低分子量肝素和华法林。

4. 危险因素的干预

控制高血压、糖尿病；治疗冠状动脉性疾病和心律不齐、充血性心力衰竭、瓣膜性心脏病；控制高脂血症；停用口服避孕药；停止吸烟；减少饮酒；适量运动。

5. 手术治疗

如颈动脉狭窄超过 70% 或药物治疗效果较差，反复发作者可进行颈动脉内膜剥脱术或者血管内支架及血管成形术。

6. 其他治疗

还可给予钙通道阻滞剂（如尼莫地平、氟桂利嗪）、脑保护治疗和中医中药（如丹参、川芎、红花、血栓通等）治疗。

五、护理评估

1. 健康史

（1）了解既往史和用药情况：①了解既往是否有原发性高血压病、心脏病、高脂血症及糖尿病病史，临床上 TIA 患者常伴有高血压、动脉粥样硬化，糖尿病或心脏病病史。②了解患者既往和目前的用药情况，患者的血压、血糖、血脂等各项指标是否控制在正常范围之内。

（2）了解患者的饮食习惯及家族史：①了解患者是否有肥胖、吸烟、酗酒，是否偏食、嗜食，是否长期摄入高胆固醇饮食，因为长期高胆固醇饮食常使血管发生动脉粥样硬化。②了解其长辈及亲属有无脑血管病的患病情况。

2. 身体状况

（1）询问患者的起病形式与发作情况，是否症状突然发作、持续时间是否短暂，本病一般为 5 ~ 30 分钟，恢复快，不留后遗症。是否反复发作，且每次发作出现的症状基本相同。

（2）评估有无神经功能缺失：①检查有无肢体乏力或偏瘫、偏身感觉异常，因为大脑中动脉供血区缺血可致对侧肢体无力或轻偏瘫、偏身麻木或感觉减退。②有无一过性单眼黑蒙或失明、复视等视力障碍，以评估脑缺血的部位。颈内动脉分支眼动脉缺血可致一过性单眼盲，中脑或脑桥缺血可出现复视和眼外肌麻痹，双侧大脑后动脉距状支缺血因视皮质受累可致双眼视力障碍（暂时性皮质盲）。③有无跌倒发作和意识丧失，下部脑干网状结构缺血可致患者因下肢突然失去张力而跌倒，但意识清楚。④询问患者起病的时间、地点及发病过程，以了解记忆力、定向力、理解力是否正常，因为大脑后动脉缺血累及边缘系统时，患者可出现短时间记忆丧失，常持续数分钟至数十分钟，伴有对时间、地点的定向障碍，但谈话、书写和计算能力仍保持。⑤观察进食时有无吞咽困难，有无失语。脑干缺血所致延髓性麻痹或假性延髓性麻痹时，患者可出现吞咽障碍、构音不清，优势半球受累可出现失语症。⑥观察其有无步态不稳的情况，因为椎 – 基底动脉缺血导致小脑功能障碍可出现共济失调、步态不稳。

3. 心理 – 社会状况

评估患者是否因突然发病或反复发病而产生紧张、焦虑和恐惧的心理，或者患者因缺乏相关知识而麻痹大意。

六、护理诊断

（1）肢体麻木、无力神经功能缺失所致。

（2）潜在并发症：脑梗死。

七、护理措施

1. 一般护理

发作时卧床休息，注意枕头不宜太高，以枕高 15 ~ 25 cm 为宜，以免影响头部的血液供应；转动头部时动作宜轻柔、缓慢，防止颈部活动过度诱发 TIA；平时应适当运动或体育锻炼，注意劳逸结合，保证充足睡眠。

2. 饮食护理

指导患者进食低盐低脂、清淡、易消化、富含蛋白质和维生素的饮食，多吃蔬菜、水果，戒烟酒，忌辛辣油炸食物和暴饮暴食，避免过分饥饿。并发糖尿病的患者还应限制糖的摄入，严格执行糖尿病饮食。

3. 症状护理

（1）对肢体乏力或轻偏瘫等步态不稳的患者，应注意保持周围环境的安全，移开障碍物，以防跌倒；教会患者使用扶手等辅助设施；对有一过性失明或跌倒发作的患者，如厕、沐浴或外出活动时应有防护措施。

（2）对有吞咽障碍的患者，进食时宜取坐位或半坐位，喂食速度宜缓慢，药物宜压碎，以利吞咽，并积极做好吞咽功能的康复训练。

（3）对有构音不清或失语症的患者，护士在实施治疗和护理活动过程中，注意言行不要有损患者自尊，鼓励患者用有效的表达方式进行沟通，表达自己的需要，并指导患者积极进行语言康复训练。

4. 用药护理

详细告知药物的作用机制、不良反应及用药注意事项，并注意观察药物疗效情况。①血液病，有出血倾向，严重的高血压和肝、肾疾病，消化性溃疡等均为抗凝治疗禁忌证。②抗凝治疗前需检查患者的凝血机制是否正常，抗凝治疗过程中应注意观察有无出血倾向，发现皮疹、皮下瘀斑、牙龈出血等立即报告医师处理。③肝素 50 mg 加入生理盐水 500 mL 静脉滴注时，速度宜缓慢，10 ~ 20 滴 / 分，维持 24 ~ 48 小时。④注意观察患者肢体无力或偏瘫程度是否减轻，肌力是否增加，吞咽障碍、构音不清、失语等症状是否恢复正常，如果上述症状呈加重趋势，应警惕缺血性脑卒中的发生；若为频繁发作的 TIA 患者，应注意观察每次发作的持续时间、间隔时间以及伴随症状，并做好记录，配合医师积极处理。

5. 心理护理

帮助患者了解本病治疗与预后的关系，消除患者的紧张、恐惧心理，保持乐观心态，积极配合治疗，并自觉改变不良生活方式，建立良好的生活习惯。

6. 安全护理

（1）使用警示牌提示患者，贴于床头呼吸带处，如小心跌倒、防止坠床。

（2）楼道内行走、如厕、沐浴有人陪伴，穿防滑鞋，卫生员清洁地面后及时提示患者。

（3）呼叫器置于床头，告知患者出现头晕、肢体无力等表现及时通知医护人员。

八、健康教育

（1）保持心情愉快、情绪稳定，避免精神紧张和过度疲劳。

（2）指导患者了解肥胖、吸烟酗酒及饮食因素与脑血管病的关系，改变不合理饮食习惯，选择低盐、低脂、充足蛋白质和丰富维生素饮食。少食甜食、限制钠盐，戒烟酒。

（3）生活起居有规律，养成良好的生活习惯，坚持适度运动和锻炼，注意劳逸结合，对经常发作的患者应避免重体力劳动，尽量不要单独外出。

（4）按医嘱正确服药，积极治疗高血压、动脉硬化、心脏病、糖尿病、高脂血症和肥胖症，定期监测凝血功能。

（5）定期门诊复查，尤其出现肢体麻木乏力、眩晕、复视或突然跌倒时应随时就医。

第四节　脑梗死护理

脑梗死是指各种原因所致脑部血液供应障碍，导致局部脑组织缺血、缺氧性坏死软化而出现相应神经功能缺损的一类临床综合征。脑梗死又称缺血性脑卒中，包括脑血栓形成、脑栓塞和腔隙性脑梗死等。脑梗死是卒中最常见类型，约占 70% ~ 80%。好发于 60 岁以上的老年人，男女无明显差异。

脑梗死的基本病因为动脉粥样硬化，并在此基础上发生血栓形成，导致血液供应区域和邻近区域的脑组织血供障碍，引起局部脑组织软化、坏死；其次为血液成分改变和血流动力学改变等。本病常在静息或睡眠中起病，突然出现偏瘫、感觉障碍、失语、吞咽障碍和意识障碍等。其预后与梗死的部位、疾病轻重程度以及救治情况有关。病情轻、救治及时，能尽早获得充分的侧支循环，则患者可以基本治愈，不留后遗症；重症患者，因受损部位累及重要的中枢，侧支循环不能及时建立，则常常留有失语、偏瘫等后遗症；更为严重者，常可危及生命。

一、动脉粥样硬化性血栓性脑梗死

（一）病因

血栓性脑梗死最常见病因为动脉粥样硬化，其次为高血压、糖尿病和血脂异常，另外，各种性质的动脉炎、高半胱氨酸血症、血液异常或血流动力学异常也可视为脑血栓形成的病因。

（二）临床表现

中老年患者多见，常于静息状态或睡眠中起病，约 1/3 患者的前驱症状表现为反复出现 TIA。根据动脉血栓形成部位不同，出现不同的临床表现。

1. 颈内动脉形成血栓

病灶侧单眼一过性黑蒙，偶可为永久性视物障碍（因眼动脉缺血）或病灶侧 Homer 征（因颈上交感神经节后纤维受损）；颈动脉搏动减弱，眼或颈部血管杂音；对侧偏瘫、偏身感觉障碍和偏盲等（大脑中动脉或大脑中、前动脉缺血）；主侧半球受累可有失语症，非主侧半球受累可出现体象障碍；亦可出现晕厥发作或痴呆。

2. 大脑中动脉形成血栓

（1）主干闭塞：①三偏症状，病灶对侧中枢性面舌瘫及偏瘫、偏身感觉障碍和偏盲或象限盲，上下肢瘫痪程度基本相等。②可有不同程度的意识障碍。③主侧半球受累可出现失语症，非主侧半球受累可见体象障碍。

（2）皮质支闭塞：①上分支包括至眶额部、额部、中央回、前中央回及顶前部的分支，闭塞时可出现病灶对侧偏瘫和感觉缺失，面部及上肢重于下肢，Broca 失语（主侧半球）和体象障碍（非主侧半球）。②下分支包括至颞极及颞枕部，颞叶前、中、后部的分支，闭塞时常出现 Wemicke 失语、命名性失语和行为障碍等，而无偏瘫。

（3）深穿支闭塞：①对侧中枢性上下肢均等性偏瘫，可伴有面舌瘫。②对侧偏身感觉障碍，有时可伴有对侧同向性偏盲。③主侧半球病变可出现皮质下失语。

3. 大脑前动脉形成血栓

（1）主干闭塞：发生于前交通动脉之前，因对侧代偿可无任何症状。发生于前交通动脉之后可有：①对侧中枢性面舌瘫及偏瘫，以面舌瘫及下肢瘫为重，可伴轻度感觉障碍。②尿潴留或尿急（旁中央小叶受损）。③精神障碍如淡漠、反应迟钝、欣快、始动障碍和缄默等（额极与胼胝体受累），常有强握与吸吮反射（额叶病变）。④主侧半球病变可见上肢失用，亦可出现 Broca 失语。

（2）皮质支闭塞：①对侧下肢远端为主的中枢性瘫，可伴感觉障碍（胼周和胼缘动脉闭塞）。②对侧肢体短暂性共济失调、强握反射及精神症状（眶动脉及额极动脉闭塞）。

4. 大脑后动脉形成血栓

（1）主干闭塞：对侧偏盲、偏瘫及偏身感觉障碍（较轻），丘脑综合征，主侧半球病变可有失读症。

（2）皮质支闭塞：①因侧支循环丰富而很少出现症状，仔细检查可见对侧同向性偏盲或象限盲，而黄斑视力保存（黄斑回避现象）；双侧病变可有皮质盲。②主侧颞下动脉闭塞可见视觉失认及颜色失认。③顶枕动脉闭塞可见对侧偏盲，可有不定型的光幻觉痫性发作，主侧病损可有命名性失语；矩状动脉闭塞出现对侧偏盲或象限盲。

（3）深穿支闭塞：①丘脑穿通动脉闭塞产生红核丘脑综合征（病侧小脑性共济失调、意向性震颤、舞蹈样不自主运动，对侧感觉障碍）。②丘脑膝状体动脉闭塞可见丘脑综合征（对侧感觉障碍，深感觉为主，以及自发性疼痛、感觉过度、轻偏瘫，共济失调和不自主运动，可有舞蹈、手足徐动症和震颤等锥体外系症状）。③中脑支闭塞出现韦伯综合征（Weber syndrome）（同侧动眼神经麻痹，对侧中枢性偏瘫）；或贝内迪克特综合征（Benedikt syndrome）（同侧动眼神经麻痹，对侧不自主运动）。

（4）后脉络膜动脉闭塞：罕见，主要表现对侧象限盲。

5. 基底动脉形成血栓

（1）主干闭塞：常引起脑干广泛梗死，出现脑神经、锥体束及小脑症状，如眩晕、呕吐、共济失调、瞳孔缩小、四肢瘫痪、肺水肿、消化道出血、昏迷、高热等，常因病情危重死亡。

（2）基底动脉尖综合征（TOB）：基底动脉尖端分出两对动脉即小脑上动脉和大脑后动脉，其分支供应中脑、丘脑、小脑上部、额叶内侧及枕叶，故可出现以中脑病损为主要表现的一组临床综合征。临床表现：①眼动障碍及瞳孔异常，一侧或双侧动眼神经部分或完全麻痹、眼球上视不能（上丘受累）及一个半综合征，瞳孔对光反射迟钝而调节反应存在（顶盖前区病损）。②意识障碍，一过性或持续数天，或反复发作（中脑或丘脑网状激活系统受累）。③对侧偏盲或皮质盲。④严重记忆障碍（颞叶内侧受累）。

（3）其他：中脑支闭塞出现 Weber 综合征（动眼神经交叉瘫）、Benedikt 综合征（同侧动眼神经麻痹、对侧不自主运动）；脑桥支闭塞出现米亚尔－谷布勒综合征（Millard-Gubler syndrome）（外展、面神经麻痹，对侧肢体瘫痪）、福维尔综合征（Foville syndrome）（同侧凝视麻痹、周围性面瘫，对侧偏瘫）。

6. 椎动脉形成血栓

若双侧椎动脉粗细差别不大，当一侧闭塞时，因对侧供血代偿多不出现明显症状。当双侧椎动脉粗细差别较大时，优势侧闭塞多表现为小脑后下动脉闭塞综合征［瓦伦贝格综合征（Wallenberg syndrome）］。主要表现：①眩晕、呕吐、眼球震颤（前庭神经核受损）。②交叉性感觉障碍（三叉神经脊束核及对侧交叉的脊髓丘脑束受损）。③同侧 Homer 综合征（交感神经下行纤维受损）。④吞咽困难和声音嘶哑（舌咽、迷走神经受损）。⑤同侧小脑性共济失调（绳状体或小脑受损）。由于小脑后下动脉的解剖变异较大，临床常有不典型的临床表现。

（三）辅助检查

1. 血液检查

包括血常规、血流变、血糖、血脂、肾功能、凝血功能等。这些检查有助于发现脑梗死的危险因素并对病因进行鉴别。

2. 头颅 CT 检查

头颅 CT 检查是最常用的检查。脑梗死发病 24 小时内一般无影像学改变，24 小时后梗死区呈低密度影像。发病后尽快进行 CT 检查，有助于早期脑梗死与脑出血的鉴别。脑干和小脑梗死及较小梗死灶，CT 难以检出。

3. MRI 检查

与 CT 相比，此检查可以发现脑干、小脑梗死及小灶梗死。功能性 MRI，如弥散加权成像（DWI）可以早期（发病 2 小时以内）显示缺血组织的部位、范围，甚至可显示皮质下、脑干和小脑的小梗死灶，诊断早期梗死的敏感性为 88% ～ 100%，特异性达 95% ～ 100%。

4. 血管造影检查

DSA 和 MRA 可以发现血管狭窄、闭塞和其他血管病变，如动脉炎、动脉瘤和动静脉畸形等。其中 DSA 是脑血管病变检查的金标准，但因对人体有创且检查费用、技术条件要求高，临床不作为常规检查项目。

5. TCD 检查

对评估颅内外血管狭窄、闭塞、血管痉挛或侧支循环建立的程度有帮助。用于溶栓治疗监测，对判断预后有参考意义。

（四）诊断要点

根据以下临床特点可明确诊断：

（1）中、老年患者，存在动脉粥样硬化、高血压、高血糖等脑卒中的危险因素。

（2）静息状态下或睡眠中起病，病前有反复的 TIA 发作史。

（3）偏瘫、失语、感觉障碍等局灶性神经功能缺损的症状和体征在数小时或数日内达高峰，多无意识障碍。

（4）结合 CT 或 MRI 可明确诊断。应注意与脑栓塞和脑出血等疾病鉴别。

（五）治疗原则

治疗流程实行分期、分型的个体化治疗。

1. 超早期溶栓治疗

包括静脉溶栓和动脉溶栓治疗。静脉溶栓操作简便，准备快捷，费用低廉。动脉溶栓因要求专门（介入）设备，准备时间长，费用高而推广受到限制，其优点是溶栓药物用药剂量小，出血风险比静脉溶栓时低。

2. 脑保护治疗

如尼莫地平、吡拉西坦、维生素 E 及其他自由基清除剂。

3. 其他治疗

超早期治疗时间窗过后或不适合溶栓患者，可采用降纤、抗凝、抗血小板凝聚、扩血管、扩容药物、中医药、各种脑保护剂治疗，并及早开始康复训练。

（六）护理评估

1. 健康史

（1）了解既往史和用药情况：①询问患者的身体状况，了解既往有无脑动脉硬化、原发性高血压、高脂血症及糖尿病病史。②询问患者是否进行过治疗，目前用药情况怎样，是否按医嘱正确服用降压、降糖、降脂及抗凝药物。

（2）询问患者的起病情况：①了解起病时间和起病形式。②询问患者有无明显的头晕、头痛等前驱症状。③询问患者有无眩晕、恶心、呕吐等伴随症状，如有呕吐，了解是使劲呕出还是难以控制的喷出。

（3）了解生活方式和饮食习惯：①询问患者的饮食习惯，有无偏食、嗜食爱好，是否喜食腊味、肥肉、动物内脏等，是否长期摄入高盐、高胆固醇饮食。②询问患者有无烟酒嗜好及家族中有无类似疾病史或有卒中、原发性高血压病史。

2. 身体状况

（1）观察神志、瞳孔和生命体征情况：①观察神志是否清楚，有无意识障碍及其类型。②观察瞳孔大小及对光反射是否正常。③观察生命体征。起病初始体温、脉搏、呼吸一般正常，病变范围较大或脑干受累时可见呼吸不规则等。

（2）评估有无神经功能受损：①观察有无精神、情感障碍。②询问患者双眼能否看清眼前的物品，了解有无眼球运动受限、眼球震颤及眼睑闭合不全，视野有无缺损。③观察有无口角㖞斜或鼻唇沟变浅，检查伸舌是否居中。④观察有无言语障碍、饮水反呛等。⑤检查患者四肢肌力、肌张力情况，了解有无肢体活动障碍、步态不稳及肌萎缩。⑥检查有无感觉障碍。⑦观察有无尿便障碍。

3. 心理 – 社会状况

观察患者是否存在因疾病所致焦虑等心理问题；了解患者和家属对疾病发生的相关因素、治疗和护理方法、预后、如何预防复发等知识的认知程度；了解患者家庭条件与经济状况及家属对患者的关心和支持度。

（七）护理诊断

1. 躯体活动障碍

与运动中枢损害致肢体瘫痪有关。

2. 语言沟通障碍

与语言中枢损害有关。

3. 吞咽障碍

与意识障碍或延髓麻痹有关。

4. 有失用综合征的危险

与意识障碍、偏瘫所致长期卧床有关。

5. 焦虑 / 抑郁

与瘫痪、失语、缺少社会支持及担心疾病预后有关。

6. 知识缺乏

缺乏疾病治疗、护理、康复和预防复发的相关知识。

（八）护理措施

1. 一般护理

急性期不宜抬高患者床头，宜取头低位或放平床头，以改善头部的血液供应；恢复期枕头也不宜太高，患者可自由采取舒适的主动体位；应注意患者肢体位置的正确摆放，指导和协助家属被动运动和按摩患侧肢体，鼓励和指导患者主动进行有计划的肢体功能锻炼，如指导和督促患者进行 Bobath 握手和桥式运动，做到运动适度，方法得当，防止运动过度而造成肌腱牵拉伤。

2. 生活护理

卧床患者应保持床单位整洁和皮肤清洁，预防压疮的发生。尿便失禁的患者，应用温水擦洗臀部、肛周和会阴部皮肤，更换干净衣服和被褥，必要时洒肤疾散类粉剂或涂油膏以保护局部皮肤黏膜，防止出现湿疹和破损；对尿失禁的男患者可考虑使用体外导尿，如用接尿套连接引流袋等；留置导尿管的患者，应每日更换引流袋，接头处要避免反复打开，以免造成逆行感染，每 4 小时松开开关定时排尿，促进膀胱功能恢复，并注意观察尿量、颜色、性质是否有改变，发现异常及时报告医师处理。

3. 饮食护理

饮食以低脂、低胆固醇、低盐（高血压者）、适量糖类、丰富维生素为原则。少食肥肉、猪油、奶油、蛋黄、带鱼、动物内脏及糖果甜食等；多吃瘦肉、鱼虾、豆制品、新鲜蔬菜、水果和含碘食物，提倡食用植物油，戒烟酒。

有吞咽困难的患者，药物和食物宜压碎，以利吞咽；教会患者用吸水管饮水，以减轻或避免饮水呛咳；进食时宜取坐位或半坐位，予以糊状食物从健侧缓慢喂入；必要时鼻饲流质，并按鼻饲要求做好相关护理。

4. 安全护理

对有意识障碍和躁动不安的患者,床铺应加护栏,以防坠床,必要时使用约束带加以约束。对步行困难、步态不稳等运动障碍的患者,应注意其活动时的安全保护,地面保持干燥平整,防湿防滑,并注意清除周围环境中的障碍物,以防跌倒;通道和卫生间等患者活动的场所均应设置扶手;患者如厕、沐浴、外出时需有人陪护。

5. 用药护理

告知药物的作用与用法,注意观察药物的疗效与不良反应,发现异常情况,及时报告医师处理。

(1)使用溶栓药物进行早期溶栓治疗需经 CT 扫描证实无出血灶,患者无出血。溶栓治疗的时间窗为症状发生后 3 小时或 3 ~ 6 小时以内。使用低分子量肝素、巴曲酶、降纤酶、尿激酶等药物治疗时可发生变态反应及出血倾向,用药前应按药物要求做好皮肤过敏试验,检查患者凝血机制,使用过程中应定期查血常规和注意观察有无出血倾向,发现皮疹、皮下瘀斑、牙龈出血或女患者经期延长等立即报告医师处理。

(2)卡荣针扩血管作用强,需缓慢静脉滴注,6 ~ 8 滴 / 分,100 mL 液体通常需 4 ~ 6 小时滴完。如输液速度过快,极易引起面部潮红、头晕、头痛及血压下降等不良反应。前列腺素 E 滴速为 10 ~ 20 滴 / 分,必要时加利多卡因 0.1 g 同时静脉滴注,可以减轻前列腺素 E 对血管的刺激,如滴注速度过快,则可导致患者头痛、穿刺局部疼痛、皮肤发红,甚至发生条索状静脉炎。葛根素连续使用时间不宜过长,以 7 ~ 10 天为宜。因据报道此药连续使用时间过长时,易出现发热、寒战、皮疹等超敏反应,故使用过程中应注意观察患者有无上述不适。

(3)使用甘露醇脱水降颅内压时,需快速静脉滴注,常在 15 ~ 20 分钟内滴完,必要时还需加压快速滴注。滴注前需确定针头在血管内,因为该药漏在皮下,可引起局部组织坏死。甘露醇的连续使用时间不宜过长,因为长期使用可致肾功能损害和低血钾,故应定期检查肾功能和电解质。

(4)右旋糖酐 40 可出现超敏反应,使用过程中应注意观察患者有无恶心、苍白、血压下降和意识障碍等不良反应,发现异常及时通知医师并积极配合抢救。必要时,于使用前取本药 0.1 mL 做过敏试验。

6. 心理护理

疾病早期,患者常因突然出现瘫痪、失语等产生焦虑、情感脆弱、易激惹等情感障碍;疾病后期,则因遗留症状或生活自理能力降低而形成悲观抑郁、痛苦绝望等不良心理。应针对患者不同时期的心理反应予以心理疏导和心理支持,关心患者的生活,尊重他(她)们的人格,耐心告知病情、治疗方法及预后,鼓励患者克服焦虑或抑郁心理,保持乐观心态,积极配合治疗,争取达到最佳康复水平。

(九)健康教育

(1)保持正常心态和有规律的生活,克服不良嗜好,合理饮食。

(2)康复训练要循序渐进,持之以恒,要尽可能做些力所能及的家务劳动,日常生活活动不要依赖他人。

(3)积极防治原发性高血压、糖尿病、高脂血症、心脏病。原发性高血压患者服用降压药时,要定时服药,不可擅自服用多种降压药或自行停药、换药,防止血压骤降骤升;使用降糖、降脂药物时,也需按医嘱定时服药。

(4)定期门诊复查,检查血压、血糖、血脂、心脏功能以及智力、瘫痪肢体、语言的恢复情况,并在医师的指导下继续用药和进行康复训练。

(5)如果出现头晕、头痛. 视物模糊、言语不利、肢体麻木、乏力、步态不稳等症状时,请随时就医。

二、脑栓塞

脑栓塞是各种栓子随血流进入颅内动脉使血管腔急性闭塞,引起相应供血区脑组织坏死及功能障碍。根据栓子来源可分为:①心源性,占 60% ~ 75%,常见病因为慢性心房纤颤、风湿性心瓣膜病等。②非心源性,动脉粥样硬化斑块脱落、肺静脉血栓、脂肪栓、气栓、脓栓等。③来源不明,约 30% 的脑栓塞不能明确原因。

（一）临床表现

脑栓塞临床表现特点有：

（1）可发生于任何年龄，以青壮年多见。

（2）多在活动中发病，发病急骤，数秒至数分钟达高峰。

（3）多表现为完全性卒中，意识清楚或轻度意识障碍；栓塞血管多为主干动脉，大脑中动脉、基底动脉尖常见。

（4）易继发出血。

（5）前循环的脑栓塞占 4/5，表现为偏瘫、偏身感觉障碍、失语或局灶性癫痫发作等。

（6）后循环的脑栓塞占 1/5，表现为眩晕、复视、交叉瘫或四肢瘫、共济失调、饮水呛咳及构音障碍等。

（二）辅助检查

1. 头颅 CT 检查

可显示脑栓塞的部位和范围。CT 检查在发病后 24 ~ 48 小时内病变部位呈低密度影像。发生出血性梗死时，在低密度梗死区可见 1 个或多个高密度影像。

2. 脑脊液检查

大面积梗死脑脊液压力增高，如非必要，应尽量避免此检查。亚急性感染性心内膜炎所致脑脊液含细菌栓子，白细胞增多；脂肪栓塞所致脑脊液可见脂肪球；出血性梗死时脑脊液呈血性或镜检可见红细胞。

3. 其他检查

应常规进行心电图、胸部 X 线和超声心动图检查。疑为感染性心内膜炎时，应进行血常规和细菌培养等检查。心电图检查可作为确定心律失常的依据和协助诊断心肌梗死；超声心动图检查有助于证实是否存在心源性栓子。

（三）诊断要点

既往有风湿性心脏病、心房颤动及大动脉粥样硬化、严重骨折等病史，突发偏瘫、失语等局灶性神经功能缺损，症状在数秒至数分钟内达高峰，即可做出临床诊断。头颅 CT 和 MRI 检查可确定栓塞的部位、数量及是否伴发出血，有助于明确诊断。应注意与脑血栓形成和脑出血等鉴别。

（四）治疗原则

1. 原发病治疗

积极治疗引起栓子产生的原发病，如风湿性心脏病、颈动脉粥样硬化斑块、长骨骨折等，给予对症处理。心脏瓣膜病的介入和手术治疗、感染性心内膜炎的抗生素治疗和控制心律失常等，可消除栓子来源，防止复发。

2. 脑栓塞治疗

与脑血栓形成的治疗相同，包括急性期的综合治疗，尽可能恢复脑部血液循环，进行物理治疗和康复治疗等。因本病易并发脑出血，溶栓治疗应严格掌握适应证。

（1）心源性栓塞：因心源性脑栓塞容易再复发，所以，急性期应卧床休息数周，避免活动量过大，减少再发的危险。

（2）感染性栓塞：感染性栓塞应用足量有效的抗生素，禁行溶栓或抗凝治疗，以防感染在颅内扩散。

（3）脂肪栓塞：应用肝素、低分子右旋糖酐、5% $NaHCO_3$ 及脂溶剂（如酒精溶液）等静脉点滴溶解脂肪。

（4）空气栓塞：指导患者采取头低左侧卧位，进行高压氧治疗。

3. 抗凝和抗血小板聚集治疗

应用肝素、华法林、阿司匹林，能防止被栓塞的血管发生逆行性血栓形成和预防复发。研究证据表明，脑栓塞患者抗凝治疗导致的梗死区出血，很少对最终转归带来不利影响。

当发生出血性梗死时，应立即停用溶栓、抗凝和抗血小板聚集的药物，防止出血加重，并适当应用止血药物、脱水降颅内压、调节血压等。脱水治疗过程应中注意保护心功能。

（五）护理评估

1. 健康史

评估患者的既往史和用药情况。询问患者是否有慢性心房纤颤、风湿性心瓣膜病等心源性疾病，是否有动脉粥样硬化斑块脱落、肺静脉血栓、脂肪栓、气栓、脓栓等非心源性疾病。

询问患者是否进行过治疗，目前用药情况怎样，是否按医嘱正确服用降压、降糖、降脂及抗凝药物。

2. 身体状况

评估患者是否有轻度意识障碍或偏瘫、偏身感觉障碍、失语或局灶性癫痫发作等症状。是否有眩晕、复视、交叉瘫或四肢瘫、共济失调、饮水呛咳及构音障碍等。

3. 心理 – 社会状况

观察患者是否存在因疾病所致焦虑等心理问题；了解患者和家属对疾病发生的相关因素、治疗和护理方法、预后、如何预防复发等知识的认知程度；了解患者家庭条件与经济状况及家属对患者的关心和支持度。

（六）护理措施

1. 个人卫生的护理

个人卫生是脑栓塞患者自身护理的关键，定时擦身，更换衣裤，晒被褥等。并且注意患者的口腔卫生也是非常重要的。

2. 营养护理

患者需要多补充蛋白质、维生素、纤维素和电解质等营养。如果有吞咽障碍尚未完全恢复的患者，可以吃软的固体食物。多吃新鲜的蔬菜和水果，少吃油腻不消化、辛辣刺激的食物。

3. 心理护理

老年脑栓塞患者生活处理能力较弱，容易出现情绪躁动的情况，甚至会有失去治疗信心的情况，此时患者应保持良好的心理素质，提升治疗病患的信心，以有利于疾病的治愈，身体的康复。

（七）健康教育

1. 疾病预防指导

对有发病危险因素或病史者，指导进食高蛋白、高维生素、低盐、低脂、低热量清淡饮食，多食新鲜蔬菜、水果、谷类、鱼类和豆类，保持能量供需平衡，戒烟、限酒；应遵医嘱规则用药，控制血压、血糖、血脂和抗血小板聚集；告知改变不良生活方式，坚持每天进行 30 分钟以上的慢跑、散步等运动，合理休息和娱乐；对有 TIA 发作史的患者．指导在改变体位时应缓慢，避免突然转动颈部，洗澡时间不宜过长，水温不宜过高，外出时有人陪伴，气候变化时注意保暖，防止感冒。

2. 疾病知识指导

告知患者和家属本病的常见病因和控制原发病的重要性；指导患者遵医嘱长期抗凝治疗，预防复发；在抗凝治疗中定期门诊复诊，监测凝血功能，及时在医护人员指导下调整药物剂量。

3. 康复指导

告知患者和家属康复治疗的知识和功能锻炼的方法，帮助分析和消除不利于疾病康复的因素，落实康复计划，并与康复治疗师保持联系，以便根据康复情况及时调整康复训练方案。如吞咽障碍的康复方法包括：唇、舌、颜面肌和颈部屈肌的主动运动和肌力训练；先进食糊状或胶冻状食物，少量多餐，逐步过渡到普通食物；进食时取坐位，颈部稍前屈（易引起咽反射）；软腭冰刺激；咽下食物练习呼气或咳嗽（预防误咽）；构音器官的运动训练（有助于改善吞咽功能）。

4. 鼓励生活自理

鼓励患者从事力所能及的家务劳动，日常生活不过度依赖他人；告知患者和家属功能恢复需经历的过程，使患者和家属克服急于求成的心理，做到坚持锻炼，循序渐进。嘱家属在物质和精神上对患者提供帮助和支持，使患者体会到来自多方面的温暖，树立战胜疾病的信心。同时，也要避免患者产生依赖心理，增强自我照顾能力。

三、腔隙性脑梗死

腔隙性脑梗死是长期高血压引起脑深部白质及脑干穿通动脉病变和闭塞，导致缺血性微梗死，缺血、坏死和液化的脑组织由吞噬细胞移走而形成腔隙，约占脑梗死的20%。病灶直径小于 2 cm 的脑梗死，病灶多发可形成腔隙状态。

（一）临床表现

常见临床综合征有：①纯感觉性卒中。②纯运动性卒中。③混合性卒中。④共济失调性轻偏瘫。⑤构音障碍 – 手笨拙综合征。

（二）辅助检查

1. 血液生化检查

可见血糖、血清总胆固醇、血清三酰甘油和低密度脂蛋白增高。

2. TCD 检查

可发现颈动脉粥样硬化斑块。

3. 影像学检查

头部 CT 扫描可见深穿支供血区单个或多个病灶，呈腔隙性阴影，边界清晰。MRI 显示腔隙性病灶呈 T_1 等信号或低信号、T_2 高信号，是最有效的检查手段。

（三）诊断要点

目前诊断标准尚未统一，以下标准可供参考：①中老年发病，有长期高血压病史。②临床表现符合常见腔隙综合征之一。③CT 或 MRI 检查可证实存在与神经功能缺失一致的病灶。④预后良好，多在短期内恢复。

（四）治疗原则

目前尚无有效的治疗方法，主要是预防疾病的复发：

（1）有效控制高血压及各种类型脑动脉硬化是预防本病的关键。

（2）阿司匹林等抑制血小板聚集药物效果不确定，但常应用。

（3）活血化瘀类中药对神经功能恢复有益。

（4）控制其他可干预危险因素，如吸烟、糖尿病、高脂血症等。

（五）护理评估

1. 健康史

（1）了解既往史和用药史：询问患者既往是否有原发性高血压病、高脂血症、糖尿病病史；是否针对病因进行过治疗，能否按医嘱正确用药。

（2）了解患者的生活方式：询问患者的工作情况，是否长期精神紧张、过度疲劳，询问患者日常饮食习惯，有无嗜食、偏食习惯，是否长期进食高盐、高胆固醇饮食，有无烟酒嗜好等，因为上述因素均可加速动脉硬化，加重病情。

（3）评估起病形式：询问患者起病时间，了解是突然起病还是缓慢发病，起病常较突然，多为急性发病，部分为渐进性或亚急性起病。

2. 身体状况

（1）评估有无神经功能受损：询问患者有无肢体乏力、感觉障碍现象，询问患者进食、饮水情况，了解有无饮水反呛、进食困难或构音障碍现象。病灶位于内囊后肢、脑桥基底部或大脑脚时，常可出现一侧面部和上下肢无力，对侧偏身或局部感觉障碍；病变累及双侧皮质延髓束时可出现假性延髓性麻痹的症状，如构音障碍、吞咽困难、进食困难、面部表情呆板等。

（2）评估患者的精神与智力情况：询问患者日常生活习惯，与患者进行简单的语言交流，以了解患者有无思维、性格的改变，有无智力的改变，脑小动脉硬化造成多发性腔隙性脑梗死时，患者表现出思维迟钝，理解能力、判断能力、分析能力和计算能力下降，常有性格改变和行为异常，少数患者还可出现错觉、幻慌、妄想等。

3. 心理－社会状况

本疾病可导致患者产生语言障碍，评估患者是否有情绪焦躁、痛苦的表现。

（六）护理措施

1. 一般护理

轻症患者注意生活起居有规律，坚持适当运动，劳逸结合；晚期出现智力障碍时，要引导患者在室内或固定场所进行活动，外出时一定要有人陪伴，防止受伤和走失。

2. 饮食护理

予以富含蛋白质和维生素的低脂饮食，多吃蔬菜和水果，戒烟酒。

3. 症状护理

（1）对有肢体功能障碍和感觉障碍的患者，应鼓励和指导患者进行肢体功能锻炼，尽量坚持生活自理，并注意用温水擦洗患侧皮肤，促进感觉功能恢复。

（2）对有延髓性麻痹进食困难的患者，应给予制作精细的糊状食物，进食时取坐位或半坐位，进食速度不宜过快，应给患者充分的进餐时间，避免进食时看电视或与患者谈笑，以免分散患者注意力，引起窒息。

（3）对有精神症状的患者，床应加护栏，必要时加约束带固定四肢，以防坠床、伤人或自伤。

（4）对有智力障碍的患者，外出时需有人陪护，并在其衣服口袋中放置填写患者姓名、联系电话等个人简单资料的卡片，以防走失。

（5）对缺乏生活自理能力的患者，应加强生活护理，协助其沐浴、进食、修饰等，保持皮肤和外阴清洁。对有延髓性麻痹致进食呛咳的患者，如果体温增高，应注意是否有吸入性肺炎发生；同时还应注意观察患者是否有尿频、尿急、尿痛等现象，防止发生尿路感染。

4. 用药护理

告知药物的作用与用法，注意观察药物的疗效与不良反应，发现异常情况及时报告医师处理。

（1）对有痴呆、记忆力减退或精神症状的患者应注意督促按时服药并看到服下，同时注意观察药物疗效与不良反应。

（2）静脉注射尼莫同等扩血管药物时，尽量使用微量输液泵缓慢注射（8 ~ 10 mL/h），并注意观察患者有无面色潮红、头晕、血压下降等不适，如有异常应报告医师及时处理。

（3）服用安理申的患者应注意观察有无肝、肾功能受损的表现，定时检查肝、肾功能。

5. 心理护理

关心体贴患者，鼓励患者保持情绪稳定和良好的心态，避免焦躁、抑郁等不良心理，积极配合治疗。

（七）健康教育

（1）避免进食过多动物油、黄油、奶油、动物内脏、蛋黄等高胆固醇饮食，多吃豆制品、鱼等优质蛋白食品，少吃糖。

（2）做力所能及的家务，以防自理能力快速下降；坚持适度的体育锻炼和体力劳动，以改善血液循环，增强体质，防止肥胖。

（3）注意安全，防止跌倒、受伤或走失。

（4）遵医嘱正确服药。

（5）定期复查血压、血脂、血糖等，如有症状加重须及时就医。

第五节　脑出血护理

脑出血（ICH）是指原发性非外伤性脑实质内的出血，也称自发性脑出血。我国发病率占急性脑血管病的 30%，急性期病死率占 30% ~ 40%。绝大多数是高血压病伴发的脑小动脉病变在血压骤升时破裂所致，称为高血压性脑出血。老年人是脑出血发生的主要人群，以 40 ~ 70 岁为最主要的发病年龄。

脑出血最常见的病因是高血压并发小动脉硬化。血管的病变与高血脂、糖尿病、高血压、吸烟等密切相关。通常所说的脑出血是指自发性脑出血。患者往往于情绪激动、用力时突然发病。脑出血发病的主要原因是长期高血压、动脉硬化。绝大多数患者发病当时血压明显升高，导致血管破裂，引起脑出血。其次是脑血管畸形、脑淀粉样血管病、溶栓抗凝治疗所致脑出血等。

一、临床表现

1. 基底节区出血

约占全部脑出血的 70%，其中以壳核出血最为常见，其次为丘脑出血。由于此区出血常累及内囊，并以内囊损害体征为突出表现，故又称内囊区出血；壳核出血又称内囊外侧型出血，丘脑出血又称内囊内侧型出血。

（1）壳核出血：系豆纹动脉尤其是其外侧支破裂所致。表现为对侧肢体轻偏瘫、偏身感觉障碍和同向性偏盲（"三偏"），优势半球出血常出现失语。凝视麻痹，呈双眼持续性向出血侧凝视。也可出现失用、体像障碍、记忆力和计算力障碍、意识障碍等。大量出血患者可迅速昏迷，反复呕吐，尿便失禁，在数小时内恶化，出现上部脑干受压征象，双侧病理征，呼吸深快不规则，瞳孔扩大固定，可出现去脑强直发作以至死亡。

（2）丘脑出血：系丘脑膝状动脉和丘脑穿通动脉破裂所致。临床表现与壳核出血相似，亦有突发对侧偏瘫、偏身感觉障碍、偏盲等。但与壳核出血不同处为偏瘫多为均等或基本均等，对侧半身深浅感觉减退，感觉过敏或自发性疼痛；特征性眼征表现为眼球向上注视麻痹，常向内下方凝视、眼球会聚障碍和无反应性小瞳孔等；可有言语缓慢而不清、重复言语、发音困难、复述差、朗读正常等丘脑性失语及记忆力减退、计算力下降、情感障碍、人格改变等丘脑性痴呆；意识障碍多见且较重，出血波及丘脑下部或破入第Ⅲ脑室可出现昏迷加深、瞳孔缩小、去皮质强直等中线症状。本型死亡率较高。

（3）尾状核头出血：较少见，临床表现与蛛网膜下腔出血相似，常表现为头痛、呕吐，有脑膜刺激征，无明显瘫痪，可有对侧中枢性面、舌瘫。有时可因头痛在 CT 检查时偶然发现。

2. 脑干出血

脑桥是脑干出血的好发部位，偶见中脑出血，延髓出血极少见。

（1）脑桥出血：表现为突然头痛、呕吐、眩晕、复视、注视麻痹、交叉性瘫痪或偏瘫、四肢瘫等。出血量较大时，患者很快进入意识障碍、针尖样瞳孔、去大脑强直、呼吸障碍，并可伴有高热、大汗、应激性溃疡等；出血量较少时可表现为一些典型的综合征，如 Foville 综合征、Millard–Cubler 综合征和闭锁综合征等。

（2）中脑出血：表现为：①突然出现复视、上睑下垂。②一侧或两侧瞳孔扩大、眼球不同轴、水平或垂直眼震、同侧肢体共济失调，也可表现为 Weber 或 Benedikt 综合征。③严重者很快出现意识障碍、去大脑强直。

（3）延髓出血：表现为：①重症可突然出现意识障碍，血压下降，呼吸节律不规则，心律失常，继而死亡。②轻者可表现为不典型的 Wallenberg 综合征。

3. 小脑出血

小脑出血好发于小脑上动脉供血区，即半球深部齿状核附近，发病初期患者大多意识清楚或有轻度意识障碍，表现为眩晕、频繁呕吐、枕部剧烈头痛和平衡障碍等，但无肢体瘫痪是其常见的临床特点；轻症者表现出一侧肢体笨拙、行动不稳、共济失调和眼球震颤，无瘫痪；两眼向病灶对侧凝视，吞咽及发音困难，四肢锥体束征，病侧或对侧瞳孔缩小、对光反射减弱；晚期瞳孔散大，中枢性呼吸障碍，最后枕大孔疝死亡；暴发型则常突然昏迷，在数小时内迅速死亡。如出血量较大，病情迅速进展，发病时或发病后12～24小时出现昏迷及脑干受压征象，可有面神经麻痹、两眼凝视病灶对侧、肢体瘫痪及病理反射出现等。

4. 脑叶出血

脑叶出血也称为皮质下白质出血，可发生于任何脑叶。一般症状均略轻，预后相对较好。脑叶出血除表现为头痛、呕吐外，不同脑叶的出血，临床表现亦有不同：

（1）额叶出血：前额疼痛、呕吐、痫性发作较多见；对侧偏瘫、共同偏视、精神异常、智力减退等；优势半球出血时可出现Broca失语。

（2）顶叶出血：偏瘫较轻，而对侧偏身感觉障碍显著；对侧下象限盲；优势半球出血时可出现混合性失语，左右辨别障碍，失算、失认、失写［格斯特曼综合征（Gerstmann syndrome）］。

（3）颞叶出血：表现为对侧中枢性面舌瘫及上肢为主的瘫痪；对侧上象限盲；有时有同侧耳前部疼痛；优势半球出血时可出现Wemicke失语；可有颞叶癫痫、幻嗅、幻视。

（4）枕叶出血：主要症状为对侧同向性偏盲，并有黄斑回避现象，可有一过性黑蒙和视物变形；有时有同侧偏瘫及病理征。

5. 脑室出血

脑室出血一般分为原发性和继发性两种。原发性脑室出血为脑室内脉络丛动脉或室管膜下动脉破裂出血，较为少见，占脑出血的3%～5%。继发性者是由于脑内出血量大，穿破脑实质流入脑室，常伴有脑实质出血的定位症状和体征。根据脑室内血肿大小可将脑室出血分为全脑室积血（Ⅰ型）、部分性脑室出血（Ⅱ型）以及新鲜血液流入脑室内，但不形成血凝块者（Ⅲ型）3种类型。Ⅰ型因影响脑脊液循环而急剧出现颅内压增高、昏迷、高热、四肢弛缓性瘫痪或呈去皮质状态，呼吸不规则。Ⅱ型及Ⅲ型仅有头痛、恶心、呕吐、脑膜刺激征阳性，无局灶性神经体征。出血量大、病情严重者迅速出现昏迷或昏迷加深，早期出现去皮质强直，脑膜刺激征阳性。常出现丘脑下部受损的症状及体征，如上消化道出血、中枢性高热、大汗、应激性溃疡、急性肺水肿、血糖增高、尿崩症等，病情多严重，预后不良。

二、辅助检查

1. 血常规及血液生化检查

白细胞可增多，超过10×10^9/L者占60%～80%，甚至可达（15～20）$\times 10^9$/L，并可出现蛋白尿、尿糖、血尿素氮和血糖浓度升高。

2. 脑脊液检查

脑脊液（CSF）压力常增高，多为血性脑脊液。应注意重症脑出血患者，如诊断明确，不宜行腰穿检查，以免诱发脑疝导致死亡。

3. CT检查

CT检查可显示血肿部位、大小、形态，是否破入脑室，血肿周围有无低密度水肿带及占位效应、脑组织移位等。24小时内出血灶表现为高密度，边界清楚。48小时以后，出血灶高密度影周围出现低密度水肿带。

4. 数字减影血管造影（DSA）检查

对血压正常疑有脑血管畸形等的年轻患者，可考虑行DSA检查，以便进一步明确病因，积极针对病因治疗，预防复发。脑血管DSA对颅内动脉瘤、脑血管畸形等的诊断，均有重要价值。颈内动脉造影正位像可见大脑前、中动脉间距在正常范围，豆纹动脉外移。

5. MRI检查

MRI具有比CT更高的组织分辨率，且可直接多方位成像，无颅骨伪影干扰，又具有血管流空效应等特点，使对脑血管疾病的显示率及诊断准确性，比CT更胜一筹。CT能诊断的脑血管疾病，MRI均能做到；而对发生于脑干、颞叶和小脑等的血管性疾病，MRI比CT更佳；对脑出血、脑梗死的演变过程，

MRI 比 CT 显示更完整；对 CT 较难判断的脑血管畸形、烟雾病等，MRI 比 CT 更敏感。

6. TCD 检查

多普勒超声检查最基本的参数为血流速度与频谱形态。血流速度增加可表示高血流量、动脉痉挛或动脉狭窄；血流速度减慢则可能是动脉近端狭窄或循环远端阻力增高的结果。

三、诊断要点

脑出血的诊断要点为：①多为中老年患者。②多数患者有高血压病史，因某种因素血压急骤升高而发病。③起病急骤，多在兴奋状态下发病。④有头痛、呕吐、偏瘫，多数患者有意识障碍，严重者昏迷和脑疝形成。⑤脑膜刺激征阳性。⑥多数患者为血性脑脊液。⑦头颅 CT 和 MRI 可见出血病灶。

四、治疗原则

1. 保持呼吸通畅

注意气道管理，清理呼吸道分泌物，保证正常换气功能，有肺部感染时应用抗生素，必要时气管切开。

2. 降低颅内压

可选用 20% 甘露醇 125 ~ 250 mL 静脉滴注，每 6 ~ 8 小时 1 次和（或）甘油果糖注射液 250 mL 静脉滴注，12 小时 1 次或每日 1 次。呋塞咪 20 ~ 40 mg 静脉注射，每 6 小时、8 小时或 12 小时 1 次。也可根据病情应用白蛋白 5 ~ 10 g 静脉滴注，每天 1 次。

3. 血压的管理

应平稳、缓慢降压，不能降压过急、过快，否则易致脑血流灌注不足，出现缺血性损害加重病情。

4. 高血压性脑出血的治疗

可不用止血药。有凝血障碍的可酌情应用止血药，如巴曲酶、6- 氨基己酸、氨甲苯酸等。

5. 亚低温疗法

应用冰帽等设备降低头部温度，降低脑耗氧量，保护脑组织。

6. 中枢性高热者的治疗

可物理降温。

7. 预防性治疗

下肢静脉血栓形成及肺栓塞建议穿弹力袜进行预防。

8. 防治并发症

脑出血的并发症有应激性溃疡、电解质紊乱等。可根据病情选用质子泵阻滞剂（如奥美拉唑等）或 H_2 受体阻滞剂（如西咪替丁、法莫替丁等），根据患者出入量调整补液量，并补充氯化钾等，维持水电解质平衡，痫性发作可给予地西泮 10 ~ 20 mg 缓慢静脉注射或苯巴比妥钠 100 ~ 200 mg 肌内注射控制发作，一般不需长期治疗。

9. 外科手术治疗

必要时进行外科手术治疗。对于内科非手术治疗效果不佳，或出血量大，有发生脑疝征象的，或怀疑为脑血管畸形引起出血的，可外科手术治疗（去骨瓣减压术、小骨窗开颅血肿清除术、钻孔血肿抽吸术、脑室外引流术、微创穿刺颅内血肿碎吸引流术等）。手术指征：①基底节中等量以上出血（壳核出血 > 30 mL，丘脑出血 ≥ 15 mL）。②小脑出血 ≥ 10 mL 或直径 ≥ 3 cm 或出现明显脑积水。③重症脑室出血。

五、护理评估

1. 健康史

（1）了解患者的既往史和用药情况：①询问患者既往是否有原发性高血压、动脉粥样硬化、高脂血症、血液病病史。②询问患者曾经进行过哪些治疗，目前用药情况怎样，是否持续使用过抗凝、降压等药物，发病前数日有无自行停服或漏服降压药的情况。

（2）询问患者的起病情况：①了解起病时间和起病形式。询问患者起病时间，当时是否正在活动，或者是在生气、大笑等情绪激动时，或者是在用力排便时。脑出血患者多在活动和情绪激动时起病，临床症状常在数分钟至数小时内达到高峰，观察患者意识状态，重症病人数分钟内可转入意识模糊或昏迷。②询问患者有无明显的头晕、头痛等前驱症状。大多数脑出血患者病前无预兆，少数患者可有头痛、头晕、肢体麻木等前驱症状。③了解有无头痛、恶心、呕吐等伴随症状，脑出血患者因血液刺激以及血肿压迫脑组织引起脑组织缺血、缺氧，发生脑水肿和颅内压增高，可致剧烈头痛和喷射状呕吐。

（3）了解患者的生活方式和饮食习惯：①询问患者工作与生活情况，是否长期处于紧张忙碌状态，是否缺乏适宜的体育锻炼和休息时间。脑出血患者常在活动和情绪激动时发病。②询问患者是否长期摄取高盐、高胆固醇饮食，高盐饮食可致水钠潴留，使原发性高血压加重；高胆固醇饮食与动脉粥样硬化密切相关。③询问患者是否有嗜烟、酗酒等不良习惯以及家族卒中病史。

2. 身体状况

（1）观察患者的神志、瞳孔和生命体征情况：①观察神志是否清楚，有无意识障碍及其类型。无论轻症或重症脑出血患者起病初时均可以意识清楚，随着病情加重，意识逐渐模糊，常常在数分钟或数十分钟内神志转为昏迷。②观察瞳孔大小及对光反射是否正常。瞳孔的大小与对光反射是否正常，与出血量、出血部位有密切关联，轻症脑出血患者瞳孔大小及对光反射均可正常；"针尖样"瞳孔为脑桥出血的特征性体征；双侧瞳孔散大可见于脑疝患者；双侧瞳孔缩小、凝视麻痹伴严重眩晕，意识障碍呈进行性加重，应警惕脑干和小脑出血的可能。③观察生命体征的情况，重症脑出血患者呼吸深沉带有鼾声，甚至呈潮式呼吸或不规则呼吸；脉搏缓慢有力，血压升高；当脑桥出血时，丘脑下部对体温的正常调节被阻断而使体温严重上升，甚至呈持续高热状态。如脉搏增快，体温升高，血压下降，则有生命危险。

（2）观察有无神经功能受损：①观察有无"三偏征"。大脑基底核为最常见的出血部位，当累及内囊时，患者常出现偏瘫、偏身感觉障碍和偏盲。②了解有无失语及失语类型。脑出血累及大脑优势半球时，常出现失语症。③有无眼球运动及视力障碍。除了内囊出血可发生"偏盲"外，枕叶出血可引起皮质盲；丘脑出血可压迫中脑顶盖，产生双眼上视麻痹而固定向下注视；脑桥出血可表现为交叉性瘫痪，头和眼转向非出血侧，呈"凝视瘫肢"状；小脑出血可有面神经麻痹，眼球震颤、两眼向病变对侧同向凝视。④检查有无肢体瘫痪及瘫痪类型。除内囊出血、丘脑出血和额叶出血引起"偏瘫"外，脑桥小量出血还可引起交叉性瘫痪，脑桥大量出血（血肿＞5 mL）和脑室大出血可迅即发生四肢瘫痪和去皮质强直发作。⑤其他：颞叶受累除了发生 Wemicke 失语外，还可引起精神症状；小脑出血则可出现眩晕、眼球震颤、共济失调、行动不稳、吞咽障碍。

3. 心理 - 社会状况

评估脑出血患者是否因有偏瘫、失语等后遗症，而产生抑郁、沮丧、烦躁、易怒、悲观失望等情绪反应；评估这些情绪是否对日后生活有一定的影响。

六、护理诊断

1. 并发症

压疮、吸入性肺炎、泌尿系感染、深静脉血栓。

2. 生活自理能力缺陷

与脑出血卧床有关。

3. 潜在并发症

脑疝、上消化道出血。

4. 其他问题

吞咽障碍、语言沟通障碍。

七、护理措施

1. 一般护理

患者绝对卧床休息 4 周，抬高床头 15° ～ 30°，以促进脑部静脉回流，减轻脑水肿；取侧卧位或平卧头侧位，防止呕吐物反流引起误吸。脑出血急性期患者应尽量就地治疗，避免不必要的搬动，并注意保持病房安静，严格限制探视。翻身时，注意保护头部，动作宜轻柔缓慢，以免加重出血，避免咳嗽和用力排便。神经系统症状稳定 48 ～ 72 小时后，患者即可开始早期康复锻炼，但应注意不可过度用力或憋气。恢复期的康复训练不可急于求成，应循序渐进、持之以恒。

2. 饮食护理

急性期患者给予高蛋白、高维生素、高热量饮食，并限制钠盐摄入（＜ 3 g/d）。有意识障碍、消化道出血的患者宜禁食 24 ～ 48 小时，然后酌情给予鼻饲流质，如牛奶、豆浆、藕粉、蒸蛋或混合匀浆等，4 ～ 5 次 / 日，每次约 200 mL。恢复期患者应给予清淡、低盐、低脂、适量蛋白质、高维生素食物，戒烟酒，忌暴饮暴食。

3. 症状护理

（1）对神志不清、躁动或有精神症状的患者，床应加护栏，并适当约束，防止跌伤。

（2）注意保持呼吸道通畅：及时清除口鼻分泌物，协助患者轻拍背部，以促进痰痂的脱落排出，但急性期应避免刺激咳嗽，必要时可给予负压吸痰、吸氧及定时雾化吸入。

（3）协助患者完成生活护理：按时翻身，保持床单干燥整洁，保持皮肤清洁卫生，预防压疮的发生；如有闭眼障碍的患者，应涂四环素眼膏，并用湿纱布盖眼，保护角膜；昏迷和鼻饲患者应做好口腔护理，2 次 / 日。有尿便失禁的患者，注意及时用温水擦洗外阴及臀部，保持皮肤清洁、干燥。

（4）有吞咽障碍的患者，喂饭喂水时不宜过急，遇呕吐或反呛时应暂停喂食喂水，防止食物呛入气管引起窒息或吸入性肺炎，对昏迷等不能进食的患者可酌情予以鼻饲流质。

（5）注意保持瘫痪肢体功能位置，防止足下垂，被动运动关节和按摩患肢，防止手足挛缩、变形及神经麻痹，病情稳定后应尽早开始肢体功能锻炼和语言康复训练，以促进神经功能的早日康复。

（6）中枢性高热的患者先行物理降温，如温水擦浴、酒精浴、冰敷等，效果不佳时可给予退热药，并注意监测和记录体温的情况。

（7）密切观察病情，尤其是生命体征、神志、瞳孔的变化，及早发现脑疝的先兆表现，一旦出现，应立即报告医师及时抢救。

4. 用药护理

告知药物的作用与用法，注意观察药物的疗效与不良反应，发现异常情况，及时报告医师处理。

（1）颅内高压使用 20% 甘露醇静脉滴注脱水时，要保证绝对快速输入，20% 的甘露醇 50 ～ 100 mL 要在 15 ～ 30 分钟内滴完，注意防止药液外漏，并注意尿量与血电解质的变化，尤其应注意有无低血钾发生。①患者每日补液量可按尿量加 500 mL 计算，在 1500 ～ 2000 mL 以内，如有高热、多汗、呕吐或腹泻者，可适当增加入液量。②每日补钠 50 ～ 70 mmol/L，补钾 40 ～ 50 mmol/L。防止低钠血症，以免加重脑水肿。

（2）严格遵医嘱服用降压药，不可骤停和自行更换，亦不宜同时服用多种降压药，避免血压骤降或过低致脑供血不足。应根据患者的年龄、基础血压、病后血压等情况判定最适血压水平，缓慢降压，不宜使用强降压药（如利舍平）。

（3）用地塞米松消除脑水肿时，因其易诱发上消化道应激性溃疡，应观察有无呃逆、上腹部饱胀不适、胃痛、呕血、便血等，注意胃内容物或呕吐物的性状，以及有无黑便；鼻饲流质的患者，注意观察胃液的颜色是否为咖啡色或血性，必要时可做隐血试验检查，如发现异常及时通知医师处理。

（4）躁动不安的患者可根据病情给予小量镇静、镇痛药；患者有抽搐发作时，可用地西泮静脉缓慢注射，或苯妥英钠口服。

5. 心理护理

主动关心患者与家属，耐心介绍病情及预后，消除其紧张焦虑、悲观抑郁等不良情绪，保持患者及家属情绪稳定，积极配合抢救与治疗。

八、健康教育

（1）避免情绪激动，去除不安、恐惧、愤怒、抑郁等不良情绪，保持正常心态。

（2）给予低盐低脂、适量蛋白质、富含维生素与纤维素的清淡饮食，多吃蔬菜、水果，少食辛辣刺激性强的食物，戒烟酒。

（3）生活有规律，保持排便通畅，避免排便时用力过度和憋气。

（4）坚持适度锻炼，避免重体力劳动。如坚持做保健体操、慢散步、打太极拳等。

（5）尽量做到日常生活自理，康复训练时注意克服急于求成的心理，做到循序渐进、持之以恒。

（6）定期复查血压、血糖、血脂、血常规等项目，积极治疗原发性高血压、糖尿病、心脏病等原发疾病。如出现头痛、呕吐、肢体麻木无力、进食困难、饮水呛咳等症状时需及时就医。

第六节　蛛网膜下隙出血护理

蛛网膜下隙出血（SAH）一般分为原发性蛛网膜下隙出血和继发性蛛网膜下隙出血。其中，原发性蛛网膜下隙出血是指脑底部或脑表面血管破裂后，血液流入蛛网膜下隙的急性出血性脑血管病；继发性蛛网膜下隙出血是指脑实质内出血、脑室出血、硬膜外或硬膜下血管破裂，血液穿破脑组织和蛛网膜，流入蛛网膜下隙。本节主要讨论原发性蛛网膜下隙出血。

一、常见病因

1. 颅内动脉瘤

最常见的病因（约占 50% ~ 80%）。其中先天性粟粒样动脉瘤约占 75%，还可见高血压、动脉粥样硬化所致梭形动脉瘤及感染所致的真菌性动脉瘤等。

2. 血管畸形

约占 SAH 病因的 10%，其中动静脉畸形（AVM）占血管畸形的 80%。多见于青年人，90% 以上位于幕上，常见于大脑中动脉分布区。

3. 其他

如烟雾病（Moyamoya diease）（占儿童 SAH 的 20%）、颅内肿瘤、垂体卒中、血液系统疾病、颅内静脉系统血栓和抗凝治疗并发症等。

二、临床表现

1. 头痛

动脉瘤性 SAH 的典型表现是突发异常剧烈全头痛，头痛不能缓解或呈进行性加重。多伴发一过性意识障碍和恶心、呕吐。约 1/3 的动脉瘤性 SAH 患者发病前数日或数周有轻微头痛的表现，可持续数日不变，2 周后逐渐减轻，如头痛再次加重，常提示动脉瘤再次出血。但动静脉畸形破裂所致 SAH 头痛常不严重。局部头痛常可提示破裂动脉瘤的部位。

2. 脑膜刺激征

患者出现颈强直、Kemig 征和布鲁津斯基征（Brudzinski sign）等脑膜刺激征，以颈强直最多见，而老年、衰弱患者或小量出血者，可无明显脑膜刺激征。脑膜刺激征常于发病后数小时出现，3 ~ 4 周后消失。

3. 眼部症状

20% 患者眼底可见玻璃体下片状出血，发病 1 小时内即可出现，是急性颅内压增高和眼静脉回流受阻所致，对诊断具有提示作用。此外，眼球活动障碍也可提示动脉瘤所在的位置。

4. 精神症状

约 25% 的患者可出现精神症状，如欣快、谵妄和幻觉等，常于起病后 2 ~ 3 周内自行消失。

5. 其他症状

部分患者可出现脑心综合征、消化道出血、急性肺水肿和局限性神经功能缺损症状等。

三、常见并发症

1. 再出血

是 SAH 主要的急性并发症，指病情稳定后再次发生剧烈头痛、呕吐、昏迷甚至去脑强直发作，颈强直、Kernig 征加重，复查脑脊液为鲜红色。20% 的动脉瘤患者病后 10 ~ 14 天可发生再出血，使死亡率约增加一倍；动静脉畸形急性期再出血者较少见。

2. 脑血管痉挛（CVS）

发生于蛛网膜下隙中血凝块环绕的血管，痉挛严重程度与出血量相关，可导致约 1/3 以上病例脑实质缺血。临床症状取决于发生痉挛的血管，常表现为波动性的轻偏瘫或失语，有时症状还受侧支循环和脑灌注压的影响，对载瘤动脉无定位价值，是死亡和致残的重要原因。病后 3 ~ 5 天开始发生，5 ~ 14 天为迟发性血管痉挛高峰期，2 ~ 4 周逐渐消失。TCD 或 DSA 可帮助确诊。

3. 急性或亚急性脑积水

起病 1 周内约 15% ~ 20% 的患者发生急性脑积水，血液进入脑室系统和蛛网膜下隙形成血凝块阻碍脑脊液循环通路所致。轻者出现嗜睡、思维缓慢、短时记忆受损、上视受限、展神经麻痹、下肢腱反射亢进等体征，严重者可造成颅内高压，甚至脑疝。亚急性脑积水发生于起病数周后，表现为隐匿出现的痴呆、步态异常和尿失禁。

4. 其他

5% ~ 10% 的患者发生癫痫发作，不少患者发生低钠血症。

四、辅助检查

1. 三大常规检查

起病初期常有白细胞增多，尿糖常可呈阳性但血糖大多正常，偶可出现蛋白尿。

2. 脑脊液检查

脑脊液（CSF）为均匀一致血性，压力增高（> 200 mmH$_2$O），蛋白含量增加。

3. 影像学检查

颅脑 CT 是确诊 SAH 的首选诊断方法，可见蛛网膜下隙高密度出血灶，并可显示出血部位、出血量、血液分布、脑室大小和有无再出血；MRI 检查可发现动脉瘤或动静脉畸形。

4. 数字减影血管造影（DSA）检查

DSA 检查可为 SAH 的病因诊断提供可靠依据，如发现动脉瘤的部位、显示解剖行程、侧支循环和血管痉挛情况；还可发现动静脉畸形、烟雾病、血管性肿瘤等。

5. 经颅多普勒超声检查

TCD 检查可作为追踪监测 SAH 后脑血管痉挛的一个方法，具有无创伤性。

五、诊断要点

突然发生的持续性剧烈头痛、呕吐、脑膜刺激征阳性，伴或不伴意识障碍，检查无局灶性神经系统体征，应高度怀疑 SAH。同时 CT 证实脑池和蛛网膜下隙高密度征象或腰穿检查示压力增高和血性脑脊液等可临床确诊。

六、治疗原则

急性期治疗原则为防治再出血、制止继续出血，防治继发性脑血管痉挛，减少并发症，寻找出血原因，治疗原发病和预防复发。

1. 一般处理

住院监护，绝对卧床 4 ~ 6 周，镇静、镇痛，避免引起颅内压增高的因素，如用力排便、咳嗽、喷嚏和情绪激动等，可选用足量镇静镇痛药、缓泻剂等对症处理。

2. 脱水降颅内压

可选甘露醇、呋塞咪、清蛋白等。

3. 预防再出血

可给予 6- 氨基己酸（EACA）等抗纤溶药物治疗，维持 2 ~ 3 周。

4. 应用尼莫地平等钙通道阻滞剂

预防脑血管痉挛发生，推荐尼莫地平 30 ~ 40 mg 口服，每日 4 ~ 6 次，连用 3 周。

5. 放脑脊液疗法

腰穿缓慢放出血性脑脊液，每次 10 ~ 20 mL，每周 2 次，可有效缓解头痛症状，并可减少脑血管痉挛及脑积水发生，但有诱发脑疝、动脉瘤破裂再出血、颅内感染等可能，应严格掌握适应证。

6. 外科手术或介入治疗

对于动脉瘤或动静脉畸形引起的 SAH，可外科手术治疗或考虑介入栓塞等治疗，是根除病因预防复发的有效方法。

七、护理评估

1. 健康史

（1）了解既往史及用药情况：①询问患者既往身体状况，了解有无颅内动脉瘤、脑血管畸形和高血压动脉硬化病史。②询问患者有无冠心病、糖尿病、血液病、颅内肿瘤、脑炎病史。③询问患者是否进行过治疗，过去和目前的用药情况怎样。④了解患者有无抗凝治疗史等。

（2）询问患者起病的情况：①了解起病的形式：询问患者起病时间，了解是否在剧烈活动或情绪大悲大喜时急性起病，SAH 起病很急，常在剧烈活动或情绪激动时突然发病。②了解有无明显诱因和前驱症状：询问患者起病前数日内是否有头痛等不适症状，部分患者在发病前数日或数周有头痛、恶心、呕吐等"警告性渗漏"的前驱症状。③询问患者有无伴随症状：多见的有短暂意识障碍、项背部或下肢疼痛、畏光等伴随症状。

2. 身体状况

（1）观察神志、瞳孔及生命体征的情况：询问患者病情，了解患者有无神志障碍。少数患者意识始终清醒，瞳孔大小及对光反射正常；半数以上患者有不同程度的意识障碍，轻者出现神志模糊，重者昏迷逐渐加深。监测患者血压、脉搏状况，了解患者血压、脉搏有无改变。起病初期患者常可出现血压上升、脉搏加快、有时节律不齐，但呼吸和体温均可正常；由于出血和脑动脉痉挛对下丘脑造成的影响，24 小时以后患者可出现发热、脉搏不规则、血压波动、多汗等症状。

（2）评估有无神经功能受损：①活动患者头颈部，了解脑膜刺激征是否阳性，大多数患者在发病后数小时内即可出现脑膜刺激征，以颈强直最具特征性，Kernig 征及 Brudzinski 征均呈阳性。②了解患者有无瘫痪、失语及感觉障碍，这与出血引起脑水肿、血肿压迫脑组织，或出血后迟发性脑血管痉挛导致脑缺血、脑梗死等有关；大脑中动脉瘤破裂可出现偏瘫、偏身感觉障碍及抽搐；椎 - 基底动脉瘤可引起面瘫等脑神经瘫痪。③观察患者瞳孔，了解有无眼征：后交通动脉瘤可压迫动眼神经而致上睑下垂、瞳孔散大、复视等麻痹症状，有时眼内出血亦可引起严重视力减退。④观察患者有无精神症状，少数患者急性期可出现精神症状，如烦躁不安、谵妄、幻觉等，且 60 岁以上的老年患者精神症状常较明显，大脑前动脉瘤可引起精神症状。⑤有无癫痫发作，脑血管畸形患者常有癫痫发作。

3. 心理 – 社会状况

评估患者的心理状态，主动与患者进行交谈，了解患者有无恐惧、紧张、焦虑及悲观绝望的心理。患者常因起病急骤，对病情和预后的不了解以及害怕进行 DSA 检查和开颅手术，易出现上述不良心理反应。

八、护理诊断

1. 疼痛：头痛

与脑水肿、颅内高压、血液刺激脑膜或继发性脑血管痉挛有关。

2. 恐惧

与起病急骤，对病情和预后的不了解以及剧烈头痛、担心再出血有关。

3. 自理缺陷

与长期卧床（医源性限制）有关。

4. 潜在并发症

再出血、脑疝。

九、护理措施

1. 一般护理

头部稍抬高（15°～30°），以减轻脑水肿；尽量少搬动患者，避免振动其头部；即使患者神志清楚，无肢体活动障碍，也必须绝对卧床休息 4～6 周，在此期间，禁止患者洗头、如厕、淋浴等一切下床活动；避免用力排便、咳嗽、喷嚏，情绪激动，过度劳累等诱发再出血的因素。

2. 安全护理

对有精神症状的患者，应注意保持周围环境的安全，对烦躁不安等不合作的患者，床应加护栏，防止跌床，必要时遵医嘱予以镇静。有记忆力、定向力障碍的老年患者，外出时应有人陪护，注意防止患者走失或其他意外发生。

3. 饮食护理

给予清淡易消化、含丰富维生素和蛋白质的饮食，多食蔬菜水果。避免辛辣等刺激性强的食物，戒烟酒。

4. 头痛护理

注意保持病室安静舒适，避免声、光刺激，减少探视，指导患者采用放松术减轻疼痛，如缓慢深呼吸，听轻音乐，全身肌肉放松等。必要时可遵医嘱给予镇痛药。

5. 运动和感觉障碍的护理

应注意保持良好的肢体功能位，防止足下垂、爪形手、髋外翻等后遗症，恢复期指导患者积极进行肢体功能锻炼，用温水擦洗患肢，改善血液循环，促进肢体知觉的恢复。

6. 心理护理

关心患者，耐心告知病情、特别是绝对卧床与预后的关系，详细介绍 DSA 检查的目的、程序与注意事项，鼓励患者消除不安、焦虑、恐惧等不良情绪，保持情绪稳定，安静休养。

7. 用药护理

告知药物的作用与用法，注意观察药物的疗效与不良反应，发现异常情况，及时报告医师处理。

（1）使用 20% 甘露醇脱水治疗时，应快速静脉滴入，并确保针头在血管内。

（2）尼莫同静脉滴注时常刺激血管引起皮肤发红和剧烈疼痛，应通过三通阀与 5% 葡萄糖注射液或生理盐水溶液同时缓慢滴注，5～10 mL/h，并密切观察血压变化，如果出现不良反应或收缩压 < 90 mmHg，应报告医师适当减量、减速或停药处理；如果无三通阀联合输液，一般将 50 mL 尼莫同针剂加入 5% 葡萄糖注射液 500 mL 中静脉滴注、速度为 15～20 滴 / 分，6～8 小时输完。

（3）使用 6– 氨基己酸止血时应特别注意有无双下肢肿胀疼痛等临床表现，谨防深静脉血栓形成，有肾功能障碍者应慎用。

十、健康教育

1. 预防再出血

告知患者情绪稳定对疾病恢复和减少复发的意义，使患者了解，并能遵医嘱绝对卧床并积极配合治疗和护理。指导家属关心、体贴患者，在精神和物质上对患者给予支持，减轻患者的焦虑、恐惧等不良心理反应。告知患者和家属再出血的表现，发现异常，及时就诊。女性患者 1～2 年内避免妊娠和分娩。

2. 疾病知识指导

向患者和家属介绍疾病的病因、诱因、临床表现、应进行的相关检查、病程和预后、防治原则和自我护理的方法。SAH 患者一般在首次出血后 3 天内或 3～4 周后进行 DSA 检查，以避开脑血管痉挛和再出血的高峰期。应告知数字减影血管造影的相关知识，使患者和家属了解进行 DSA 检查以明确和去除病因的重要性，积极配合。

第七节　中枢神经系统感染性疾病的护理

中枢神经系统（CNS）感染性疾病是指各种生物病原体侵犯中枢神经系统实质、脑膜和血管等引起的急性或慢性炎症性（或非炎症性）疾病。引起疾病的生物病原体包括病毒、细菌、螺旋体、寄生虫、真菌、立克次体和朊蛋白等。临床上根据中枢神经系统感染的部位不同可分为：脑炎、脊髓炎或脑脊髓炎，主要侵犯脑和（或）脊髓实质；脑膜炎、脊膜炎或脑脊膜炎，主要侵犯脑和（或）脊髓软膜；脑膜脑炎：脑实质和脑膜合并受累。生物病原体主要通过血行感染、直接感染和神经干逆行感染等途径进入中枢神经系统。

一、病毒性脑膜炎患者的护理

病毒性脑膜炎是一组由各种病毒感染引起的脑膜急性炎症性疾病。多为急性起病，出现病毒感染的全身中毒症状如发热、头痛、畏光、恶心、呕吐、肌痛、食欲减退、腹泻和全身乏力等，并伴有脑膜刺激征，通常儿童病程超过 1 周，成人可持续 2 周或更长。本病大多呈良性过程。

（一）专科护理

1. 护理要点

急性期患者绝对卧床休息，给予高热量、高蛋白、高维生素、易消化的流质或半流质饮食，不能进食者给予鼻饲。密切观察病情变化，除生命体征外，必须观察瞳孔、精神状态、意识改变、有无呕吐、抽搐症状，及时发现是否有脑膜刺激征和脑疝的发生。

2. 主要护理问题

（1）急性疼痛：头痛与脑膜刺激征有关。

（2）潜在并发症：脑疝与脑水肿导致颅内压增高有关。

（3）体温过高与病毒感染有关。

（4）有体液不足的危险与反复呕吐、腹泻导致失水有关。

3. 护理措施

（1）一般护理：①为患者提供安静、温湿度适宜的环境，避免声光刺激，以免加重患者的烦躁不安、头痛及精神方面的不适感。②衣着舒适，患者内衣以棉制品为宜，勤洗勤换，且不易过紧；床单保持清洁、干燥、无渣屑。③提供高热量、高蛋白质、高维生素、低脂肪的易消化饮食，以补充高热引起的营养物质消耗。鼓励患者增加饮水量，1 000～2 000 mL/d。④做好基础护理，给予口腔护理，减少患者因高热、呕吐引起的不适感，并防止感染；加强皮肤护理，防止降温后大量出汗带来的不适。

（2）病情观察及护理：①严密观察患者的意识、瞳孔及生命体征的变化，及时准确地报告医生。积极配合医生治疗，给予降低颅内压的药物，减轻脑水肿引起的头痛、恶心、呕吐等，防止脑疝的发生。保持呼吸道通畅，及时清除呼吸道分泌物，定时叩背、吸痰，预防肺部感染；②发热患者应减少活动，以减少氧耗量，缓解头痛、肌痛等症状。发热时可采用物理方法降温，可用温水擦浴、冰袋和冷毛巾外敷等措施物理降温。必要时遵医嘱使用药物降温，使用时注意药物的剂量，尤其对年老体弱及伴有心血管疾病者应防止出现虚脱或休克现象；监测体温应在行降温措施 30 min 后进行；③评估患者头痛的性质、程度及规律，恶心、呕吐等症状是否加重。患者头痛时指导其卧床休息，改变体位时动作要缓慢。讲解减轻头痛的方法，如深呼吸、倾听音乐、引导式想象、生物反馈治疗等；④意识障碍患者给予侧卧位，备好吸引器，及时清理口腔，防止呕吐物误入气管而引起窒息。观察患者呕吐的特点，记录呕吐的次数，呕吐物的性质、量、颜色、气味，遵医嘱给予止吐药，帮助患者逐步恢复正常饮食和体力。指导患者少量多次饮水，以免引起恶心呕吐；剧烈呕吐不能进食或严重水电解质失衡时，给予外周静脉营养，准确记录 24 h 出入量，观察患者有无失水征象，依失水程度不同，患者可出现软弱无力、口渴、皮肤黏膜干燥和弹性减低，尿量减少、尿比重增高等表现；⑤抽搐的护理：抽搐发作时，应立即松开衣领和裤带，取下活动性义齿，及时清除口鼻腔分泌物，保持呼吸道通畅；放置压舌板于上、下臼齿之间，防止舌咬伤，必要时用舌钳将舌拖出，防止舌后坠阻塞呼吸道；谵妄躁动时给予约束带约束，勿强行按压肢体，以免造成肢体骨折或脱臼。

（二）健康指导

1. 疾病知识指导

（1）概念：病毒性脑膜炎又称无菌性脑膜炎，是一组由各种病毒感染引起的脑膜急性炎症性疾病，主要表现为发热、头痛和脑膜刺激征。

（2）形成的主要原因：85% ~ 95% 的病毒性脑膜炎由肠道病毒引起，主要经粪 – 口途径传播，少数经呼吸道分泌物传播。

（3）主要症状：多为急性起病，出现病毒感染全身中毒症状，如发热、畏光、头痛、肌痛、食欲减退、腹泻和全身乏力等，并伴有脑膜刺激征。幼儿可出现发热、呕吐、皮疹等，而颈项强直较轻微甚至缺如。

（4）常用检查项目：血常规、尿常规、腰椎穿刺术、脑电图、头 CT、头 MRI。

（5）治疗：主要治疗原则是对症治疗、支持治疗和防治并发症。对症治疗如剧烈头痛可用止痛药，癫痫发作可首选卡马西平或苯妥英钠，抗病毒治疗可用阿昔洛韦，脑水肿可适当应用脱水药。

（6）预后：预后良好。

（7）其他：如疑为肠道病毒感染应注意粪便处理，注意手部卫生。

2. 饮食指导

（1）给予高蛋白，高热量、高维生素等营养丰富的食物，如鸡蛋、牛奶、豆制品、瘦肉，有利于增强抵抗力。

（2）长期卧床的患者易引起便秘，用力屏气排便、过多的水钠潴留都易引起颅内压增高，为保证大便通畅，患者应多食粗纤维食物，如芹菜、韭菜等。

（3）应用甘露醇、呋塞咪等脱水剂期间，患者应多食含钾高的食物如香蕉、橘子等，并要保证水分摄入。

（4）不能经口进食者，遵医嘱给予鼻饲，制订鼻饲饮食计划表。

3. 用药指导

（1）脱水药：保证药物滴注时间、剂量准确，注意观察患者的反应及患者皮肤颜色、弹性的变化，记录 24 h 出入量，注意监测肾功能。

（2）抗病毒药：应用阿昔洛韦时注意观察患者有无谵妄、皮疹、震颤及血清转氨酶暂时增高等不良反应。

4. 日常生活指导

（1）保持室内环境安静、舒适、光线柔和。

（2）高热的护理：①体温上升阶段：寒战时注意保暖；②发热持续阶段：给予物理降温，必要时遵医嘱使用退热药，并要注意补充水分；③退热阶段：要及时更换汗湿衣服，防止受凉。

（3）腰椎穿刺术后患者取去枕平卧位4～6 h，以防止低颅压性头痛的发生。

（三）循证护理

病毒性脑膜炎是由各种病毒引起中枢神经系统的炎症性疾病，其发病机制可能与病毒感染和感染后的免疫反应有关。而症状性癫痫是由脑损伤或全身性疾病引起脑代谢失常引发的癫痫，病毒性脑膜炎是引起癫痫发作的因素之一。针对病毒性脑膜炎合并症状性癫痫患者的临床特点，有学者研究得出病毒性脑炎合并症状性癫痫患者的护理重点应做好精神异常、癫痫发作、腰椎穿刺术和用药的观察及护理。

使用头孢菌素类和硝基咪唑类抗生素后服用含有酒精类的液体或食物时会引发双硫仑样反应。双硫仑样反应表现为面部潮红、头痛、眩晕、恶心、呕吐、低血压、心率加快、呼吸困难，严重者可致急性充血性心力衰竭、呼吸抑制、意识丧失、肌肉震颤等。据报道，一个高压电烧伤者，术后给予头孢哌酮抗感染，用75%乙醇处理创面，反复出现双硫仑样反应。说明应用上述药物的患者接触任何含乙醇的制品都有导致双硫仑样反应的可能，医护人员应提高警惕，并将有关注意事项告知患者。

二、化脓性脑膜炎患者的护理

化脓性脑膜炎即细菌性脑膜炎，又称软脑膜炎，是由化脓性细菌所致脑脊膜的炎症反应，脑和脊髓的表面轻度受累，是中枢神经系统常见的化脓性感染疾病。病前可有上呼吸道感染史，主要临床表现为发热、头痛、呕吐、意识障碍、偏瘫、失语、皮肤瘀点及脑膜刺激征等。通常起病急，好发于婴幼儿和儿童。

（一）专科护理

1. 护理要点

密切观察患者的病情变化，定时监测患者的生命体征、意识、瞳孔的变化及颅内压增高表现。做好高热患者的护理。对有肢体瘫痪及失语的患者，给予康复训练，预防并发症。加强心理护理，帮助患者树立战胜疾病的信心。

2. 主要护理问题

（1）体温过高与细菌感染有关。

（2）急性疼痛：头痛与颅内感染有关。

（3）营养失调：低于机体需要量与反复呕吐及摄入不足有关。

（4）潜在并发症：脑疝与颅内压增高有关。

（5）躯体活动障碍与神经功能损害所致的偏瘫有关。

（6）有皮肤完整性受损的危险与散在的皮肤瘀点有关。

3. 护理措施

（1）一般护理：①环境：保持病室安静，经常通风，用窗帘适当遮挡窗户，避免强光对患者的刺激，减少患者家属的探视；②饮食：给予清淡、易消化且富含营养的流质或半流质饮食，多吃水果和蔬菜。意识障碍的患者给予鼻饲饮食，制订饮食计划表，保证患者摄入足够的热量；③基础护理：给予口腔护理，保持口腔清洁，减少因发热、呕吐等引起的口腔不适；加强皮肤护理，保持皮肤清洁干燥，特别是皮肤有瘀点、瘀斑时避免搔抓破溃。

（2）病情观察及护理：①加强巡视，密切观察患者的意识、瞳孔、生命体征及皮肤瘀点、瘀斑的变化，婴儿应注意观察囟门。若患者意识障碍加重、呼吸节律不规则、双侧瞳孔不等大、对光反射迟钝、躁动不安等，提示脑疝的发生，应立即通知医生，配合抢救；②备好抢救药品及器械：抢救车、吸引器、简易呼吸器、氧气装置及硬脑膜下穿刺包等。

（3）用药护理：①抗生素：给予抗生素皮试前，询问有无过敏史。用药期间监测患者的血常规、血培养、血药敏等检查结果。用药期间了解患者有无不适主诉；②脱水药：保证药物按时、准确滴注，注意观察患者的反应及皮肤颜色、弹性的变化，注意监测肾功能。避免药液外渗，如有外渗，可用硫酸镁湿热敷；③糖皮质激素：严格遵医嘱用药，保证用药时间、剂量的准确，不可随意增量、减量，询问患者有无心悸、出汗等不适主诉；用药期间监测患者的血常规、血糖变化；注意保暖，预防交叉感染。

（4）心理护理：根据患者及家属的文化水平，介绍患者的病情及治疗和护理的方法，使其积极主动配合。关心和爱护患者，及时解除患者的不适，增强其信任感，帮助患者树立战胜疾病的信心。

（5）康复护理：有肢体瘫痪和语言沟通障碍的患者可以进行如下的康复护理。

①保持良好的肢体位置，根据病情，给予床上运动训练，包括：a. 桥式运动：患者仰卧位. 双上肢放于体侧. 或双手十指交叉，双上肢上举；双腿屈膝，足支撑于床上，然后将臀部抬起，并保持骨盆成水平位，维持一段时间后缓慢放下。也可以将健足从治疗床上抬起，以患侧单腿完成桥式运动。b. 关节被动运动：为了预防关节活动受限，主要进行肩关节外旋、外展，肘关节伸展，腕和手指伸展，髋关节外展，膝关节伸展，足背屈和外翻。③起坐训练。

②对于清醒患者，要更多关心、体贴患者，增强自我照顾能力和信心。经常与患者进行交流，促进其语言功能的恢复。

（二）健康指导

1. 疾病知识指导

（1）概念：化脓性脑膜炎是由化脓性细菌感染所致的脑脊膜炎症，脑和脊髓的表面轻度受累。通常急性起病，是中枢神经系统常见的化脓性感染疾病。

（2）形成的主要原因：化脓性脑膜炎最常见的致病菌为肺炎链球菌、脑膜炎双球菌及 B 型流感嗜血杆菌；这些致病菌可通过外伤、直接扩延、血液循环或脑脊液等途径感染软脑膜和（或）蛛网膜。

（3）主要症状：寒战、高热、头痛、呕吐、意识障碍、腹泻和全身乏力等，有典型的脑膜刺激征。

（4）常用检查项目：血常规、尿常规、脑脊液检查、头 CT、头 MRI、血细菌培养。

（5）治疗：①抗菌治疗：未确定病原菌时首选三代头孢曲松或头孢噻肟，因其可透过血脑屏障，在脑脊液中达到有效浓度。如确定病原菌为肺炎球菌，首选青霉素，对其耐药者，可选头孢曲松，必要时联合万古霉素治疗；如确定病原菌为脑膜炎球菌，首选青霉素；如确定病原菌为铜绿假单胞菌可选头孢他啶；②激素治疗；③对症治疗。

（6）预后：病死率及致残率较高，但预后与机体情况、病原菌和是否尽早应用有效的抗生素治疗有关。

（7）宣教：搞好环境和个人卫生。

2. 饮食指导

给予高热量、清淡、易消化的流质或半流质饮食，按患者的热量需要制订饮食计划，保证足够热量的摄入。注意食物的搭配，增加患者的食欲，少食多餐。频繁呕吐不能进食者，给予静脉输液，维持水电解质平衡。

3. 用药指导

（1）应用脱水药时，保证输液速度。

（2）应用激素类药物时不可随意减量，以免发生"反跳"现象，激素类药物最好在上午输注，避免由于药物不良反应引起睡眠障碍。

4. 日常生活指导

（1）协助患者洗漱、如厕、进食及个人卫生等生活护理。

（2）做好基础护理，及时清除大小便，保持臀部皮肤清洁干燥，间隔 1 ～ 2 h 更换体位，按摩受压部位，必要时使用气垫床，预防压疮。

（3）偏瘫的患者确保有人陪伴，床旁安装护栏，地面保持平整干燥、防湿、防滑，注意安全。

（4）躁动不安或抽搐的患者，床边备牙垫或压舌板，必要时在患者家属知情同意下用约束带，防止患者舌咬伤及坠床。

（三）循证护理

化脓性脑膜炎是小儿时期较为常见的由化脓性细菌引起的神经系统感染的疾病，婴幼儿发病较多。

本病预后差，病死率高，后遗症多。相关学者通过对 78 例化脓性脑膜炎患儿的护理资料进行研究，分析总结得出做好病情的观察和加强临床护理是促进患儿康复的重要环节。

对小儿化脓性脑膜炎的临床护理效果的探讨，得出结论：提高理论知识水平、业务水平、对疾病的认识，对病情发展变化做出及时、正确的抢救和护理措施，可以提高患儿治愈率，降低并发症；后遗症发生，提高生命质量，促进患儿早日康复。

三、结核性脑膜炎患者的护理

结核性脑膜炎（TMD）是由结核杆菌引起的脑膜和脊髓膜的非化脓性炎症性疾病，是最常见的神经系统结核病。主要表现为结核中毒症状、发热、头痛、脑膜刺激征、脑神经损害及脑实质改变，如意识障碍、癫痫发作等。本病好发于幼儿及青少年，冬春季较多见。

（一）专科护理

1. 护理要点

密切观察患者的病情变化，观察有无意识障碍脑疝及抽搐加重的发生。做好用药指导，定期监测抗结核药物的不良反应。对抽搐发作、肢体瘫痪及意识障碍的患者加强安全护理，防止外伤，同时给予相应的对症护理，促进患者康复。

2. 主要护理问题

（1）体温过高：与炎性反应有关。

（2）有受伤害的危险：与抽搐发作有关。

（3）有窒息的危险：与抽搐发作时口腔和支气管分泌物增多有关。

（4）营养失调：低于机体需要量，与机体消耗及食欲减退有关。

（5）疲乏：与结核中毒症状有关。

（6）意识障碍：与中枢神经系统、脑实质损害有关。

（7）潜在并发症：脑神经损害、脑梗死等。

（8）知识缺乏：缺乏相关医学知识有关。

3. 护理措施

（1）一般护理：①休息与活动：患者出现明显结核中毒症状，如低热、盗汗、全身无力、精神萎靡不振时，应以休息为主，保证充足的睡眠，生活规律。病室安静，温湿度适宜，床铺舒适，重视个人卫生护理；②饮食护理：保证营养及水分的摄入。提供高蛋白、高热量、高维生素的饮食，每天摄入鱼、肉、蛋、奶等优质蛋白，多食新鲜的蔬菜、水果，补充维生素。高热或不能经口进食的患者给予鼻饲饮食或肠外营养；③戒烟、酒。

（2）用药护理：①抗结核治疗：早期、联合、足量、全程、顿服是治疗结核性脑膜炎的关键。强调正确用药的重要性，督促患者遵医嘱服药，养成按时服药的习惯，使患者配合治疗。告知药物可能出现的不良反应，密切观察，出现如眩晕、耳鸣、巩膜黄染、肝区疼痛、胃肠不适等不良反应时，及时报告医生，并遵医嘱给予相应的处理；②全身支持：减轻结核中毒症状，可使用皮质类固醇等抑制炎症反应，减轻脑水肿。使用皮质类固醇时要逐渐减量，以免发生"反跳"现象。注意观察皮质类固醇药物的不良反应，正确用药，减少不良反应；③对症治疗：根据患者的病情给予相应的抗感染、脱水降颅压、解痉治疗。

（3）体温过高的护理。

①重视体温的变化，定时测量体温，给予物理或药物降温后，观察降温效果，患者有无虚脱等不适出现。

②采取降温措施：a. 物理降温：使用冰帽、冰袋等局部降温，温水擦浴全身降温，注意用冷时间，观察患者的反应，防止继发效应抵消治疗作用及冻伤的发生。身体虚弱的患者在降温过程中，控制时间，避免能量的消耗；b. 药物降温：遵医嘱给予药物降温，不可在短时间内将体温降得过低，同时注意补充水分，防止患者虚脱。儿童避免使用阿司匹林，以免诱发 Reve 综合征，即患者先出现恶心、呕吐，继而

出现中枢神经系统症状，如嗜睡、昏睡等。小心谨慎使用金刚烷胺类药物，以免中枢神经系统不良反应的发生。

（4）意识障碍的护理：①生活护理：使用床挡等保护性器具。保持床单位清洁、干燥、无渣屑，减少对皮肤的刺激，定时给予翻身、叩背，按摩受压部位，预防压疮的发生。注意口腔卫生，保持口腔清洁。做好大小便护理，满足患者的基本生活需求。②饮食护理：协助患者进食，不能经口进食时，给予鼻饲饮食，保障营养及水分的摄入。③病情监测：密切观察患者的生命体征及意识、瞳孔的变化，出现异常及时报告医生，并配合医生处理。

（二）健康指导

1. 疾病知识指导

（1）病因及发病机制：结核杆菌通过血行直接弥散或经脉络丛播散至脑脊髓膜，形成结核结节，结节破溃后结核菌进入蛛网膜下隙，导致结核性脑膜炎。此外，结核菌可因脑实质、脑膜干酪灶破溃所致，脊柱、颅骨、乳突部的结核病灶也可直接蔓延引起结核性脑膜炎。

（2）主要症状：多起病隐袭，病程较长，症状轻重不一。①结核中毒症状：低热、盗汗、食欲减退、疲乏、精神萎靡；②颅内压增高和脑膜刺激症状：头痛、呕吐、视神经盘水肿及脑膜刺激征；③脑实质损害：精神萎靡、淡漠、谵妄等精神症状或意识状态的改变；部分性、全身性的痫性发作或癫痫持续状态；偏瘫、交叉瘫、截瘫等脑卒中样表现；④脑神经损害：动眼、外展、面及视神经易受累及，表现为视力下降、瞳孔不等大、眼睑下垂、面神经麻痹等。

（3）常用检查项目：脑脊液检查、头 CT、头 MRI、血沉等。

（4）治疗：①抗结核治疗：异烟肼、利福平、吡嗪酰胺、链霉素、乙胺丁醇等。至少选择三种药物联合治疗，根据所选药物给予辅助治疗，防止药物不良反应；②皮质类固醇：用于减轻中毒症状、抑制炎症反应、减轻脑水肿、抑制纤维化，可用地塞米松或氢化可的松等；③对症治疗：降颅压、解痉、抗感染等。

（5）预后：与患者的年龄、病情轻重、治疗是否及时彻底有关。部分患者预后较差，甚至死亡。

2. 饮食指导

提供高蛋白、高热量、高维生素、易消化吸收的食物，每天摄入鱼、肉、蛋、奶等优质蛋白，多食新鲜的蔬菜、水果，补充维生素。保证水分的摄入。

3. 用药指导

（1）使用抗结核药物时要遵医嘱正确用药，早期、足量、联合、全程、顿服是治疗本病的关键。药物不良反应较多，如使用异烟肼时需补充维生素 B6 以预防周围神经病；使用利福平、异烟肼、吡嗪酰胺时需监测肝酶水平，及时发现肝脏损伤；使用链霉素时定期进行听力检测，及时应对前庭毒性症状。

（2）使用皮质类固醇药物时，观察用药效果，合理用药，减少不良反应的发生。

（3）应用脱水、降颅压药物时注意电解质的变化，保证水分的摄入；使用解痉、抗感染等药物时给予相应的护理，如注意观察生命体征的变化等。

4. 日常生活指导

（1）指导患者注意调理，合理休息，生活规律，增强抵抗疾病的能力，促进身体康复。

（2）减少外界环境不良刺激，注意气候变化，预防感冒发生。

（3）保持情绪平稳，积极配合治疗，树立战胜疾病的信心。

（三）循证护理

结核性脑膜炎早期出现头痛、双目凝视、精神呆滞、畏光；中期出现脑膜刺激征、颅内压高、呕吐（以喷射性呕吐为主）、嗜睡；晚期出现失明、昏睡、呼吸不规则、抽搐，危重时发生脑疝而死亡的临床特点。研究表明，严密观察患者的病情变化，有针对性地做好一般护理、病情观察、康复护理、饮食护理、用药护理、心理护理、康复护理和健康教育，对结核性脑膜炎患者的康复起到重要的作用。

第四章 呼吸内科疾病护理

第一节 慢性阻塞性肺疾病护理

慢性阻塞性肺疾病（chronic obstructive pulmonary disease，COPD）简称慢阻肺，是以持续气流受限为特征的可以预防和治疗的疾病，其气流受限多呈进行性发展，与气道和肺组织对香烟烟雾等有害气体或有害颗粒的异常慢性炎症反应有关。急性加重和并发症影响患者整体疾病的严重程度。肺功能检查对确定气流受限有重要意义。在吸入支气管扩张剂后，第一秒用力呼气容积（FEV_1）占用力肺活量（FVC）百分比（FEV_1/FVC）< 70% 表明存在持续气流受限。

慢阻肺与慢性支气管炎和肺气肿（emphysema）有密切关系。慢性支气管炎是指在除外慢性咳嗽的其他已知原因后，患者每年咳嗽、咳痰持续 3 个月以上并连续 2 年者。肺气肿则指肺部终末细支气管远端气腔出现异常持久的扩张，并伴有肺泡壁和细支气管的破坏，而无明显的肺纤维化。当慢性支气管炎、肺气肿患者肺功能检查出现持续气流受限时，则能诊断为慢阻肺；如患者只有慢性支气管炎和（或）肺气肿，而无持续气流受限，则不能诊断为慢阻肺。

一些已知原因或具有特征病理表现的疾病也可导致持续气流受限，如支气管扩张症、肺结核纤维化病变、严重的间质性肺疾病、弥漫性细支气管炎以及闭塞性细支气管炎等，但均不属于慢阻肺。

COPD 是呼吸系统疾病中的常见病和多发病，患病率和病死率均居高不下。1992 年在我国北部和中部地区，对 102 230 名农村成人进行了调查，COPD 的患病率为 3%。近年来对我国 7 个地区 20 245 名成年人进行调查，COPD 的患病率占 40 岁以上人群的 8.2%。

因肺功能进行性减退，严重影响患者的劳动力和生活质量。COPD 造成巨大的社会和经济负担，根据世界银行 / 世界卫生组织发表的研究，预计至 2020 年 COPD 将成为世界疾病经济负担的第五位。

一、病因及发病机制

本病的病因与慢性支气管炎相似。可能是多种环境因素与机体自身因素长期相互作用的结果。其发病机制为：

1. 炎症机制

气道、肺实质及肺血管的慢性炎症是 COPD 的特征性改变，中性粒细胞、巨噬细胞、T 淋巴细胞等炎症细胞均参与了 COPD 发病过程。中性粒细胞的活化和聚集是 COPD 炎症过程的一个重要环节，通过释放中性粒细胞弹性蛋白酶、中性粒细胞组织蛋白酶 G、中性粒细胞蛋白酶 3 和基质金属蛋白酶引起慢性黏液高分泌状态并破坏肺实质。

2. 蛋白酶 – 抗蛋白酶失衡

蛋白水解酶对组织有损伤、破坏作用；抗蛋白酶对弹性蛋白酶等多种蛋白酶具有抑制功能，其中 α_1- 抗胰蛋白酶（α_1-AT）是活性最强的一种。蛋白酶增多或抗蛋白酶不足均可导致组织结构破坏产生肺气肿。吸入有害气体、有害物质可以导致蛋白酶产生增多或活性增强，而抗蛋白酶产生减少或灭活加快；同时氧化应激、吸烟等危险因素也可以降低抗蛋白酶的活性。先天性 α_1- 抗胰蛋白酶缺乏，多见于北欧血统的个体，我国尚未见正式报道。

3. 氧化应激

有许多研究表明COPD患者的氧化应激增加。氧化物主要有超氧阴离子（O_2-）、羟根（OH）、次氯酸（$HCIO$）、H_2O_2和一氧化氮（NO）等。氧化物可直接作用并破坏许多生化大分子如蛋白质、脂质和核酸等，导致细胞功能障碍或细胞死亡，还可以破坏细胞外基质；引起蛋白酶 - 抗蛋白酶失衡；促进炎症反应，如激活转录因子NF-KB，参与多种炎症因子的转录，如 1 L-8、TNF-α、诱导型一氧化氮合酶（NOS）和环氧化物酶等。

4. 其他

如自主神经功能失调、营养不良、气温变化等都有可能参与COPD的发生、发展。

上述发病机制共同作用，产生两种重要病变：第一，小气道病变，包括小气道炎症、小气道纤维组织形成、小气道管腔黏液栓等，使小气道阻力明显升高。第二，肺气肿病变，使肺泡对小气道的正常牵拉力减小，小气道较易塌陷；同时，肺气肿使肺泡弹性回缩力明显降低。这种小气道病变与肺气肿病变共同作用，造成慢阻肺特征性的持续气流受限。

二、临床表现

1. 症状

起病缓慢、病程较长。主要症状：

（1）慢性咳嗽：随病程发展可终身不愈。常晨间咳嗽明显，夜间有阵咳或排痰。

（2）咳痰：一般为白色黏液或浆液性泡沫性痰，偶可带血丝，清晨排痰较多。急性发作期痰量增多，可有脓性痰。

（3）气短或呼吸困难：早期在劳力时出现，后逐渐加重，以致在日常活动甚至休息时也感到气短，是COPD的标志性症状。

（4）喘息和胸闷：部分患者特别是重度患者或急性加重时出现喘息。

（5）其他：晚期患者有体重下降，食欲减退等。

2. 体征

早期体征可无异常，随疾病进展出现以下体征。

（1）视诊：胸廓前后径增大，肋间隙增宽，剑突下胸骨下角增宽，称为桶状胸。部分患者呼吸变浅，频率增快，严重者可有缩唇呼吸等。

（2）触诊：双侧语颤减弱。

（3）叩诊：肺部过清音，心浊音界缩小，肺下界和肝浊音界下降。

（4）听诊：两肺呼吸音减弱，呼气延长，部分患者可闻及湿性啰音和（或）干性啰音。

3. 并发症

（1）慢性呼吸衰竭：常在COPD急性加重时发生，其症状明显加重，发生低氧血症和（或）高碳酸血症，可具有缺氧和二氧化碳潴留的临床表现。

（2）自发性气胸：如有突然加重的呼吸困难，并伴有明显的发绀，患侧肺部叩诊为鼓音，听诊呼吸音减弱或消失，应考虑并发自发性气胸，通过X线检查可以确诊。

（3）慢性肺源性心脏病：由于COPD肺病变引起肺血管床减少及缺氧致肺动脉痉挛、血管重塑，导致肺动脉高压、有心室肥厚扩大，最终发生有心功能不全。

三、辅助检查

1. 肺功能检查肺功能检查是判断持续气流受限的主要客观指标，对COPD诊断、严重程度评价、疾病进展、预后及治疗反应等有重要意义。

（1）使用支气管扩张剂后，$FEV_1/FVC < 70\%$ 可确定为持续气流受限。

（2）肺总量（TLC）、功能残气量（FRC）和残气量（RV）增高，肺活量（VC）减低，表明肺过度充气。

2. 胸部 X 线检查

COPD 早期胸片可无变化，以后可出现肺纹理增粗、紊乱等非特异性改变，也可出现肺气肿改变。X 线胸片改变对 COPD 诊断特异性不高，主要作为确定肺部并发症及与其他肺疾病鉴别之用。

3. 胸部 CT 检查

CT 检查可见慢阻肺的小气道病变、肺气肿以及并发症的表现，但其主要临床意义在于排除其他具有类似症状的呼吸系统疾病。

4. 血气检查

对确定发生低氧血症、高碳酸血症、酸碱平衡失调以及判断呼吸衰竭的类型有重要价值。

5. 其他

COPD 并发细菌感染时，外周血白细胞增高，核左移。痰培养可能查出病原菌：常见病原菌为肺炎链球菌、流感嗜血杆菌、卡他莫拉菌、肺炎克雷白杆菌等。

四、诊断与稳定期病情严重程度评估

主要根据吸烟等高危因素史、临床症状、体征及肺功能检查等综合分析确定。肺功能检查见持续气流受限是 COPD 诊断的必备条件。吸入支气管扩张剂后 FEV1/FVC < 70% 为确定存在持续气流受限的界限。

目前多主张对稳定期慢阻肺采用综合指标体系进行病情严重程度评估。

1. 症状评估

可采用改良版英国医学研究委员会呼吸困难问卷（mMRC 问卷）进行评估（表 4-1）。

表 4-1　mMRC 问卷

mMRC 分级	呼吸困难症状
0 级	剧烈活动时出现呼吸困难
1 级	平地快步行走或爬缓坡时出现呼吸困难
2 级	由于呼吸困难，平地行走时比同龄人慢或需要停下来休息
3 级	平地行走 100 m 左右或数分钟后需要停下来喘气
4 级	因严重呼吸困难而不能离开家，或在穿衣服、脱衣服时出现呼吸困难

2. 肺功能评估

可使用 GOLD 分级：慢阻肺患者吸入支气管扩张剂后 $FEV_1/FVC < 70\%$。再依据其 FEV1 下降程度进行气流受限的严重程度分级，见表 4-2。

3. 急性加重风险评估

在过去的 1 年中有 2 次或 2 次以上的急性加重或 FFV1%/pred < 50%，均提示今后急性加重的风险增加。

依据上述症状、肺功能分级以及急性加重风险等，即可对稳定期慢阻肺患者病情严重程度进行综合性评估，并依据该评估结果选择稳定期的主要治疗药物（表 4-3）。

表 4-2　慢阻肺患者气流受限严重程度的肺功能分级

肺功能分级	患者肺功能 FEV，占预计值的百分比（FEV_1%pred）
GOLD1 级（轻度）	FEV_1 % pred ≥ 80%
GOLD2 级（中度）	50% ≤ FEV_1 % pred < 80%
GOLD3 级（重度）	30% ≤ FEV_1%pred < 50%
GOLD4 级（极重度）	FEV_1 % pred < 30

表4-3　稳定期慢阻肺患者病情严重程度的综合性评估及其主要治疗药物

患者综合评估分组	特征	肺功能分级	上一年急性加重次数	mMRC分级	首选治疗药
A 组	低风险，症状少	GOLD1 ~ 2 级	≤ 1 次	0 ~ 1 级	SAMA 或 SABA，必要时
B 组	低风险，症状多	GOLD1 ~ 2 级	≤ 1 次	≥ 2 级	LAMA 或 LABA
C 组	高风险，症状少	GOLD3 ~ 4 级	≥ 2 次	0 ~ 1 级	ICS 加 LABA，或 LAMA
D 组	高风险，症状多	GOLD3 ~ 4 级	≥ 2 次	≥ 2 级	ICS 加 LABA，或 LAMA

注：SABA：短效 β_2 受体激动剂；SAMA：短效抗胆碱能药物；LABA：长效 β_2 受体激动剂；LAMA：长效抗胆碱能药物；ICS：吸入糖皮质激素。

五、治疗原则

1. 稳定期治疗

（1）教育和劝导患者戒烟：因职业或环境粉尘、刺激性气体所致者，应脱离污染环境。

（2）支气管舒张药：可根据患者病情严重程度选用。

① β_2 肾上腺素受体激动剂：短效 β_2 受体激动剂（SABA）主要有沙丁胺醇（salbutamol）、特布他林（terbutaline）等定量雾化吸入剂，数分钟内起效，疗效持续 4 ~ 5 h，每次 100 ~ 200 μg（1 ~ 2喷），24 h 内不超过 12 喷；长效 β_2 受体激动剂（LABA）主要有沙美特罗（salmeterol）、福莫特罗（formot-erol）等，作用持续 12 h 以上，每日吸入 2 次。

②抗胆碱能药：短效抗胆碱药（SAMA）主要有异丙托溴铵（ipratropium bromide）定量雾化吸入剂，起效较沙丁胺醇慢，疗效持续 6 ~ 8 h，每次 40 ~ 80 μg，每日 3 ~ 4 次；长效抗胆碱药（LAMA）主要有噻托溴铵（tiotropium bromide），作用时间长达 24 h 以上，每次吸入剂量 18 μg，每日 1 次。

③茶碱类：包括短效和长效剂型。短效剂型如氨茶碱（aminophylline），常用剂量为每次 100 ~ 200 mg，每日 3 次；长效剂型如缓释茶碱（theophyllineSR），常用剂量为每次 200 ~ 300 mg，每 12 h 1 次。高剂量茶碱因其潜在的不良反应，不建议常规应用。吸烟、饮酒、服用抗惊厥药、利福平等可引起肝脏酶受损并缩短茶碱半衰期，降低疗效；高龄、持续发热、心力衰竭和肝功能明显障碍者，同时应用西咪替丁、大环内酯类药物、氟喹诺酮类药物和口服避孕药等均可能使茶碱血药浓度增加。由于此类药物的治疗浓度和中毒浓度相近，建议有条件的医院监测茶碱的血药浓度。

（3）糖皮质激素：对高风险患者（C 组和 D 组），有研究显示长期吸入糖皮质激素与长效 β_2 肾上腺素受体激动剂联合制剂，可增加运动耐量、减少急性加重发作频率、提高生活质量，甚至有些患者的肺功能得到改善。目前常用剂型有沙美特罗加氟替卡松、福莫特罗加布地奈德。不推荐长期口服、肌内注射或静脉应用糖皮质激素治疗。

（4）祛痰药：对痰不易咳出者可应用。常用药物有盐酸氨溴索（ambroxol），30 mg，每日 3 次，N-乙酰半胱氨酸（N-acetylcysteine）0.2 g，每日 3 次，或羧甲司坦（carbocisteine）0.5 g，每日 3 次。桃金娘油 0.3 g，每日 3 次。

（5）长期家庭氧疗（LTOT）：对 COPD 慢性呼吸衰竭者可提高生活质量和生存率。对血流动力学、运动能力、肺生理和精神状态均会产生有益的影响。LTOT 指征：① PaO_2 ≤ 55 mmHg，或 SaO_2 ≤ 88%，有或没有高碳酸血症。② PaO_2 55 ~ 60 mmHg，或 SaO_2 < 89%，并有肺动脉高压、心力衰竭所致水肿或红细胞增多症（血细胞比容 > 0.55）。一般用鼻导管吸氧，氧流量为 1.0 ~ 2.0 L/min，吸氧时间 10 ~ 15 h/d。目的是使患者在静息状态下，达到 PaO_2 ≥ 60 mmHg 和（或）使 SaO_2 升至 90% 以上。

2. 急性加重期治疗

急性加重是指咳嗽、咳痰、呼吸困难比平时加重或痰量增多或成黄痰；或者是需要改变用药方案。

（1）确定急性加重期的原因及病情严重程度，最多见的急性加重原因是细菌或病毒感染。

（2）根据病情严重程度决定门诊或住院治疗。

（3）支气管舒张药：药物同稳定期。

有严重喘息症状者可给予较大剂量雾化吸入治疗，如应用沙丁胺醇 500μg 或异丙托溴铵 500μg，或沙丁胺醇 1 000μg 加异丙托溴铵 250 ~ 500μg，通过小型雾化器给患者吸入治疗以缓解症状。

（4）低流量吸氧：发生低氧血症者可鼻导管吸氧，或通过文丘里（Venturi）面罩吸氧。鼻导管给氧时，吸入的氧浓度与给氧流量有关，估算公式为吸入氧浓度（%）=21+4× 氧流量（L/min）。一般吸入氧浓度为 28% ~ 30%，应避免吸入氧浓度过高引起二氧化碳潴留。

（5）抗生素：当患者呼吸困难加重，咳嗽伴痰量增加、有脓性痰时，应根据患者所在地常见病原菌类型及药物敏感情况积极选用抗生素治疗。如给予 β 内酰胺类 / β 内酰胺酶抑制剂；第二代头孢菌素、大环内酯类或喹诺酮类。如门诊可用阿莫西林 / 克拉维酸、头孢唑肟 0.25 g 每日 3 次、头孢呋辛 0.5 g 每日 2 次、左氧氟沙星 0.4 g 每日 1 次、莫西沙星或加替沙星 0.4 g 每日 1 次；较重者可应用第三代头孢菌素如头孢曲松钠 2.0 g 加于生理盐水中静脉滴注，每日 1 次。住院患者当根据疾病严重程度和预计的病原菌更积极地给予抗生素，一般多静脉滴注给药。如果找到确切的病原菌，根据药敏结果选用抗生素。

（6）糖皮质激素：对需住院治疗的急性加重期患者可考虑口服泼尼松龙 30 ~ 40 mg/d，也可静脉给予甲泼尼龙 40 ~ 80 mg 每日一次。连续 5–7 天。

（7）祛痰剂：溴己新 8 ~ 16 mg，每日 3 次；盐酸氨溴索 30 mg，每日 3 次酌情选用。

如患者有呼吸衰竭、肺源性心脏病、心力衰竭，具体治疗方法可参阅有关章节治疗内容。

六、护理评估

评估有无吸烟、感染、理化刺激、过敏等发病因素，询问有无呼吸道防御功能降低、营养素缺乏、遗传易患因素等，了解有无诱发因素，如过度疲劳、受凉感冒、接触有害气体等。

七、护理诊断／合作性问题

1. 气体交换受损

与气道阻塞、通气不足、呼吸肌疲劳、分泌物过多和肺泡呼吸面积减少有关。

2. 清理呼吸道无效

与分泌物增多而黏稠、气道湿度减低和无效咳嗽有关。

3. 焦虑

与健康状况的改变、病情危重、经济状况有关。

4. 活动无耐力

与疲劳、呼吸困难、氧供与氧耗失衡有关。

5. 营养失调：低于机体需要量

与食欲降低、摄入减少、腹胀、呼吸困难、痰液增多有关。

6. 潜在并发症

自发性气胸、慢性肺源性心脏病、呼吸衰竭等。

八、护理措施

1. 气体交换受损

（1）休息与活动：中度以上 COPD 急性加重期患者应卧床休息，协助患者采取舒适体位，极重度患者宜采取身体前倾位，使辅助呼吸肌参与呼吸。视病情安排适当的活动，以不感到疲劳、不加重症状为宜。室内保持合适的温湿度，冬季注意保暖，避免直接吸入冷空气。

（2）病情观察：观察咳嗽、咳痰及呼吸困难的程度，监测动脉血气分析和水、电解质、酸碱平衡情况，警惕呼吸衰竭和自发性气胸等并发症的发生。

（3）氧疗护理：呼吸困难伴低氧血症者，遵医嘱实施控制性氧疗。一般采用鼻导管持续低流量吸氧，氧流量 1 ~ 2 L/min，应避免吸入氧浓度过高而引起二氧化碳潴留。提倡长期家庭氧疗，氧疗有效的指标：患者呼吸困难减轻、呼吸频率减慢、发绀减轻、心率减慢、活动耐力增加。

（4）用药护理：遵医嘱应用抗生素、支气管舒张药和祛痰药，注意观察疗效及不良反应。

（5）呼吸功能锻炼：COPD 患者需要增加呼吸频率来代偿呼吸困难，这种代偿多数依赖于辅助呼吸肌参与呼吸，即胸式呼吸。然而胸式呼吸的效能低于腹式呼吸，患者容易疲劳，因此，护士应指导患者进行缩唇呼吸、膈式或腹式呼吸、吸气阻力器的使用等呼吸训练，以加强胸、膈呼吸肌的肌力和耐力，改善呼吸功能。

①缩唇呼吸：缩唇呼吸的技巧是通过缩唇形成的微弱阻力来延长呼气时间，增加气道压力，延缓气道塌陷。患者闭嘴经鼻吸气，然后通过缩唇（吹口哨样）缓慢呼气，同时收缩腹部（图 4-1）。一吸气与呼气时间比为 1：2 或 1：3。缩唇的程度与呼气流量：以能使距口唇 15 ~ 20 cm 处、与口唇等高水平的蜡烛火焰随气流倾斜又不至于熄灭为宜。

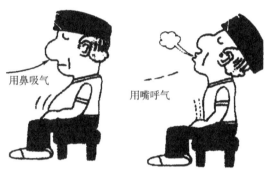

图 4-1 缩唇呼吸方法

②膈式或腹式呼吸：患者可取立位、平卧位或半卧位，两手分别放于前胸部和上腹部。用鼻缓慢吸气时，膈肌最大程度下降，腹肌松弛，腹部凸出，手感到腹部向上抬起。呼气时经口呼出，腹肌收缩，膈肌松弛，膈肌随腹腔内压增加而上抬，推动肺部气体排出，手感到腹部下降（图 4-2）。

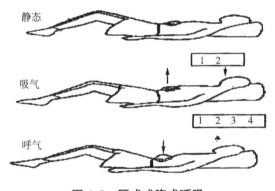

图 4-2 膈式或腹式呼吸

另外，可以在腹部放置小枕头、杂志或书帮助训练腹式呼吸。如果吸气时，物体上升，证明是腹式呼吸。缩唇呼吸和腹式呼吸每天训练 3 ~ 4 次，每次重复 8 ~ 10 次。腹式呼吸需要增加能量消耗，因此只能在疾病恢复期或出院前进行训练。

2. 清理呼吸道无效

（1）保持呼吸道通畅：及时清除呼吸道分泌物，保持呼吸道通畅，是改善通气、防止和纠正缺氧与二氧化碳潴留的前提。根据患者的情况选择合适的胸部物理治疗，必要时协助医生建立人工气道。

①湿化气道：痰多黏稠、难以咳出的患者需多饮水，以达到稀释痰液的目的。也可遵医嘱每天进行雾化吸入治疗。这种疗法适用于痰液黏稠不易咳出者。

②有效咳痰：晨起时咳嗽，可排除夜间聚积在肺内的痰液；就寝前咳嗽排痰有利于患者的睡眠。咳

嗽时，患者取坐位，头略前倾，双肩放松，屈膝，前臂垫枕，如有可能应使双足着地，有利于胸腔的扩展，增加咳痰的有效性。咳痰后恢复坐位，进行放松性深呼吸。深呼吸和有效咳痰还有助于防止和减少肺不张、肺炎的发生。

③协助排痰：护士或家属协助给予胸部叩击和体位引流，有利于分泌物的排出。也可用特制的按摩器协助排痰。

④机械吸痰：适用于痰液黏稠无力咳出、咳嗽反射减弱或消失及意识不清的患者。可经口、鼻或建立人工气道进行负压吸引。

（2）用药护理：注意观察药物疗效和不良反应。①止咳药：喷托维林是非麻醉性中枢镇咳药，不良反应有口干、恶心、腹胀、头痛等。②祛痰药：溴己新偶见恶心、转氨酶增高，消化性溃疡者慎用。盐酸氨溴索是润滑性祛痰药，不良反应较轻。

（3）病情观察：密切观察咳嗽、咳痰的情况，包括痰液的颜色、量及性状，以及咳痰是否顺畅。观察体温变化、呼吸困难情况。

3. 焦虑

与健康状况的改变、病情危重、经济状况有关。

（1）去除产生焦虑的原因：COPD 患者因长期患病、社会活动减少、经济收入降低等因素失去自信，易形成焦虑和抑郁的心理状态，部分患者因此不愿意配合治疗，护士应帮助患者消除导致焦虑的原因。

（2）帮助患者树立信心：护士应针对患者及其家属对疾病的认知和态度以及由此引起的心理、性格、生活方式等方面的改变，与患者和家属共同制定和实施康复计划，消除诱因、定期进行呼吸肌功能锻炼、坚持合理用药，减轻症状，增强战胜疾病的信心。

（3）指导患者放松技巧：教会患者缓解焦虑的方法，如听轻音乐、下棋、做游戏等娱乐活动，以分散注意力，减轻焦虑。

4. 活动无耐力

中、重度患者应休息，病情缓解后应逐渐增加全身活动。

九、护理评价

（1）患者有无咳嗽，以及能否有效地将痰咳出。听诊肺部呼吸音有无异常。患者痰液的性质和体温有无变化，感染是否得到有效控制。

（2）患者有无焦虑的心理改变。

（3）有无慢性呼吸衰竭、肺源性心脏病等并发症的出现。

十、健康指导

1. 疾病预防指导

避免各种致病因素，尤其是劝导患者戒烟是预防 COPD 的重要措施。还要避免或减少有害粉尘、烟雾或气体的吸入。防治呼吸道感染对预防 COPD 也十分重要。对于患有慢性支气管炎的患者应指导其进行肺通气功能的监测，及早发现慢性气流阻塞，及时采取措施。

2. 疾病知识指导

教会患者和家属了解虽然 COPD 是一种难以逆转的疾病，但如积极参与 COPD 的长期管理可减少急性发作，及时控制症状，延缓疾病进程。要指导患者依据呼吸困难与活动之间的关系，判断呼吸困难的严重程度，以便合理安排工作和生活。使患者理解康复锻炼的意义，发挥患者的主观能动性，制定个体化锻炼计划，进行腹式呼吸或缩唇呼吸训练等，以及步行、慢跑、气功等体育锻炼。以提高呼气相支气管内压，防止小气道过早陷闭，利于肺内气体的排出。指导患者识别使病情恶化的因素，吸烟者戒烟能有效延缓肺功能进行性下降。在呼吸道传染病流行期间，尽量避免到人群密集的公共场所。潮湿、大风、严寒气候时避免室外活动，根据气候变化及时增减衣物，避免受凉感冒。

3. 饮食指导

呼吸功的增加可使热量和蛋白质消耗增多，导致营养不良。应制定高热量、高蛋白、高维生素的饮食计划。正餐进食量不足时，应安排少量多餐，避免在餐前和进餐时过多饮水。腹胀的患者应进软食。避免进食产气食物，如汽水、啤酒、豆类、马铃薯和胡萝卜等；避免易引起便秘的食物，如油煎食物、干果、坚果等。

4. 心理指导

引导患者适应慢性疾病过程并以积极的心态对待疾病，培养生活兴趣，如听音乐、养花种草等爱好，以分散注意力，减少孤独感，缓解焦虑、紧张的精神状态。

5. 家庭氧疗指导

护士应指导患者和家属做到：①了解氧疗的目的、必要性及注意事项；②注意安全：供氧装置周围严禁烟火，防止氧气燃烧爆炸；③氧疗装置定期更换、清洁、消毒。

第二节　肺血栓栓塞症护理

一、概述

肺栓塞（pulmonary embolism，PE）是以各种栓子阻塞肺动脉系统为其发病原因的一组疾病或临床综合征的总称，包括 PTE、脂肪栓塞综合征、羊水栓塞、空气栓塞等。

肺血栓栓塞症（pulmonary thromboembolism，PTE）为来自静脉系统或右心的血栓阻塞肺动脉或其分支所致的疾病，以肺循环和呼吸功能障碍为其主要临床和病理生理特征。

PTE 为 PE 最常见的类型，占 PE 中的绝大多数，通常所称的 PE 即指 PTE。

急性 PTE 造成肺动脉较广泛阻塞时，可引起肺动脉高压，至一定程度导致右心失代偿、右心扩大，出现急性肺源性心脏病。

肺动脉发生栓塞后，若其支配区的肺组织因血流受阻或中断而发生坏死，称为肺梗死（pulmonaryinfarction，PI）。由于肺组织的多重供血与供氧机制，PTE 中仅约不足 15% 发生 PI。

引起 PTE 的血栓主要来源于深静脉血栓形成（deep venousthrombosis，DVT）。DVT 与 PTE 实质上为一种疾病过程在不同部位、不同阶段的表现，两者合称为静脉血栓栓塞症（venous thromboembolism，VTE）。

一、流行病学

PTE 和 DVT 的发病率较高，病死率亦高，已经构成了世界性的重要医疗保健问题。欧美国家 DVT 和 PTE 的年发病率分别约为 1.0‰ 和 0.5‰。新近资料显示，美国 VTE 的年新发病例数超过 60 万，其中 PTE 患者 23.7 万，DVT 患者 37.6 万，因 VTE 死亡的病例数超过 29 万。欧盟国家 VTE 的年新发病例数超过 150 万，其中 PTE 患者 43.5 万，DVT 患者 68.4 万，因 VTE 死亡的病例数超过 54 万。未经治疗的 PTE 的病死率为 25% ~ 30%。

过去我国医学界曾将 PTE 视为"少见病"，随着对该疾病认识的深入以及诊断技术的提高，现在这种观念已被彻底改变。近年来国内 VTE 的诊断例数迅速增加，来自国内 60 家大型医院的统计资料显示，住院患者中 PTE 的比例从 1997 年的 0.26‰ 上升到 2008 年的 1.45‰。尽管如此，由于 PTE 的症状缺乏特异性，确诊需特殊的检查技术，故 PTE 的检出率偏低，临床上仍存在较严重的漏诊和误诊现象，对此应当给予充分关注。

三、危险因素

DVT 和 PTE 具有共同的危险因素，即 VTE 的危险因素，包括任何可以导致静脉血液淤滞、静脉系统内皮损伤和血液高凝状态的因素，即 Virchow 三要素。具体可以分为原发性和继发性两类（表4-4）。

原发性危险因素多与遗传变异相关，包括 V 因子突变、蛋白 C 缺乏、蛋 HS 缺乏和抗凝血酶缺乏等，常以反复静脉血栓形成和栓塞为主要临床表现。如患者，特别是 40 岁以下的年轻患者无明显诱因反复发生 DVT 和 PTE，或发病呈家族聚集倾向，应注意做相关原发性危险因素的检查。继发性危险因素是指后天获得的易发生 DVT 和 PTE 的多种病理和病理生理改变。包括骨折、创伤、手术、恶性肿瘤和口服避孕药等。上述危险因素既可以单独存在，也可以同时存在、协同作用。年龄是独立的危险因素，随着年龄的增长，DVT 和 PTE 的发病率逐渐增高。

表 4-4　VTE 的危险因素（括号内数字为该人群中发生 VTE 的百分率）

原发性（遗传性）		继发性（获得性）
抗凝血酶缺乏	创伤 / 骨折	血小板异常
先天性异常纤维蛋白原血症	髋部骨折（50% ～ 75%）	克罗恩病（Crohn disease）
血栓调节蛋白（thrombomodulin）异常	脊髓损伤（50% ～ 100%）	充血性心力衰竭（> 12%）
高同型半胱氨酸血症	外科手术后	急性心肌梗死（5% ～ 35%）
抗心磷脂抗体综合征	疝修补术（5%）	恶性肿瘤
（anticardiolipin antibody syndrome）	腹部大手术（15% ～ 30%）	肿瘤静脉内化疗
纤溶酶原激活物抑制因子过量	冠脉搭桥术（3% ～ 9%）	肥胖
凝血酶原 20210A 基因变异（罕见）	脑卒中（30% ～ 60%）	因各种原因的制动、长期卧床
VI 因子缺乏	肾病综合征	长途航空或乘车旅行
V 因子 Leiden 突变（活性蛋白 C 抵抗）	中心静脉插管	口服避孕药
纤溶酶原缺乏	慢性静脉功能不全	真性红细胞增多症
纤溶酶原不良血症	吸烟	巨球蛋白血症
蛋白 S 缺乏	妊娠 / 产褥期	植入人工假体
蛋白 C 缺乏	血液黏液度增高	高龄

临床上对于存在危险因素、特别是同时存在多种危险因素的病例，应加强预防和及时识别 DVT 和 PTE 的意识。对未发现明确危险因素的患者，应注意其中部分人存在隐藏的危险因素，如恶性肿瘤等。但即使积极地应用较完备的技术手段，临床上仍有相当比例的病例难以明确危险因素。

四、病理和病理生理

引起 PTE 的血栓可以来源于下腔静脉径路、上腔静脉径路或有心腔，其中大部分来源于下肢深静脉，特别是从腘静脉上端到髂静脉段的下肢近端深静脉（占 50% ～ 90%）。盆腔静脉丛亦是血栓的重要来源。颈内和锁骨下静脉内插入、留置导管和静脉内化疗，使来源于上腔静脉径路的血栓较以前增多。右心腔来源的血栓所占比例较小。PTE 的形成机制见图 4-3。

肺动脉的血栓栓塞既可以是单一部位的，也可以是多部位的。病理检查发现多部位或双侧性的血栓栓塞更为常见。一般认为栓塞更易发生于右侧和下肺叶。发生栓塞后有可能在栓塞局部继发血栓形成，参与发病过程。

1. 血流动力学改变

栓子阻塞肺动脉及其分支达一定程度后，通过机械阻塞作用，加之神经体液因素和低氧所引起的肺动脉收缩，导致肺循环阻力增加、肺动脉高压；有心室后负荷增高，有心室壁张力增高，至一定程度引起急性肺源性心脏病，右心室扩大，可出现有心功能不全，回心血量减少，静脉系统瘀血；右心扩大致室间隔左移，使左心室功能受损，导致心排出量下降，进而可引起体循环低血压或休克；主动脉内低血压和右心房压升高，使冠状动脉灌注压下降，心肌血流减少，特别是心室内膜下心肌处于低灌注状态，加之 PTE 时心肌耗氧增加，可致心肌缺血，诱发心绞痛。右心室心肌耗氧量增加和右心室冠状动脉灌注压下降相互作用，导致右心室缺血和功能障碍，并且可能产生恶性循环最终导致死亡。

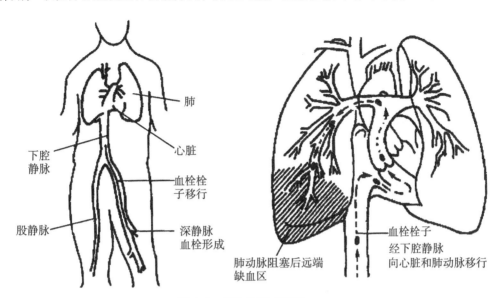

图 4-3 PTE 的形成机制
外周深静脉血栓形成后脱落随静脉血流移行至肺动脉内形成肺动脉内血栓栓塞

2. 气体交换障碍

栓塞部位的肺血流减少，肺泡无效腔量增大；肺内血流重新分布，通气 / 血流比例失调；右心房压升高可引起功能性闭合的卵圆孔开放，产生心内右向左分流；神经体液因素可引起支气管痉挛；毛细血管通透性增高，间质和肺泡内液体增多或出血；栓塞部位肺泡表面活性物质分泌减少，肺泡萎陷，呼吸面积减小；肺顺应性下降，肺体积缩小并可出现肺不张；如累及胸膜，则可出现胸腔积液。以上因素导致呼吸功能不全，出现低氧血症，代偿性过度通气（低碳酸血症）或相对性低肺泡通气。

3. 肺梗死

由于肺组织同时接受肺动脉、支气管动脉和肺泡内气体三重氧供，故肺栓塞时只有约 15% 的患者出现肺梗死。一般只有在患有基础心肺疾病或病情严重影响到肺组织的多重氧供时才发生肺梗死。

4. 慢性血栓栓塞性肺动脉高压

慢性血栓栓塞性肺动脉高压（chronic thromboembolic pulmonary hy-pertension，CTEPH）指急性 PTE 后肺动脉内血栓未完全溶解，或 PTE 反复发生，出现血栓机化、肺血管管腔狭窄甚至闭塞，导致肺血管阻力增加、肺动脉压力进行性增高、右心室肥厚甚至有心衰竭。

栓塞所致病情的严重程度取决于以上机制的综合和相互作用。栓子的大小和数量、多个栓子的依次栓塞间隔时间、是否同时存在其他心肺疾病、个体反应的差异及血栓溶解的快慢对发病过程有重要影响。

五、临床表现

1. 症状

PTE 的症状多种多样，但均缺乏特异性。症状的严重程度亦有很大差别，可以从无症状、隐匿，到血流动力学不稳定，甚或发生猝死。

常见症状有：①不明原因的呼吸困难及气促，尤以活动后明显，为 PTE 最多见的症状；②胸痛，包括胸膜炎性胸痛或心绞痛样疼痛；③晕厥，可为 PTE 的唯一或首发症状；④烦躁不安、惊恐甚至濒死感；⑤咯血，常为小量咯血，大咯血少见；⑥咳嗽、心悸等。各病例可出现以上症状的不同组合。临床上有时出现所谓"三联征"，即同时出现呼吸困难、胸痛及咯血，但仅见于约 20% 的患者。

2. 体征

（1）呼吸系统体征：以呼吸急促最常见。可以有发绀，肺部可闻及哮鸣音和（或）细湿啰音，并发肺不张和胸腔积液时出现相应的体征。

（2）循环系统体征：心动过速；血压变化，严重时可出现血压下降甚至休克，颈静脉充盈或异常搏动，肺动脉瓣区第二心音（P_2）亢进或分裂，三尖瓣区收缩期杂音。

（3）其他：可伴发热，多为低热，少数患者有 38℃ 以上的发热。

3．DVT 的症状与体征

在考虑 PTE 诊断的同时，必须注意是否存在 DVT，特别是下肢 DVT。其主要表现为患肢肿胀、周径增粗、疼痛或压痛、皮肤色素沉着，行走后患肢易疲劳或肿胀加重。但需注意，半数以上的下肢 DVT 患者无自觉症状和明显体征。

应测量双侧下肢的周径来评价其差别。进行大、小腿周径的测量点分别为髌骨上缘以上 15 cm 处，髌骨下缘以下 10 cm 处。双侧相差 > 1 cm 即考虑有临床意义。

六、诊断要点

PTE 的临床表现多样，有时隐匿，缺乏特异性，确诊需特殊检查。检出 PTE 的关键是提高诊断意识，对有疑似表现、特别是高危人群中出现疑似表现者，应及时安排相应检查。诊断程序一般包括疑诊、确诊、求因三个步骤。

1．根据临床情况疑诊 PTE（疑诊）

如患者出现上述临床症状、体征，特别是存在前述危险因素的病例出现不明原因的呼吸困难、胸痛、晕厥、休克，或伴有单侧或双侧不对称性下肢肿胀、疼痛等，应进行如下检查。

（1）血浆 D- 二聚体（D-dimer）：是交联纤维蛋白在纤溶系统作用下产生的可溶性降解产物，为一个特异性的纤溶过程标记物。通常采用酶联免疫吸附法（ELISA）测定，D- 二聚体界值为 500 μg/L，其敏感性高而特异性差。急性 PTE 时升高，但因特异性差，对 PTE 无诊断价值；若其含量低于 500 μg/L，则对 PTE 有重要的排除诊断价值。

（2）动脉血气分析：常表现为低氧血症、低碳酸血症，肺泡 - 动脉血氧分压差 [P（A-a）O_2] 增大，部分患者的血气结果可以正常。

（3）心电图：大多数病例表现有非特异性的心电图异常。最常见的改变为窦性心动过速。当有肺动脉及右心压力升高时，可出现 $V_1 \sim V_2$ 甚或 V_4 的 T 波倒置和 ST 段异常、$SIQ_{III}T_{III}$ 征（即 I 导联 S 波加深，III 导联出现 Q/q 波及 T 波倒置）、完全或不完全性右束支传导阻滞、肺型 P 波、电轴右偏及顺钟向转位等。对心电图改变，需作动态观察，注意与急性冠状动脉综合征相鉴别。

（4）X 线胸片：可显示①肺动脉阻塞征：区域性肺纹理变细、稀疏或消失，肺野透亮度增加；②肺动脉高压征及有心扩大征：右下肺动脉干增宽或伴截断征，肺动脉段膨隆以及右心室扩大；③肺组织继发改变：肺野局部片状阴影，尖端指向肺门的楔形阴影，肺不张或膨胀不全，肺不张侧可见横膈抬高，有时并发少至中量胸腔积液。X 线胸片对鉴别其他胸部疾病有重要帮助。

（5）超声心动图：对提示 PTE 和除外其他心血管疾患以及进行急性 PTE 危险度分层有重要价值。对于严重的 PTE 病例，超声心动图检查发现右心室功能障碍（right ventricular dysfunction）的一些表现，可提示或高度怀疑 PTE。若在右心房或右心室发现血栓，同时患者临床表现符合 PTE，即可做出诊断。超声检查偶可因发现肺动脉近端的血栓而确诊。超声检查符合下述两项指标时即可诊断右心室功能障碍：①右心室扩张；②右心室壁运动幅度减低；③吸气时下腔静脉不萎陷；④三尖瓣反流压差 > 30 mmHg。而右心室壁增厚（> 5 mm）对于提示是否存在 CTEPH 有重要意义。

（6）下肢深静脉检查：下肢为 DVT 最多发部位，超声检查为诊断 DVT 最简便的方法，若阳性可以诊断 DVT，同时对 PTE 有重要提示意义。另外，放射性核素或 X 线静脉造影、CT 静脉造影（CTV）、MRI 静脉造影（MRV）等对于明确是否存在 DVT 亦具有重要价值。

2．对疑诊病例进一步明确诊断（确诊）

在临床表现和初步检查提示 PTE 的情况下，应安排 PTE 的确诊检查，包括以下 4 项，其中 1 项阳性即可明确诊断。

（1）螺旋 CT；是 PTE 的一线确诊手段。采用特殊操作技术进行 CT 肺动脉造影（CTPA），能够准确发现段以上肺动脉内的血栓。①直接征象：肺动脉内的低密度充盈缺损，部分或完全包围在不透光的血流之间（轨道征），或者呈完全充盈缺损，远端血管不显影；②间接征象：肺野楔形密度增高影，条带状高密度区或盘状肺不张，中心肺动脉扩张及远端血管分支减少或消失（图 4-4）。

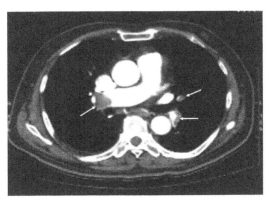

图 4-4　CTPA（右肺动脉层面）

（2）放射性核素肺通气 / 血流灌注（V/Q）扫描：是 PTE 的重要诊断方法。典型征象是呈肺段分布的肺血流灌注缺损，并与通气显像不匹配。一般可将 V/Q 显像结果分为三类：①高度可能：其征象为至少 2 个或更多肺段的局部灌注缺损，而该部位通气良好或 X 线胸片无异常；②正常或接近正常；③非诊断性异常：其征象介于高度可能与正常之间。若结果呈高度可能，具有诊断意义。V/Q 显像对于远端肺栓塞诊断价值更高，且可用于肾功能不全和碘造影剂过敏患者。新近发展的 V/Q 断层显像（V/Q SPECT）诊断 PTE 的准确性更高，定位、定量更精确，敏感性 96% ~ 99%，特异性 91% ~ 98%。

（3）磁共振成像和磁共振肺动脉造影（magnetic resonancelmaging/pulmonary angiography，MRI/MR-PA）：MRPA 可以直接显示肺动脉内的栓子及 PTE 所致的低灌注区，可确诊 PTE，但对肺段以下水平的 PTE 诊断价值有限。可用于肾功能严重受损、对碘造影剂过敏或妊娠患者。

（4）肺动脉造影：为诊断 PTE 的经典与参比方法。其敏感性约为 98%，特异性为 95% ~ 98%。直接征象有肺动脉内造影剂充盈缺损，伴或不伴轨道征的血流阻断；间接征象有肺动脉造影剂流动缓慢，局部低灌注，静脉回流延迟或消失等。肺动脉造影是一种有创性检查，发生致命性或严重并发症的可能性分别为 0.1% 和 1.5%，应严格掌握适应证。

3. 寻找 PTE 的成因和危险因素（求因）

（1）明确有无 DVT：对某一病例只要疑诊 PTE，无论其是否有 DVT 症状，均应进行体检，并行深静脉超声、放射性核素或 X 线静脉造影、CT 静脉造影（CTV）、MRI 静脉造影（MRV）、肢体阻抗容积图（IPG）等检查，以帮助明确是否存在 DVT 及栓子的来源。

（2）寻找发生 DVT 和 PTE 的诱发因素：如制动、创伤、肿瘤、长期口服避孕药等。同时要注意患者有无易栓倾向，尤其是对于年龄小于 40 岁，复发性 PTE 或有突出 VTE 家族史的患者，应考虑易栓症的可能性，应进行相关原发性危险因素的检查。对不明原因的 PTE 患者，应对隐源性肿瘤进行筛查。

七、PTE 的临床分型

1. 急性肺血栓栓塞症

（1）高危（大面积）PTE：临床上以休克和低血压为主要表现，即体循环动脉收缩压 < 90 mmHg，或较基础值下降幅度 ≥ 40 mmHg，持续 15 min 以上。须除外新发生的心律失常、低血容量或感染中毒症等其他原因所致的血压下降。此型患者病情变化快，预后差，临床病死率 > 15%，需要积极予以治疗。

（2）中危（次大面积）PTE：血流动力学稳定，但存在右心功能不全和（或）心肌损伤。有心功能不全的诊断标准：临床上出现右心功能不全的表现，超声心动图提示存在右心室功能障碍，或脑钠肽

（BNP）升高（ > 90 pg/mL）或 N 末端脑钠肽前体（NT–proBNP）升高（ > 500 ng/mL）。心肌损伤：心电图 ST 段升高或压低，或 T 波倒置；cTNI 升高（ > 0.4 ng/mL）或 cTNT 升高（ > 0.1 pg/mL）。此型患者可能出现病情恶化，临床病死率为 3% ~ 15%，故需密切监测病情变化。

（3）低危（非大面积）PTE：血流动力学稳定，无有心功能不全和心肌损伤。临床病死率 < 1%。

2. 慢性血栓

栓塞性肺动脉高压 CTEPH 常表现为呼吸困难、乏力、运动耐量下降。多可追溯到呈慢性、进行性发展的肺动脉高压的相关临床表现，后期出现心力衰竭。影像学检查证实肺动脉阻塞，经常呈多部位、较广泛的阻塞，可见肺动脉内贴血管壁、环绕或偏心分布、有钙化倾向的团块状物等慢性栓塞征象；常可发现 DVT 的存在；有心导管检查示静息肺动脉平均压 > 25 mmHg，活动后肺动脉平均压 > 30 mmHg；超声心动图检查示右心室壁增厚（有心室游离壁厚度 > 5 mm），符合慢性肺源性心脏病的诊断标准。

八、治疗原则

急性肺栓塞的处理原则是早期诊断，早期干预，根据患者的危险度分层选择合适的治疗方案和治疗疗程。

1. 一般处理与呼吸循环支持治疗

对高度疑诊或确诊 PTE 的患者，应进行严密监护，监测呼吸、心率、血压、静脉压、心电图及动脉血气的变化；卧床休息，保持大便通畅，避免用力，以免促进深静脉血栓脱落；可适当使用镇静、止痛、镇咳等相应的对症治疗。

采用经鼻导管或面罩吸氧，以纠正低氧血症。对于出现右心功能不全但血压正常者，可使用多巴酚丁胺和多巴胺；若出现血压下降，可增大剂量或使用其他血管升压药物，如去甲肾上腺素等。

2. 抗凝治疗

为 PTE 和 DVT 的基本治疗方法，可以有效地防止血栓再形成和复发，为机体发挥自身的纤溶机制溶解血栓创造条件。抗凝药物主要有普通肝素（unfractionated heparin，UFH）、低分子肝素（low-molecular-weight heparins，LMWH）、磺达肝癸钠（fondaparinux）和华法林（warfarin）等。抗血小板药物的抗凝作用不能满足 PTE 或 DVT 的抗凝要求。

临床疑诊 PTE 时，如无禁忌证，即应开始抗凝治疗。

抗凝治疗前应测定基础活化部分凝血酶时间（APTT）、凝血酶原时间（PT）及血常规（含血小板计数、血红蛋白）；应注意是否存在抗凝的禁忌证，如活动性出血、凝血功能障碍、未予控制的严重高血压等。对于确诊的 PTE 病例，大部分禁忌证属相对禁忌证。

（1）普通肝素：予 3 000 ~ 5 000 U 或按 80 U/kg 静注，继之以 18 U/（kg·h）持续静滴。在开始治疗后的最初 24 h 内每 4 ~ 6 h 测定 APTT，根据 APTT 调整剂量，尽快使 APTT 达到并维持于正常值的 1.5 ~ 2.5 倍。达稳定治疗水平后，改为每天测定 APTT 一次。肝素亦可用皮下注射方式给药。一般先予静注负荷量 3 000 ~ 5 000 U，然后按 250 U/kg 剂量每 12 h 皮下注射一次。调节注射剂量，使注射后 6 ~ 8 h 的 APTT 达到治疗水平。

肝素应用期间，应注意监测血小板，以防出现肝素诱导的血小板减少症（heparin-inducedthrombocytopenia，HIT）。在使用 UFH 时，第 1 周每 1 ~ 2 天、第 2 周起每 3 ~ 4 天必须复查血小板计数一次。若出现血小板迅速或持续降低达 30% 以上，或血小板计数 < 100×10^9/L，应停用 UFH。

（2）低分子肝素：必须根据体重给药（anti-XaU/kg 或 mg/kg。不同 LMWH 的剂量不同），每日 1 ~ 2 次，皮下注射。对于大多数病例，按体重给药是有效的，不需监测 APTT 和调整剂量，但对过度肥胖或孕妇宜监测血浆抗 Xa 因子活性（plasma anti-Xaactivity），并据此调整剂量。

各种 LMWH 的具体用法：①那曲肝素（nadroparin）钙：86anti-Xa U/kg 皮下注射，每 12 h 1 次，单次总量不超过 17 100 U；②伊诺肝素（enoxaparin）钠：1 mg/kg 皮下注射，每 12 h 1 次，单次总量不超过 180 mg；③达肝素（dalteparin）钠：100anti-Xa U/kg 皮下注射，每 12 hl 次，单次总量不超过 18 000 U。不同厂家制剂需参照其产品使用说明。

UFH 或 LMWH 须至少应用 5 天，直到临床情况平稳。对大面积 PTE 或髂股静脉血栓，UFH 或 LM-WH 须用至 10 天或更长。

（3）磺达肝癸钠：是一种小分子的合成戊糖，通过与抗凝血酶特异结合，介导对 Xa 因子的抑制作用，无 HIT 作用。可用于 VTE 的初始治疗，也可替代肝素用于出现 HIT 患者的抗凝治疗。应用方法：5 mg（体重 < 50 kg）、7.5 mg（体重 50 ~ 100 kg）、10 mg（体重 > 100 kg），皮下注射，每日一次。

（4）华法林：在肝素 / 磺达肝癸钠开始应用后的第 1 天即可加用口服抗凝剂华法林，初始剂量为 3.0 ~ 5.0 mg。由于华法林需要数天才能发挥全部作用，因此与肝素需至少重叠应用 5 天，当国际标准化比率（INR）达到 2.5（2.0 ~ 3.0）时，或 PT 延长至正常值的 1.5 ~ 2.5 倍时，持续至少 24 h，方可停用肝素，单用华法林抗凝治疗，根据 INR 或 PT 调节其剂量。

抗凝治疗的持续时间因人而异。一般口服华法林的疗程至少为 3 ~ 6 个月。部分病例的危险因素短期可以消除，例如服雌激素或临时制动，疗程可能为 3 个月即可。对于栓子来源不明的首发病例，需至少给予 6 个月的抗凝。对复发性 VTE、并发肺心病或危险因素长期存在者，抗凝治疗的时间应更为延长，达 12 个月或以上，甚至终生抗凝。

妊娠的前 3 个月和最后 6 周禁用华法林，可用肝素或低分子肝素治疗。产后和哺乳期妇女可以服用华法林。

华法林的主要并发症是出血。华法林所致出血可以用维生素 K 拮抗。华法林有可能引起血管性紫癜，导致皮肤坏死，多发生于治疗的前几周。

（5）新型抗凝药物：包括直接凝血酶抑制剂阿加曲班（argatroban）、达吡加群酯（dabigatran）以及直接 Xa 因子抑制剂利伐沙班（rivaroxaban）、阿哌沙班（apixaban）等。

3. 溶栓治疗

主要适用于高危（大面积）PTE 病例（有明显呼吸困难、胸痛、低氧血症等）。对于部分中危（次大面积）PTE，若无禁忌证可考虑溶栓，次大面积 PTE 的溶栓适应证仍有待确定。对于血压和右心室运动功能均正常的低危病例，不宜溶栓。溶栓的时间窗一般定为 14 天以内，但若近期有新发 PTE 征象可适当延长。溶栓应尽可能在 PTE 确诊的前提下慎重进行。对有明确溶栓指征的病例宜尽早开始溶栓。

溶栓治疗的绝对禁忌证包括：活动性内出血和近期自发性颅内出血。相对禁忌证包括：2 周内的大手术、分娩、器官活检或不能压迫止血部位的血管穿刺；10 天内的胃肠道出血；15 天内的严重创伤；1 个月内的神经外科或眼科手术；难于控制的重度高血压（收缩压 > 180 mmHg，舒张压 > 110 mmHg）；3 个月内的缺血性脑卒中；创伤性心肺复苏；血小板计数 < 100×10⁹/L；抗凝过程中（如正在应用华法林）；心包炎或心包积液；妊娠；细菌性心内膜炎；严重肝、肾功能不全；糖尿病出血性视网膜病变；高龄（年龄 > 75 岁）等。对于致命性大面积 PTE，上述绝对禁忌证亦虚被视为相对禁忌证。

溶栓治疗的主要并发症为出血。最严重的是颅内出血，发生率约 1% ~ 2%，发生者近半数死亡。用药前应充分评估出血的危险性，必要时应配血，做好输血准备。溶栓前宜留置外周静脉套管针，以方便溶栓中取血监测，避免反复穿刺血管。

常用的溶栓药物有尿激酶（UK）、链激酶（SK）和重组组织型纤溶酶原激活剂（rt-PA）。溶栓方案与剂量：①尿激酶：2 h 溶栓方案，按 20 000 U/kg 剂量，持续静脉滴注 2 h；另可考虑负荷量 4 400 U/kg，静脉注射 10 min，随后以 2 200 U/（kg·h）持续静滴 12 h。②链激酶：负荷量 250 000 U，静脉注射 30 min，随后以 100 000 U/h 持续静滴 24 h。链激酶具有抗原性，故用药前需肌内注射苯海拉明或地塞米松，以防止过敏反应。链激酶 6 个月内不宜再次使用。③ rt-PA：50 mg 持续静注 2 h。

使用尿激酶、链激酶溶栓时无须同时使用肝素治疗；但以 rt-PA 溶栓，当 rt-PA 注射结束后即可使用肝素。

溶栓治疗后，应每 2 ~ 4 h 测定一次活化部分凝血活酶时间（APTT），当其水平降至正常值的 2 倍（≤ 60 s）时，即应启动规范的肝素治疗。

溶栓后应注意对临床及相关辅助检查情况进行动态观察，评估溶栓疗效。

4. 肺动脉导管碎解和抽吸血栓

对于肺动脉主干或主要分支的高危（大面积）PTE，并存在以下情况者：溶栓治疗禁忌；经溶栓或积极的内科治疗无效；或在溶栓起效前（在数小时内）很可能会发生致死性休克。如果具备相当的专业人员和技术，可采用导管辅助去除血栓（导管碎解和抽吸肺动脉内巨大血栓），一般局部小剂量溶栓和机械碎栓联合应用。

5. 肺动脉血栓摘除术

风险大，病死率高，需要较高的技术条件，仅适用于经积极的内科治疗或导管介入治疗无效的紧急情况，如致命性肺动脉主干或主要分支堵塞的高危（大面积）PTE，有溶栓禁忌证，或在溶栓起效前（在数小时内）很可能会发生致死性休克。

6. 放置腔静脉滤器

对于急性PTE并发抗凝禁忌的患者，为防止下肢深静脉大块血栓再次脱落阻塞肺动脉，可考虑放置下腔静脉滤器。对于上肢DVT病例，还可应用上腔静脉滤器。置入滤器后如无禁忌证（出血风险去除），宜长期口服华法林抗凝，定期复查有无滤器上血栓形成。

7. CTEPH 的治疗

口服华法林 3.0 ~ 5.0 mg/d，根据 INR 调整剂量，维持 INR 2.0 ~ 3.0。若阻塞部位处于手术可及的肺动脉近端，可考虑行肺动脉血栓内膜剥脱术；反复下肢深静脉血栓脱落者，可放置下腔静脉滤器。

九、护理评估

（1）VTE 的危险因素评估。

（2）病史评估：既往是否有、VTE、DVT 病史，如血栓性静脉炎、静脉曲张等。

（3）评估 PTE 的临床分型和栓塞面积：因为急性肺栓塞病情轻重主要取决于栓塞面积大小。

（4）健康行为与心理状态的评估：重点评估内容包括对疾病的高危因素以及引起自身疾病直接因素的了解；对疾病预防重要性的认识程度和避免栓塞再复发方法的掌握程度；患者对应用溶栓和抗凝药物期间出血倾向的自我监测意义与方法的掌握程度；以及因胸痛等症状所引起的紧张、恐惧或焦虑的程度。

十、护理诊断 / 合作性问题

1. 气体交换受损

与肺血管阻塞所致通气 / 血流比例失调有关。

2. 恐惧

与突发的严重呼吸困难、胸痛有关。

3. 有猝死的危险

与静脉血栓形成有关。

4. 有出血的危险

与应用溶栓和抗凝药物有关。

十一、护理措施

1. 气体交换受损

（1）保持氧气供需平衡：当患者突然出现呼吸困难、胸痛时，需立即通知医生，并且要安慰患者，抬高床头，协助患者取舒适体位。在持续监测和评估患者其他表现的同时要做好给氧、血气分析和进行相关辅助检查的准备。主要护理措施包括：①休息：包括生理和心理两方面。活动、呼吸运动加快、心率加快、情绪紧张和恐惧均可增加氧气消耗，加重呼吸困难，因此，患者应绝对卧床休息，抬高床头或取半卧位，指导患者进行深慢呼吸，并通过采用放松术等方法减轻恐惧心理，降低耗氧量。②给氧：患者有呼吸困难时，应立即根据缺氧严重程度选择适当地给氧方式和吸入氧分数进行给氧治疗，以提高肺泡氧分压（PAO_2）。对于轻中度呼吸困难的患者可采用鼻导管或面罩给氧，对于严重呼吸困难的患者可能需要机械通气。

（2）监测呼吸及重要脏器的功能状态：对高度怀疑或确诊 PTE 的患者，需住监护病房，对患者进行严密监测，包括：①呼吸状态：当出现呼吸浅促，动脉血氧饱和度降低，心率加快等表现，提示呼吸功能受损、机体缺氧。②意识状态：监测患者有无烦躁不安、嗜睡、意识模糊、定向力障碍等脑缺氧的表现。③循环状态：需监测患者有无颈静脉充盈、肝大、肝颈静脉回流征阳性、下肢水肿及静脉压升高等有心功能不全的表现。当较大的肺动脉栓塞后，可使左心室充盈压降低、心排血量减少，因此需严密监测血压和心率的改变。④心电活动：肺动脉栓塞时可导致心电图的改变，当监测到心电图的动态改变时，有利于肺栓塞的诊断。溶栓治疗后如出现胸前导联 T 波倒置加深可能是溶栓成功、右室负荷减轻、急性右心扩张好转的表现。另外，严重缺氧的患者可导致心动过速和心律失常，需严密监测患者的心电改变。

（3）溶栓与抗凝治疗的护理：按医嘱及时、正确给予溶栓及抗凝制剂，监测疗效及不良反应。

①溶栓剂应用护理：按医嘱给予溶栓剂，应注意对临床及相关实验室检查情况进行动态观察，评价溶栓疗效。溶栓治疗的主要并发症是出血，最常见的出血部位为血管穿刺处，严重的出血包括腹膜后出血和颅内出血，后者发生率为 1% ~ 2%，一旦发生，预后差，约半数患者死亡。因此对溶栓治疗患者应：a. 密切观察出血征象：如皮肤青紫、血管穿刺处出血过多、血尿、腹部或背部疼痛、严重头疼、神志改变等。b. 严密监测血压，当血压过高时及时报告医生进行适当处理。c. 给药前宜留置外周静脉套管针，以方便溶栓过程中取血监测，避免反复穿刺血管。静脉穿刺部位压迫止血需加大力量并延长压迫时间。d. 用尿激酶或链激酶溶栓治疗后，应每 2 ~ 4 小时测定一次 PT 或 APTT，当其水平降至正常值的 2 倍时按医嘱开始应用肝素抗凝。

②抗凝剂应用护理：a. 肝素：在开始治疗后的最初 24 h 内每 4 ~ 6 h 监测 APTT，达稳定治疗水平后，改为每天监测 APTT。肝素治疗的不良反应包括出血和肝素诱导的血小板减少症（heparin-inducedthrombocytopenia，HIT），出血的监测见"溶栓剂应用护理"。HIT 的发生率较低，但一旦发生，常比较严重，因此在治疗的第 1 周应每 1 ~ 2 天、第 2 周起每 3 ~ 4 天监测血小板计数，若出现血小板迅速或持续降低达 30% 以上，或血小板计数 < 100×10^9/L，应报告医生停用 UFH。b. 华法林：华法林的疗效主要通过监测 INR 是否达到并保持在治疗范围进行评价，因此，在治疗期间需定期监测 INR。在 INR 未达到治疗水平时需每天监测，达到治疗水平时每周监测 2 ~ 3 次，共监测 2 周，以后延长到每周监测 1 次或更长。华法林的主要不良反应是出血，观察见"溶栓剂应用护理"。发生出血时用维生素 K 拮抗。在用华法林治疗的前几周还可能引起血管性紫癜，导致皮肤坏死，需注意观察。

（4）消除再栓塞的危险因素：①急性期：患者除绝对卧床外，还需避免下肢过度屈曲，一般在充分抗凝的前提下卧床时间为 2 ~ 3 周。保持大便通畅，避免用力，以防下肢血管内压力突然升高，使血栓再次脱落形成新的危及生命的栓塞。②恢复期：需预防下肢血栓形成，如患者仍需卧床，下肢须进行适当的活动或被动关节活动，穿抗栓袜或气压袜，不在腿下放置垫子或枕头，以免加重下肢循环障碍。③观察下肢深静脉血栓形成的征象：由于下肢深静脉血栓形成以单侧下肢肿胀最为常见，因此需测量和比较双侧下肢周径，并观察有无局部皮肤颜色的改变，如发绀。下肢周径的测量方法：大、小腿周径的测量点分别为髌骨上缘以上 15 cm 处和髌骨下缘以下 10 cm 处，双侧下肢周径差 > 1 cm 有临床意义。检查是否存在 Homan 征阳性（轻轻按压膝关节并取屈膝、踝关节急速背曲时出现腘窝部、腓肠肌疼痛）。

（5）有心功能不全的护理：如患者出现右心功能不全的症状，需按医嘱给予强心剂，限制水钠摄入，并按肺源性心脏病进行护理。

（6）低排血量和低血压的护理：当患者心排血量减少出现低血压甚至休克时应按医嘱给予静脉输液和升压药物，记录液体出入量，当患者同时伴有右心功能不全时尤应注意液体出入量的调整，平衡低血压需输液和心功能不全需限制液体之间的矛盾。

2. 恐惧

（1）增加患者的安全感：当患者突然出现严重的呼吸困难和胸痛时，医务人员需保持冷静，避免引起紧张慌乱的气氛而加重患者的恐惧心理。护士应尽量陪伴患者，告诉患者目前的病情变化，用患者能够理解的词句和方式解释各种设备、治疗措施和护理操作，并采用非言语性沟通技巧，如抚摸、握住患者的手等增加患者的安全感，减轻其恐惧。当病情剧变时，亲人的陪伴可有效地降低患者的焦虑和恐惧心理，因此，在不影响抢救的前提下，可允许家属陪伴患者。

（2）鼓励患者充分表达自己的情感：应用适当的沟通技巧促使患者表达自己的担忧和疑虑。

（3）用药护理：按医嘱适当使用镇静、止痛、镇咳等相应的对症治疗措施，注意观察疗效和不良反应。

十二、健康指导

1. 疾病预防指导

①对存在 DVT 危险因素的人群，应指导其避免可能增加静脉血流淤滞的行为，如长时间保持坐位，特别是坐时跷二郎腿；穿束膝长筒袜；长时间站立不活动等。②对于卧床患者应鼓励其进行床上肢体活动，不能自主活动的患者需进行被动关节活动，病情允许时需协助早期下地活动和走路。不能活动的患者，将腿抬高至心脏以上水平，可促进下肢静脉血液回流。③卧床患者可利用机械作用如穿加压弹力抗栓袜、应用下肢间歇序贯加压充气泵等促进下肢静脉血液回流。④指导患者适当增加液体摄入，防止血液浓缩。由于高脂血症、糖尿病等疾病可导致血液高凝状态，应指导患者积极治疗原发病。⑤对于易出现血栓形成的高危患者，应指导其按医嘱使用抗凝制剂防止血栓形成。

2. 病情监测指导

向患者介绍 DVT 和 PTE 的表现。对于长时间卧床的患者，若出现一侧肢体疼痛、肿胀，应注意 DVT 发生的可能；在存在相关发病因素的情况下，突然出现胸痛、呼吸困难、咳血痰、晕厥等表现时应注意 PTE 的可能性，需及时告诉医护人员或及时就诊。

3. 用药指导

对肺栓塞患者，应告知患者及家属按医嘱服用抗凝药物的重要性，教会其观察皮肤黏膜是否有出血征象。

第三节　睡眠呼吸暂停综合征护理

睡眠呼吸暂停低通气综合征（sleep apnea hypopnea syndrome，SAHS）是指各种原因导致睡眠状态下反复出现呼吸暂停和（或）低通气，引起低氧血症、高碳酸血症、睡眠中断，从而使机体发生一系列病理生理改变的临床综合征。病情逐渐发展可出现肺动脉高压、肺心病、呼吸衰竭、高血压、心律失常、脑血管意外等严重并发症。

在 40 岁以上人群中，男性多于女性，老年人患病率更高。阻塞型睡眠呼吸暂停低通气综合征在美国的患病率为 2% ~ 4%，西班牙 1.2% ~ 3.9%，澳大利亚高达 6.5%，日本约 1.3% ~ 4.2%，我国香港地区 4.1%，上海市 3.62%，长春市为 4.81%。

睡眠呼吸暂停低通气综合征是指每晚睡眠过程中呼吸暂停反复发作 30 次以上或睡眠呼吸暂停低通气指数（apnea hypopnea index，AHI）≥ 5 次 / 小时并伴有嗜睡等临床症状。呼吸暂停是指在睡眠过程中口鼻呼吸气流完全停止 10 秒以上。低通气是指睡眠过程中呼吸气流强度（幅度）比基础水平降低 50% 以上，并伴有血氧饱和度比基础水平下降 ≥ 4% 或微醒觉，（它包括三个特点：气流明显减少大于 50%；气流中度减少小于 50% 并伴有氧去饱和度大于 4%；或气流中度减少小于 50%，伴有脑电图出现微觉醒）睡眠呼吸暂停低通气指数是指每小时睡眠时间内呼吸暂停加低通气的次数。

一、病因及发病机制

1. 中枢型睡眠呼吸暂停综合征（central sleep apnea syndrome，CSAS）

单纯 CSAS 较少见，一般少于呼吸暂停患者的 10%，也有报道只有 4%。通常可进一步分为高碳酸血症和正常碳酸血症两大类。可与阻塞型睡眠呼吸暂停低通气综合征并存，多数有运动系统或神经系统的病变。神经系统的病变，如血管栓塞或变性疾病引起的脊髓病变、脑炎、枕骨大孔发育畸形、脊髓灰质炎、家族性自主神经异常等；或有肌肉疾患，肌强直性营养不良、膈肌的病变、肌病。部分充血性心力衰竭经常出现称为 Cheyne-Stokes 呼吸的中枢性呼吸暂停，其发病机制可能与以下因素有关：①睡眠时呼吸中枢对各种不同刺激的反应性减低；②中枢神经系统对低氧血症特别是 CO，浓度改变引起的呼吸反馈调节的不稳定性；③呼气与吸气转换机制异常等。

2. 阻塞型睡眠呼吸暂停低通气综合征（obstructive sleep apnea hypopnea syndrome，OSAHS）

（1）解剖学因素：多数有上呼吸道特别是鼻、咽部位狭窄的病理基础，如肥胖、变应性鼻炎、鼻息肉、扁桃体肥大、咽壁肥厚、软腭松弛、悬雍垂过长、肢端肥大症、巨舌、舌根后坠、先天性小颌畸形等。

（2）体液、内分泌因素：OSAHS 多见于男性以及绝经后的妇女，肥胖、肢端肥大症、甲状腺功能减低症或注射睾酮的患者也有一定的发病率。其发病机制可能与睡眠状态下上气道软组织、肌肉的塌陷性增加。睡眠期间上气道肌肉对低氧和二氧化碳的刺激反应性降低有关，此外还与神经因素有关。

二、临床表现

1. 白天临床表现

（1）嗜睡是最常见的症状，轻者可表现为日间工作或学习时间困倦、瞌睡，严重时吃饭、与人谈话时即可入睡，甚至发生更为严重的后果，如驾车时打瞌睡导致交通事故等。

（2）头晕乏力由于夜间反复呼吸暂停、低氧血症，使睡眠连续性中断，醒觉次数增多，睡眠质量下降，常有轻重不同的疲倦、头晕、乏力。

（3）精神行为异常、注意力不集中、记忆力和判断力下降、精细操作能力下降，症状严重时不能胜任工作，老年人可表现为痴呆。夜间低氧血症对大脑的损害以及睡眠结构的改变，尤其是深睡眠时相减少是主要的原因。

（4）头痛常在清晨或夜间出现，隐痛多见，不剧烈，可持续 1～2 h，有时需服止痛药才能缓解。与血压升高、颅内压及脑血流的变化有关。

（5）个性变化烦躁、焦虑、易激动等，家庭和社会生活均会受一定影响，由于与家庭成员和朋友情感逐渐疏远，可出现抑郁症。

（6）有 10% 的患者可出现性欲减退，甚至阳痿。

2. 夜间临床表现

（1）打鼾是主要症状，鼾声不规则，高低不等，往往是鼾声气流停止 - 喘气鼾声交替出现，一般气流中断时间为 20～30 s，个别长达 2 min 以上，此时患者可出现明显的发绀症状。

（2）呼吸暂停 75% 的同室或同床睡眠者发现患者有呼吸暂停，常常担心呼吸不能恢复而推醒患者，呼吸暂停多随着喘气、憋醒或响亮的鼾声而终止。OSAHS 患者有明显的胸腹矛盾呼吸。

（3）憋醒呼吸暂停后突然憋醒，常伴有翻身，四肢不自主运动甚至抽搐，或突然坐起，感觉心慌、胸闷或心前区不适。

（4）多动不安因低氧血症，患者夜间翻身、转动较频繁。

（5）多汗出汗较多，以颈部、上胸部明显，与气道阻塞后呼吸用力和呼吸暂停导致的高碳酸血症有关。

（6）夜尿部分患者诉夜间小便次数增多，个别出现遗尿。

（7）睡眠行为异常表现为恐惧、惊叫、呓语、夜游、幻听等。

3. 全身器官损害的表现

OSAHS 患者常以心血管系统异常表现为首发症状和体征，可以是高血压、冠心病的独立危险因素。

（1）高血压病 OSAHS 患者高血压的发生率为 45%，且降压药物的治疗效果不佳。

（2）冠心病表现为各种类型心律失常、夜间心绞痛和心肌梗死。这是由于缺氧引起冠状动脉内皮损伤，脂质在血管内膜沉积，以及红细胞增多血黏度增加所致。

（3）各种类型的心律失常。

（4）肺心病和呼吸衰竭。

（5）缺血性或出血性脑血管病。

（6）精神异常如躁狂性精神病或抑郁症。

（7）糖尿病。

三、辅助检查

1. 血液检查

病情时间长，低氧血症严重者，血红细胞计数和血红蛋白可有不同程的度增加。

2. 动脉血气分析

病情严重或已并发肺心病、呼吸衰竭者，可有低氧血症、高碳酸血症和呼吸性酸中毒。

3. 胸部 X 线检查

并发肺动脉高压、高血压、冠心病时，可有心影增大，肺动脉段突出等相应表现。

4. 肺功能检查

病情严重有肺心病、呼吸衰竭时，有不同程度的通气功能障碍。

5. 心电图

有高血压、冠心病时，出现心室肥厚、心肌缺血或心律失常等变化。

四、诊断要点

根据患者睡眠时打鼾伴呼吸暂停、白天嗜睡、身体肥胖、颈围粗及其他临床症状可做出初步诊断。确诊有赖于多导睡眠图监测。

五、治疗要点

1. 一般治疗

对引起上呼吸道阻塞的原发病进行治疗。

2. 减肥治疗

减肥能明显降低呼吸暂停和低通气的发生。

3. 药物治疗

鼻塞的患者睡前用血管收缩剂滴鼻，有呼吸道感染着给予抗感染治疗。

4. 气道正压通气（positive airway pressure，PAP）

适应证：① AHI ≥ 15 次 / 小时的患者；② AHI < 15 次 / 小时，但白天嗜睡等症状明显的患者；③手术治疗失败或复发者；④不能耐受其他方法治疗者，禁忌证为昏迷、咯血、肺大疱、血压不稳定等。

（1）经鼻持续气道正压通气：是治疗中重度 OSAHS 患者的首选方法，可以有效地消除夜间打鼾、呼吸暂停和通气等，也可显著改善白天嗜睡、头痛及记忆力减退等症状。可用于不适合手术和经手术、减肥等治疗效果不佳者。

（2）双水平气道内正压通气（bilevel positive airway pressure，BiPAP），在 CPAP 机的基础上发展起来的小型、可携型、使用简便的无创人工呼吸机，吸气、呼气正压可分别调节，同步性能好，较 CPAP 易于被患者接受。

（3）自动调压智能（auto–CPAP）呼吸机治疗：根据患者睡眠时气道阻塞所致血氧饱和度降低程度不同，呼吸机送气压力自行随时调节，患者耐受性好，但价格昂贵。

5. 外科手术治疗

（1）腭垂软咽成型术（uvulopalatopharyngoplasty，UPPP）：为目前最常用的手术方法，适用于咽腔狭窄的患者。手术复发较常见（50% ~ 70%）。术后鼾声消失并不意味着呼吸暂停和低氧血症的改善，术后仍应随访和监测患者。

（2）正颌手术：少数 OSAHS 患者有不同程度的下颌畸形。

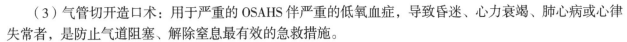

（3）气管切开造口术：用于严重的 OSAHS 伴严重的低氧血症，导致昏迷、心力衰竭、肺心病或心律失常者，是防止气道阻塞、解除窒息最有效的急救措施。

6. 口腔内矫治器

可使睡眠时的呼吸暂停或低通气有一定程度的减少，改善血氧饱和度并提高睡眠质量。

六、护理诊断、护理措施及依据

1. 气体交换受损

与睡眠时呼吸暂停和低通气有关。

（1）体位：协助患者采取有效措施维持侧卧位睡眠，可使用安眠枕或睡衣后缝制小球的方法，有利于保证患者头向一侧或保持侧卧位。

（2）戒烟酒：吸烟可引起咽喉炎，增加上呼吸道狭窄。饮酒可加重打鼾及睡眠呼吸暂停，患者睡前 3 ~ 5 h 应避免饮酒。

（3）减少危险因素：避免服用安眠药，适当减肥，防治上呼吸道感染等。

（4）PAP 治疗的护理。

①保证夜间治疗时间：指导患者 PAP 治疗的关键在于长期佩戴 PAP 呼吸机，经常（≥ 70%）夜晚使用 PAP 机，每晚使用 ≥ 4 h。当患者体型肥胖、病情重，需要的 PAP 压力较高时，有些患者在睡梦中将鼻罩扯掉中断治疗，应调整合适的 PAP 压力，或使用 BiPAP 呼吸机增加舒适度。

②选择合适的面罩：鼻罩比口鼻全罩更为舒适，可选择鼻枕来进行 PAP 治疗，其不良反应小、漏气少、对睡眠干扰小，经口漏气者可采用全面罩治疗。

③气道湿化：PAP 治疗时使用湿化器可减轻口咽鼻部的不适症状（鼻塞、鼻内干燥、通气不畅），从而提高患者对 PAP 治疗的依从性。

④防止皮肤破损：在每次用鼻罩之前，应先洗脸，清洗鼻罩，可防止皮肤过敏。使用气泡型鼻罩、额部垫海绵等防止鼻背溃疡。

⑤心理护理：PAP 呼吸机只是一种呼吸辅助装置，呼吸的节律完全由患者自己控制，尽力加深加快呼吸与其配合，反而会加重不适感觉，患者应努力调整自己的心态，心情平静、按平时的节律呼吸。

⑥减少噪音：采取带耳塞、隔音玻璃罩或将 PAP 呼吸机置于壁橱内等方法可减少噪音的影响。

⑦病情观察：注意观察患者是否因通气障碍出现憋醒、精神行为异常、惊恐，以及 PAP 治疗过程的适应于配合情况。

2. 睡眠形态紊乱

与睡眠中出现打鼾、呼吸暂停和憋醒有关。

七、健康指导

1. 疾病知识指导

使患者了解 OSAHS 的相关知识，识别病情的因素，指导戒烟戒酒。通过讲座、宣传手册和个别指导，帮助患者学会正确使用 PAP 呼吸机，并定期随访评价和提高 PAP 治疗的依从性，保证治疗效果。

2. 运动指导

肥胖是引起睡眠呼吸暂停的原因之一，鼓励患者进行有效的体育锻炼，减轻体重，增加有效通气。

第五章 消化系统疾病护理

第一节 贲门失弛缓症的护理

贲门失弛缓症又称贲门痉挛、巨食管，是食管贲门部的神经肌肉功能障碍所致的食管功能性疾病。其主要特征是食管缺乏蠕动，食管下端括约肌（LES）高压和对吞咽动作的松弛反应减弱。食物滞留于食管腔内，逐渐导致伸长和屈曲，可继发食管炎及在此基础上可发生癌变，癌变率为 2% ~ 7%。

失弛缓症的病因迄今不明。一般认为是神经肌肉功能障碍所致。其发病与食管肌层内 Auerbach 神经节细胞变性、减少或缺乏以及副交感神经分布缺陷有关，或许病因与免疫因素有关。

一、临床表现

1. 吞咽困难

无痛性吞咽困难是最常见、最早出现的症状，占 80% ~ 95%。起病症状表现多较缓慢，但亦可较急，多呈间歇性发作，常因情绪波动、发怒、忧虑、惊骇或进食生冷和辛辣等刺激性食物而诱发。

2. 食物反流和呕吐

发生率可达 90%。呕吐多在进食后 20 ~ 30 分钟内发生，可将前一餐或隔夜食物呕出。呕吐物可混有大量黏液和唾液。当并发食管炎、食管溃疡时，反流物可含有血液。患者可因食物反流、误吸而引起反复发作的肺炎、气管炎，甚至支气管扩张或肺脓肿。

3. 疼痛

40% ~ 90% 的贲门失弛缓症患者有疼痛的症状，性质不一，可为闷痛、灼痛、针刺痛、割痛或锥痛。疼痛部位多在胸骨后及中、上腹；也可在胸背部、右侧胸部、右胸骨缘以及左季肋部。疼痛发作有时酷似心绞痛，甚至舌下含硝酸甘油片后可获缓解。

4. 体重减轻

体重减轻与吞咽困难影响食物的摄取有关。病程长久者可有体重减轻、营养不良和维生素缺乏等表现，而呈恶病质者罕见。

5. 其他

贲门失弛缓症患者偶有食管炎所致的出血。在后期病例，极度扩张的食管可压迫胸腔内器官而产生干咳、气短、发绀和声嘶等。

二、辅助检查

1. 食管钡餐 X 线造影

吞钡检查见食管扩张、食管蠕动减弱、食管末端狭窄呈鸟嘴状、狭窄部黏膜光滑，是贲门失弛缓症患者的典型表现。

Henderson 等将食管扩张分为 3 级：Ⅰ级（轻度），食管直径 < 4 cm；Ⅱ级（中度），直径 4 ~ 6 cm；Ⅲ级（重度），直径 > 6 cm，甚至弯曲呈 S 形。

2. 食管动力学检测

食管下端括约肌高压区的压力常为正常人的 2 倍以上，吞咽时下段食管和括约肌压力不下降。中、上段食管腔压力亦高于正常。

3. 胃镜检查

检查可排除器质性狭窄或肿瘤。在内镜下贲门失弛缓症表现特点：

（1）大部分患者食管内见残留有中到大量的积食，多呈半流质状态覆盖管壁，且黏膜水肿增厚致使失去正常的食管黏膜色泽。

（2）食管体部见扩张，并有不同程度的扭曲变形。

（3）管壁可呈节段性收缩环，似憩室膨出。

（4）贲门狭窄程度不等，直至完全闭锁不能通过。应注意的是，有时检查镜身通过贲门感知阻力不甚明显时易忽视该病。

二、治疗原则

贲门失弛缓症治疗的目的在于降低食管下端括约肌压力，使食管下段松弛，从而解除功能性梗阻，使食物顺利进入胃内。

1. 保守治疗

对轻度患者应解释病情，安定情绪，少食多餐，细嚼慢咽，并服用镇静解痉药物，如钙离子通道阻滞剂（如硝苯地平等），部分患者症状可缓解。为防止睡眠时食物溢流入呼吸道，可用高枕或垫高床头。

2. 内镜治疗

随着微创观念的深入，新的医疗技术及设备不断涌现，内镜下治疗贲门失弛缓症得到广泛应用，并取得很多新进展。传统内镜治疗手段主要包括内镜下球囊扩张和支架植入、镜下注射 A 型肉毒杆菌毒素、内镜下微波切开和硬化剂注射治疗等。

3. 手术治疗

对中、重度及传统内镜下治疗效果不佳的患者应行手术治疗。贲门肌层切开术（Heller 手术）仍是目前最常用的术式。可经胸或经腹手术，也可在胸腔镜或者腹腔镜下完成。远期并发症主要是反流性食管炎，故有人主张附加抗反流手术，如胃底包绕食管末端 360°（Nissen 手术）、270°（Belsey 手术）、180°（Hill 手术），或将胃底缝合在食管腹段和前壁（Dor 手术）。

经口内镜下肌切开术（POEM）治疗贲门失弛缓症取得了良好的效果。POEM 手术无皮肤切口，通过内镜下贲门环形肌层切开，最大限度地恢复食管的生理功能并减少手术的并发症，术后早期即可进食，95% 的患者术后吞咽困难得到缓解，且反流性食管炎的发生率低。由于 POEM 手术时间短，创伤小，恢复特别快，疗效可靠，可能是目前治疗贲门失弛缓症的最佳选择。

四、护理诊断

1. 疼痛

与胃酸、大量食物和分泌物长期滞留食管，刺激食管黏膜发生食管炎、食管溃疡以及基底内暴露的神经末梢有关。食管炎症可降低神经末梢的痛阈以及食管黏膜的抗反流防御机制。

2. 营养失调

与吞咽困难、因胸骨后不适惧怕进食有关。

3. 焦虑

与病程长、症状反复、生活质量降低有关。

4. 窒息

与食物难以通过狭窄的贲门、食物积聚发生呕吐、食物反流误入气管有关。

五、护理措施

1. 一般护理

（1）指导患者少量多餐，每2～3小时1餐，每餐200 mL，避免食物温度过冷或过热，注意细嚼慢咽，减少食物对食管的刺激。

（2）禁食酸、辣、煎炸、生冷食物，忌烟酒。

（3）指导服药及用药方法，常用药物有硝苯地平（硝苯地平）、异山梨酯（消心痛）、多潘立酮（吗丁啉）、西沙必利等。颗粒药片一定碾成粉末，加凉开水冲服。

（4）介绍食管－贲门失弛缓症的基本知识，让患者了解疾病的发展过程和预后。

2. 疼痛护理

遵医嘱给予硝酸甘油类药物，其有弛缓平滑肌作用，改善食管的排空。

3. 术前护理

术前使用内镜下球囊扩张治疗贲门失弛缓症。

（1）告知患者球囊扩张治疗不需开刀，痛苦少，改善症状快，费用低。

（2）详细介绍球囊扩张术的操作过程及注意事项。尽可能让患者与治愈的患者进行咨询、交流，以消除其顾虑、紧张的情绪，能够主动配合医师操作，达到提高扩张治疗的成功率。

（3）术前1天进食流质，术前禁食12小时，禁水4小时。对部分病史较长、食管扩张较严重者需禁食24～48小时。

4. 术后护理

术后使用内镜下球囊扩张治疗贲门失弛缓症。

（1）术后患者应绝对卧床休息，取半卧位或坐位，平卧及睡眠时也要抬高头部15°～30°，防止胃食物反流。

（2）术后12小时内禁食。12小时后患者若无不适可进温凉流质，术后3天进固体食物。

（3）餐后1～2小时内不宜平卧，进食时尽量取坐位。

5. 并发症观察

扩张术的并发症主要有出血、感染、穿孔等。术后应严密监测生命体征，密切观察患者胸痛的程度、性质、持续时间。注意观察有无呕吐及呕吐物、粪便的颜色及性质。轻微胸痛及少量黑便一般不需特殊处理，1～3天会自行消失。

六、健康教育

1. 简介疾病知识

贲门失弛缓症是一种原发的病因不明的食管运动功能障碍性疾病，而且不易治愈。其特性是食管体部及食管下端括约肌（LES）解剖区域分布的神经损害所致。贲门失弛缓症是临床上较少见的疾病，很难估计其发病率及流行病情况，因为有的患者临床症状很轻微而没有就诊。许多学者的流行病学研究都是回顾性的，一般认为其发生率为每年（0.03～1.5）/10万人，且无种族、性别差异，发病年龄有两个峰值，即20～40岁及70岁。贲门失弛缓症如果不治疗，其症状会逐渐加重。因此，早期进行充分的治疗能减轻疾病的进展，并防止发生并发症。另外，如果不改善食管LES排空障碍减轻梗阻可能会使病情恶化导致巨食管症。

2. 饮食指导

（1）扩张术后患者在恢复胃肠道蠕动后，可先口服少许清水进行观察，然后进食半量流质，少食多餐，无特殊不适，逐步进全量流质再过渡到半流质饮食，直至普食。

（2）饮食以易消化、少纤维的软食为宜，细嚼慢咽，并增加水分摄入量，忌进食过多、过饱，避免进食过冷或刺激性食物。

（3）患者进食时注意观察是否有咽下困难等进食梗阻症状复发，必要时给予胃动力药或作进一步处

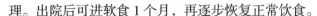

理。出院后可进软食 1 个月，再逐步恢复正常饮食。

3. 出院指导

嘱患者生活起居有规律，避免感染，避免暴饮暴食，少进油腻食物。不穿紧身衣服，保持心情愉快，睡眠时抬高头部。有反酸、胃灼热、吞咽困难等症状随时就诊，定期复查。

第二节　功能性消化不良的护理

功能性消化不良（FD）是临床上最常见的一种功能性胃肠病，是指具有上腹痛、上腹胀、早饱、嗳气、食欲不振、恶心、呕吐等上腹不适症状，经检查排除了引起这些症状的胃肠、肝胆及胰腺等器质性疾病的一组临床综合征，症状可持续或反复发作，病程一般超过 1 个月或在 1 年中累计超过 12 周。

根据临床特点，FD 分为 3 型：①运动障碍型：以早饱、食欲不振及腹胀为主；②溃疡型：以上腹痛及反酸为主；③反流样型。

一、临床表现

1. 症状

FD 有上腹痛、上腹胀、早饱、嗳气、食欲不振、恶心、呕吐等症状，常以某一个或某一组症状为主，至少持续或累积 4 周 / 年以上，在病程中症状也可发生变化。

FD 起病多缓慢，病程常经年累月，呈持续性或反复发作，不少患者由饮食、精神等因素诱发。部分患者伴有失眠、焦虑、抑郁、头痛、注意力不集中等精神症状。无贫血、消瘦等消耗性疾病表现。

2. 体征

FD 的体征多无特异性，多数患者中上腹有触痛或触之不适感。

二、辅助检查

（1）三大常规和肝、肾功能均正常，血糖及甲状腺功能正常。

（2）胃镜、B 超、X 线钡餐检查。

（3）胃排空试验近 50% 的患者出现胃排空延缓。

三、治疗原则

主要是对症治疗，个体化治疗和综合治疗相结合。

1. 一般治疗

避免烟、酒及服用非甾体抗炎药，建立良好的生活习惯。注意心理治疗，对失眠、焦虑患者适当予以镇静药物。

2. 药物治疗

（1）抑制胃酸分泌药：H_2 受体阻滞剂或质子泵抑制剂，适用于以上腹痛为主要症状的患者。症状缓解后不需要维持治疗。

（2）促胃肠动力药：常用多潘立酮、两沙必利和莫沙必利，以后二者疗效为佳。适用于以上腹胀、早饱、嗳气为主要症状患者。

（3）胃黏膜保护剂：常用枸橼酸铋钾。

（4）抗幽门螺杆菌治疗：疗效尚不明确，对部分有幽门螺杆菌感染的 FD 患者可能有效，以选用铋剂为主的三联为佳。

（5）镇静剂或抗抑郁药：适用于治疗效果欠佳且伴有精神症状明显的患者，宜从小剂量开始，注意观察药物的不良反应。

四、护理诊断

1. 舒适的改变

与腹痛、腹胀、反酸有关。

2. 营养失调：低于机体需要量

与消化不良、营养吸收障碍有关。

3. 焦虑

与病情反复、迁延不愈有关。

五、护理措施

1. 心理护理

本病为慢性反复发作的过程，因此，护士应做好心理疏导工作，尽量避免各种刺激及不良情绪，详细讲解疾病的性质，鼓励患者，提高认知水平，帮助患者树立战胜疾病的信心。教会患者稳定情绪，保持心情愉快，培养广泛的兴趣爱好。

2. 饮食护理

建立良好的生活习惯，避免烟、酒及服用非甾体抗炎药。强调饮食规律性，进食时勿做其他事情，睡前不要进食，利于胃肠道的吸收及排空。避免高脂油炸食物，忌坚硬食物及刺激性食物，注意饮食卫生。饮食适量，不宜极渴时饮水，一次饮水量不宜过多。不能因畏凉食而进食热烫食物。进食适量新鲜蔬菜水果，保持低盐饮食。少食易产气的食物及寒、酸性食物。

3. 合理活动

参加适当的活动，如打太极拳、散步或练习气功等，以促进胃肠蠕动及消化腺的分泌。

4. 用药指导

对于焦虑、失眠的患者可适当给予镇静剂，从小剂量开始使用，严密观察使用镇静剂后的不良反应。

六、健康教育

1. 一般护理

功能性消化不良患者在饮食中应避免油腻及刺激性食物、戒烟、戒酒、养成良好的生活习惯，避免暴饮暴食及睡前进食过量；可采取少食多餐的方法；加强体育锻炼；要特别注意保持愉快的心情和良好的心境。

2. 预防护理

（1）进餐时应保持轻松的心情，不要匆促进食，也不要囫囵吞食，更不要站着或边走边吃。

（2）不要泡饭或和水进食，饭前或饭后不要立即大量饮用液体。

（3）进餐时不要讨论问题或争吵，讨论应在饭后1小时以后进行。

（4）不要在进餐时饮酒，进餐后不要立即吸烟。

（5）不要穿着束紧腰部的衣裤就餐。

（6）进餐应定时。

（7）避免大吃大喝，尤其是辛辣和富含脂肪的饮食。

（8）有条件可在两餐之间喝1杯牛奶，避免胃酸过多。

（9）少食过甜、过咸食品，食入过多糖果会刺激胃酸分泌。

（10）进食不要过冷或过烫。

第三节　非酒精性脂肪性肝病的护理

非酒精性脂肪性肝病（NAFLD）是指排除过量饮酒和其他明确的损肝因素，以弥漫性肝细胞大泡性脂肪变为病理特征的临床综合征。包括非酒精性单纯性脂肪肝（NAFL）、非酒精性脂肪性肝炎（NASH）及其相关肝硬化和肝细胞癌，其发病和胰岛素抵抗及遗传易感性关系密切。以 40～50 岁最多见，男女患病率基本相同。

NAFLD 的危险因素包括高脂肪高热量膳食结构、多坐少动的生活方式、代谢综合征及其他（肥胖、高血压、血脂紊乱和 2 型糖尿病）。全球脂肪肝的流行主要与肥胖症患病率迅速增长密切相关。我国近年发病率呈上升趋势，明显超过病毒性肝炎及酒精性肝病的发病率，成为最常见的慢性肝病之一。

一、临床表现

本病起病隐匿，发病缓慢。

1. 症状

NAFLD 常无症状。少数患者可有乏力、右上腹轻度不适、肝区隐痛或上腹胀痛等非特异症状。严重脂肪性肝炎可有食欲减退、恶心、呕吐等。发展至肝硬化失代偿期的临床表现与其他原因所致的肝硬化相似。

2. 体征

严重脂肪性肝炎可出现黄疸，部分患者可有肝大。

二、辅助检查

1. 血清学检查

血清转氨酶和 γ-谷氨酰转肽酶水平正常或轻、中度升高，通常以丙氨酸氨基转移酶（ALT）升高为主。

2. 影像学检查

B 超、CT 和 MRI 检查对脂肪性肝病的诊断有重要的实用价值，其中 B 超敏感性高，CT 特异性强，MRI 在局灶性脂肪肝与肝内占位性病变鉴别时价值较大。

3. 病理学检查

肝穿刺活组织检查是确诊 NAFLD 的主要方法。

三、诊断标准

（1）无饮酒史或每周饮酒折合乙醇量 < 40 g。

（2）除病毒性肝炎、全胃肠外营养等可导致脂肪肝的特定疾病。

（3）血清转氨酶可升高，以 ALT 升高为主，常伴有 GGT 和三酰甘油升高。

（4）除原发病临床表现外，可有乏力、腹胀、肝区隐痛等症状，体检可发现肝、脾大。

（5）影像学检查或肝活体组织学检查有特征性改变。

四、治疗原则

治疗主要针对不同的病因和危险因素，包括病因治疗、饮食控制、运动疗法和药物治疗。

（1）合理饮食，改善不良习惯，合理运动，提倡中等量的有氧运动。

（2）控制危险因素：控制饮食，控制体重在正常范围，改善胰岛素抵抗，调整血脂紊乱，合并高脂血症的患者可采用降血脂治疗，选择对肝细胞损害较小的降血脂药，如贝特类、他汀类或普罗布考类药。维生素 E 具抗氧化作用，可减轻氧化应激反应，建议常规用于脂肪性肝炎治疗。

（3）促进非酒精性脂肪性肝病的恢复。

（4）手术治疗：肝移植。

五、护理诊断

1. 营养失调：高于机体需要量

与饮食失调、缺少运动有关。

2. 焦虑

与病情进展、饮食受限有关。

3. 活动无耐力

与肥胖有关。

六、护理措施

1. 饮食护理

调整饮食结构，低糖、低脂为饮食原则。在满足基础营养需求的基础上，减少热量的摄入，维持营养平衡，维持正常血脂、血糖水平，降低体重至标准水平。指导患者避免高脂肪食物，如动物内脏，甜食（包括含糖饮料），尽量食用含有不饱和脂肪酸的油脂（如橄榄油、菜籽油、茶油等）。多食青菜、水果和富含纤维素的食物，以及瘦肉、鱼肉、豆制品等；多食有助于降低血脂的食物，如燕麦、绿豆、海带、茄子、芦笋、核桃、枸杞、黑木耳、山楂、苹果、葡萄、猕猴桃等。不吃零食，睡前不加餐。避免辛辣刺激性食物。可制作各种减肥食谱小卡片给患者，以增加患者的健康饮食知识，提高其依从性。

2. 适当运动

适当增加运动可以有效地促进体内脂肪消耗。合理安排工作，做到劳逸结合，选择合适的锻炼方式，避免过度劳累。每天安排进行体力活动的量和时间，按减体重目标计算，对于需要亏空的能量，一般多采用增加体力活动量和控制饮食相结合的方法，其中 50% 应该由增加体力活动的能量消耗来解决，其他50% 可由减少饮食总能量和减少脂肪的摄入量以达到需要亏空的总能量。不宜在饭后立即进行运动，也应避开凌晨和深夜运动，以免扰乱人体生物节奏；合并糖尿病者应于饭后 1 小时进行锻炼。

3. 控制体重

合理设置减肥目标，逐步接近理想体重，防止体重增加或下降过快。用体重指数（BMI）和腹围等作为监测指标，以肥胖度控制在 0 ～ 10%［肥胖度 =（实际体重 - 标准体重）/ 标准体重 ×100%］为度。

4. 改变不良生活习惯

吸烟、饮酒均可致血清胆固醇升高，应督促患者戒烟、戒酒；改变长时间看电视、用计算机、上网等久坐的不良生活方式，增加有氧运动时间。

5. 病情监测

每半年监测体重指数、腹围、血压、肝功能、血脂和血糖，每年做肝、胆、脾 B 超检查。

七、健康教育

1. 疾病预防指导

让健康人群了解 NAFLD 的病因，建立健康的生活方式，改变各种不良的生活、行为习惯。

2. 疾病知识指导

教育患者保持良好的心理状态，注意情绪的调节和稳定，鼓励患者随时就相关问题咨询医护人员。让患者了解本病治疗的长期性和艰巨性，增强治疗信心，持之以恒，提高治疗的依从性。

3. 饮食指导

指导患者建立合理的饮食结构及习惯，戒除烟酒。实行有规律的一日三餐。无规律的饮食方式，如不吃早餐，或三餐饥饱不均，会扰乱机体的营养代谢。避免过量摄食、吃零食、夜食，以免引发体内脂肪过度蓄积。此外，进食过快不易发生饱腹感，常使能量摄入过度。适宜的饮食可改善胰岛素抵抗，促进脂质代谢和转运，对脂肪肝的防治尤为重要。

4. 运动指导

运动应以自身耐力为基础、循序渐进、保持安全心率（中等强度体力活动时心率为 100 ～ 120 次 / 分，低强度活动为 80 ～ 100 次 / 分）及持之以恒的个体化运动方案，采用中、低强度的有氧运动，如慢跑、游泳、快速步行等。睡前进行床上伸展、抬腿运动，可改善睡眠质量。每天运动 1 ～ 2 小时优于每周 2 ～ 3 次剧烈运动。

第四节　酒精性肝病的护理

酒精性肝病（ALD）是长期大量饮酒所致的肝脏损害。初期通常表现为脂肪肝，进而可发展成酒精性肝炎、酒精性肝纤维化和酒精性肝硬化，严重酗酒时可诱发广泛肝细胞坏死甚至急性肝功能衰竭。本病在欧美等国多见，近年我国的发病率也有上升。多见于男性，我国发病率仅次于病毒性肝炎。

许多因素可影响嗜酒者肝病的发生和发展：①性别；②遗传易感性；③营养状态；④嗜肝病毒感染；⑤与肝毒物质并存；⑥吸烟和咖啡。

一、临床表现

患者的临床表现因饮酒的方式、个体对酒精的敏感性以及肝组织损伤的严重程度不同而有明显的差异。症状一般与饮酒的量和酗酒的时间长短有关，患者可在长时间内没有任何肝脏的症状和体征。

1. 酒精性脂肪肝

一般情况良好，常无症状或症状轻微，可有乏力、食欲缺乏、右上腹隐痛或不适。肝脏有不同程度的增大。患者有长期饮酒史。

2. 酒精性肝炎

临床表现差异较大，与组织学损害程度相关。常发生在近期（数周至数月）大量饮酒后，出现全身不适、食欲缺乏、恶心、呕吐、乏力、肝区疼痛等症状。可有发热（一般为低热），常有黄疸，肝大并有触痛。严重者可并发急性肝衰竭。

3. 酒精性肝硬化

发生于长期大量饮酒者，其临床表现与其他原因引起的肝硬化相似，可以门脉高压为主要表现。可伴有慢性酒精中毒的其他表现，如精神神经症状、慢性胰腺炎等。

二、辅助检查

1. 血常规及生化检查

酒精性脂肪肝可有血清天门冬氨酸氨基转移酶（AST）、丙氨酸氨基转移酶（ALT）轻度升高。酒精性肝炎具有特征性的酶学改变，即 AST 升高比 ALT 升高明显，AST/ALT 常 > 2，但 AST 和 ALT 值很少 > 500 U/L，否则应考虑是否合并其他原因引起的肝损害。γ - 谷氨酰转肽酶（GGT）、总胆红素（TBil）、凝血酶原时间（PT）和平均红细胞容积（MCV）等指标也可有不同程度的改变，联合检测有助于诊断酒精性肝病。

2. 影像学检查

B 型超声检查可见肝实质脂肪浸润的改变，多伴有肝脏体积增大。CT 平扫检查可准确显示肝脏形态改变及分辨密度变化。重度脂肪肝密度明显降低，肝脏与脾脏的 CT 值之比 < 1，诊断准确率高。影像学检查有助于酒精性肝病的早期诊断。发展至酒精性肝硬化时各项检查发现与其他原因引起的肝硬化相似。

3. 病理学检查

肝活组织检查是确定酒精性肝病及分期、分级的可靠方法，是判断其严重程度和预后的重要依据。但很难与其他病因引起的肝脏损害相鉴别。

三、诊断标准

（1）长期饮酒史，男性日平均饮酒折合乙醇量 ≥ 40 g，女性 ≥ 20 g，连续 5 年；或 2 周内有 > 80 g/d 的大量饮酒史。

（2）禁酒后血清 ALT、AST 明显下降，4 周内基本恢复正常，即 2 倍正常上限值。如禁酒前 ALT、AST < 2.5 倍正常上限值者禁酒后应降至 1.25 倍正常上限值以下。

（3）下列 2 项中至少 1 项阳性：①禁酒后增大的肝 1 周内缩小，4 周内基本恢复正常；②禁酒后 GGT 活性明显下降，4 周后降至 1.5 倍正常上限值以下，或小于禁酒前 40%。

（4）除病毒感染、药物、自身免疫、代谢等引起的肝损害。

四、治疗原则

1. 戒酒

戒酒是治疗酒精性肝病的关键。如果仅为酒精性脂肪肝，戒酒 4 ~ 6 周后脂肪肝可停止进展，最终可恢复正常。彻底戒酒可使轻、中度酒精性肝炎的临床症状、血清氨基转移酶升高乃至病理学改变逐渐减轻，而且酒精性肝炎、纤维化及肝硬化患者的存活率明显提高。但对临床上出现肝衰竭表现（凝血酶原时间明显延长、腹腔积液、肝性脑病等）或病理学有明显的炎症浸润或纤维化者，戒酒未必可阻断病程发展。

2. 营养支持

长期嗜酒者酒精取代了食物所提供的热量，故蛋白质和维生素摄入不足引起营养不良。所以酒精性肝病患者需要良好的营养支持，在戒酒的基础上应给予高热量、高蛋白、低脂饮食，并补充多种维生素（如维生素 B、维生素 C、维生素 K 及叶酸）。

3. 药物治疗

多烯磷脂酰胆碱可稳定肝窦内皮细胞膜和肝细胞膜，降低脂质过氧化，减轻肝细胞脂肪变性及其伴随的炎症和纤维化。美他多辛有助于改善酒精中毒。糖皮质激素用于治疗酒精性肝病尚有争论，但对重症酒精性肝炎可缓解症状，改善生化指标。其他药物（如 S- 腺苷甲硫氨酸）有一定的疗效。

4. 肝移植

严重酒精性肝硬化患者可考虑肝移植，但要求患者肝移植前戒酒 3 ~ 6 个月，并且无严重的其他脏器的酒精性损害。

五、护理评估

1. 健康史

评估患者饮酒的种类、每天摄入量、持续时间和饮酒方式等。

2. 身体状况

根据饮酒史、临床表现及有关实验室及其他检查的结果，评估患者是否患有酒精性肝病及其临床病理阶段，是否合并其他肝病等。

六、护理诊断

1. 自我健康管理无效

与长期大量饮酒有关。

2. 营养失调：低于机体需要量

与长期大量饮酒、蛋白质和维生素摄入不足有关。

3. 焦虑

与病情进展、戒酒有关。

七、护理措施

1. 戒酒

戒酒是关键，戒酒能明显提高肝硬化患者 5 年生存率。酒精依赖者戒酒后可能会出现戒断综合征，应做好防治。

2. 心理疏导

调整心态，积极面对。

3. 饮食护理

以低脂肪、高蛋白、高维生素和易消化饮食为宜。做到定时、定量、有节制。早期可多食豆制品、水果、新鲜蔬菜，适当进食糖类、鸡蛋、鱼类、瘦肉；当肝功能显著减退并有肝昏迷征兆时，应避免高蛋白质摄入；忌辛辣刺激和坚硬生冷食物，不宜进食过热食物以防并发出血。

4. 动静结合

肝硬化代偿功能减退，并发腹腔积液或感染时应绝对卧床休息。代偿期时病情稳定可做轻松工作或适当活动，进行有益的体育锻炼，如散步、做保健操、太极拳等。活动量以不感觉疲劳为宜。

5. 重视对原发病的防治

积极预防和治疗慢性肝炎、血吸虫病、胃肠道感染，避免接触和应用对肝有毒的物质，减少致病因素。

八、健康教育

（1）提供宣传饮酒危害的教育片或书刊，供患者观看或阅读。

（2）宣传科学饮酒的知识，帮助患者认识大量饮酒对身体健康的危害。

（3）协助患者建立戒酒的信心，培养健康的生活习惯，积极戒酒和配合治疗。

第五节　药物性肝病的护理

药物性肝病（DLD）是指由一种或多种使用的药物引起的直接或间接的肝脏损害，主要表现为肝细胞坏死、炎症反应、胆汁淤积、脂肪沉积或纤维化等。药物性肝病占所有药物反应病例的 10% ~ 15%，仅次于药物黏膜损害和药物热。本病是一个十分复杂的疾病，几乎包括了所有类型的肝病。因药物性肝病的临床和病理表现各异，故常被误诊，从某种意义上讲，DLD 也是一种值得注意的医源性疾病。

较常见的损肝药物：①抗生素：包括抗真菌药；②内分泌激素：如抗甲状腺药物、甲睾酮和蛋白同化激素、口服避孕药等；③解热镇痛药及抗风湿药：如对乙酰氨基酚、保泰松、吲哚美辛静、水杨酸、别嘌醇等；④抗结核药：如异烟肼、利福平；⑤神经镇静药：如氯丙嗪、三氟拉嗪、地西泮等；⑥抗肿瘤药：如 6- 巯基嘌呤、硫唑嘌呤、氨甲蝶呤、氟尿嘧啶等；⑦麻醉药：如氟烷、甲氧氟烷、三氟乙基乙烯醚；⑧其他：中草药，心血管药、降血糖类药等。

药物性肝病的临床分类及相关药物（表 5-1）

表 5-1　药物性肝病的临床分类及相关药物

分类	相关药物举例
急性药物性肝病	
急性肝细胞性损伤	氟烷、对氨基乙酰酚、四环素等
急性胆汁淤积性损伤	同化激素、甾体类避孕药、氯霉素、红霉素酯
混合性肝细胞胆汁淤积性损伤	异烟肼、环氟拉嗪
亚急性药物性肝损伤	辛可芬、异丙异烟肼、甲基多巴等
慢性药物性肝病	

续表

分类	相关药物举例
慢性肝实质损伤	
慢性肝炎	
Ⅰ型	氯美辛、呋喃妥英、甲基多巴、二甲基四环素、酚丁
Ⅱ型	替尼酸、肼屈嗪、氟烷
Ⅲ型	苯壬四烯醋、磺胺药
Ⅳ型	对乙酰氨基酚、阿司匹林、异烟肼
脂肪变性	2-丙基戊酸钠
磷脂沉积症	哌克昔林、胺碘酮、己烷雌酚胺乙醚
肝纤维化和肝硬化	氨甲蝶呤
慢性胆汁淤积	
肝内胆汁淤积	有机砷、氯丙嗪
胆管硬化	5-氟去氧尿苷、甲醛溶液
血管病变	
肝静脉血栓	甾体类避孕药
静脉闭塞性疾病	吡咯双烷生物碱、乌拉坦等
紫癜性肝病	同化激素、甾体类避孕药
非肝硬化性门脉高压	化疗药、免疫抑制剂、无机砷
肿瘤	甾体类避孕药

一、临床表现

药物性肝病 90% 表现为急性肝损害。

1. 急性肝细胞性损伤

急性肝细胞性损伤的病理表现为坏死、脂肪变，或二者均有。其生化表现为血清 ALT 和 AST 水平升高（8～200 倍 ULN），ALP 水平轻度增高（< 3 倍 ULN），血胆固醇水平通常正常或降低。

主要临床表现为乏力、不适、恶心和黄疸，黄疸可能是最早的肝损伤表现，类似病毒性肝炎。严重者可表现为急性和亚急性肝衰竭，包括深度黄疸、出血倾向、腹腔积液、昏迷和死亡。少数类似传染性单核细胞增多症，即急性肝细胞损伤伴有淋巴结增大、淋巴细胞增多以及异型淋巴细胞的假性单核细胞增多症。

2. 胆汁淤积性损伤

（1）单纯性胆汁淤积：可由氯丙嗪、红霉素酯等药物引起。主要病变为胆管损伤，临床表现为黄疸明显和瘙痒；而转氨酶水平只有轻度升高，通常 < 5 倍 ULN，ALP 水平升高 < 2 倍 ULN，胆固醇水平通常正常。因 ALP 升高相对轻微，可与完全梗阻性黄疸相鉴别。

（2）炎症性胆汁淤积：多由同化激素和甾体类避孕药引起，主动病变为毛细胆管损伤，转氨酶升高 < 8 倍 ULN，ALP 相对升高，通常 > 3 倍 ULN，胆固醇通常升高，临床与生化表现几乎同完全性肝外梗阻，故应注意鉴别。

3. 混合性肝细胞性胆汁淤积损伤

药物诱导混合型黄疸可能主要是肝细胞性黄疸伴胆汁淤积，混合性损伤更具有药物诱导损伤特征。应该注意的是，在药物撤除之后，部分月日汁淤积性损伤可持续 1 年之久，并且偶可发生胆管消失综合征。

4. 亚临床肝损伤

亚临床肝损伤常仅表现为血清酶水平升高。一些药物可引起转氨酶和（或）ALP 水平升高，其发生率为 5% ~ 50%，大多仅轻微升高（< 3 倍 ULN），通常不会进展或在继续用药情况下自行缓解。但是对于已知有肝毒性的药物应监测血清酶水平，当酶水平升高至 3 ~ 5 倍 ULN 时应停药。

5. 亚急性药物性肝损伤

亚急性肝坏死综合征的特点是严重的进行性肝损害，伴深度黄疸和肝硬化表现。其发展比急性损伤慢，又比慢性肝炎进展快。

6. 其他表现

可表现为过敏反应，如发热、皮疹等，也可类似于自身免疫性肝炎。

二、诊断标准

药物性肝病的诊断可根据服药史、临床症状、血象、肝功能试验、肝活检以及停药的效应作出综合诊断。诊断药物性肝病前应了解：①用药史：任何一例肝病患者均必须询问发病前 3 个月内服过的药物，包括剂量、用药途径、持续时间及同时使用的其他药物；②原来有无肝病、有无病毒性肝炎和其他原因肝病的证据；③原发病是否有可能累及肝脏；④以往有无药物过敏史或过敏性疾病史，除用药史外，发现任何有关的过敏反应，如皮疹和嗜酸性粒细胞增多对诊断药物性肝病均十分重要。

诊断标准：①有与药物性肝损伤发病规律相一致的潜伏期：初次用药后出现肝损伤的潜伏期一般在 5 ~ 90 天内，有特异质反应者潜伏期可 < 5 天，慢代谢药物（如胺碘酮）导致肝损伤的潜伏期可 > 90 天。停药后出现肝细胞损伤的潜伏期 ≤ 15 天，出现胆汁淤积性肝损伤的潜伏期 ≤ 30 天；②有停药后异常肝脏指标迅速恢复的临床过程：肝细胞损伤型的血清 ALT 峰值水平在 8 天内下降 > 50%（高度提示）；或 30 天内下降 ≥ 50%（提示）；胆汁淤积性的血清 ALP 或 TB 峰值水平在 180 天内下降 ≥ 50%；③必须排除其他病因或疾病所致的肝损伤；④再次用药反应阳性：有再次用药后肝损伤复发史，肝酶活性水平升高至少大于正常值上限的 2 倍。符合①+②+③，或前 3 项中有 2 项符合，加上第④项，均可确诊为药物性肝损伤。

三、辅助检查

1. 肝功能试验

血清胆红素不同程度升高、血清转氨酶升高、重者凝血酶原时间延长，ICG 滞留。

2. 外周血象

部分患者外周血嗜酸性粒细胞增多。

3. 病毒性肝炎血清学标志

阴性。

4. 巨噬细胞移动抑制试验或淋巴细胞转化试验

过敏型患者部分出现阳性

四、治疗原则

（1）立即停用有关药物或可疑损肝药物。

（2）注意休息，进高热量、高蛋白饮食，补充维生素，维持水、电解质平衡及护肝治疗。

（3）对过敏、胆汁淤积严重者，可用肾上腺皮质激素，待病情改善后逐渐减量，可连续应用 2 ~ 3 周。

（4）胆汁淤积型患者，可试用苯巴比妥，每次口服 30 ~ 60 mg，每日 3 ~ 4 次。腺苷蛋氨酸（SAMe）可用于肝内胆汁淤积的治疗，用法为每日 1 ~ 2 g 静脉滴注，持续 2 周，以后改为每日 1 ~ 6 g，分 2 次口服，一般用 4 ~ 8 周。

（5）根据具体药物给予相应特殊治疗：如异烟肼中毒，可用较大剂量维生素 B_6 静脉滴注；对乙酰氨基酚引起肝坏死可用 N– 乙酰半胱氨酸，首次剂量为每 140 mg/kg，口服或胃管注入，以后减半量每 4 小时 1 次，共 72 小时。

五、护理措施

1. 病情观察

严密观察药物性肝病患者的病情变化，如乏力是否加重，有无食欲减退、恶心、呕吐、腹胀、皮肤巩膜黄染和皮肤黏膜出血，实验室检查，如肝肾功能、凝血酶原活动度等的变化情况。

2. 休息

充足的休息和睡眠可以减轻肝脏负担，促进肝细胞恢复。应劝导药物性肝病患者卧床休息，待其症状好转、黄疸消退、肝功能改善后逐渐增加活动量，活动以不感到疲劳为宜。同时要保持病房内整洁、安静，营造舒适、轻松的环境。

3. 饮食护理

合理营养是改善恢复肝功能的基本措施，充足合理的营养可以增加机体抵抗力，促进疾病康复。指导药物性肝病患者进食高热量、高蛋白质、高维生素、易消化的食物，如牛奶、鱼、瘦肉、鸡蛋，多食新鲜蔬菜、水果，保持排便通畅。肝功能减退严重者或有肝昏迷征兆者给予低蛋白饮食，伴有腹腔积液者按病情给予低盐或无盐饮食；伴有糖尿病者需严格控制总热量，限制甜食。对于食欲减退者，要合理调整食谱，以增加食欲。

六、健康教育

（1）对肝、肾病患者，新生儿和营养障碍者，药物的使用和剂量应慎重考虑。

（2）对以往有药物过敏史或过敏体质的患者，用药时应特别注意。

（3）出现肝功能异常或黄疸，应立即中止药物治疗。

（4）对有药物性肝损害病史的患者，应避免再度给予相同或化学结构相类似的药物。

第六章 内分泌科疾病护理

第一节 亚急性甲状腺炎护理

一、疾病概述

亚急性甲状腺炎（subacute thyroiditis）在临床上较为常见。多见于 20～50 岁成人，但也见于青年与老年，女性多见，3～4 倍于男性。

慢性淋巴细胞性甲状腺炎（chronic lymphocytic thyroiditis）又称桥本病（Hashimoto disease）或桥本甲状腺炎。目前认为本病与自身免疫有关，也称自身免疫性甲状腺炎。本病多见于中年妇女，有发展为甲状腺功能减退的趋势。

二、护理评估

（一）健康评估

1. 亚急性甲状腺炎

本病可能与病毒感染有关，起病前常有上呼吸道感染。发病时，患者血清中对某些病毒的抗体滴定度增高，包括流感病毒、柯萨奇病毒、腺病毒、腮腺炎病毒等。

2. 慢性淋巴细胞性甲状腺炎

目前认为本病病因与自身免疫有关。这方面的证据较多。本病患者血清中抗甲状腺抗体、包括甲状腺球蛋白抗体与甲状腺微粒体抗体常明显升高。甲状腺组织中有大量淋巴细胞与浆细胞浸润。本病可与其他自身免疫性疾病同时并存，如恶性贫血、舍格伦综合征、慢性活动性肝炎、系统性红斑狼疮等。本病患者的淋巴细胞在体外与甲状腺组织抗原接触后，可产生白细胞移动抑制因子。上述情况也可在 Grave's 病与特发性黏液性水肿患者中见到，提示三者有共同的发病因素。因此，Grave's 病、特发性黏液性水肿与本病统称为自身免疫性甲状腺病。自身免疫性甲状腺病也可发生于同一家族中。

（二）临床症状与评估

1. 亚急性甲状腺炎

（1）局部表现：早期出现的最具有特征性的表现是甲状腺部位的疼痛，可先从一叶开始，以后扩大或转移到另一叶，或者始终局限于一叶。疼痛常向颌下、耳后或颈部等处放射，咀嚼或吞咽时疼痛加重。根据病变侵犯的范围大小，检查时可发现甲状腺弥漫性肿大，可超过正常体积的 2～3 倍；或在一侧腺体内触及大小不等的结节，表面不规则，质地较硬，呈紧韧感，但区别于甲状腺癌的坚硬感；病变部位触痛明显，周围界限尚清楚；颈部淋巴结一般无肿大。到疾病恢复期，局部疼痛已消失，急性期出现的甲状腺结节如体积较小可自行消失，如结节较大，仍可触及，结节不规则、坚韧、表面不平，周围界限清楚，无触痛。有些患者病变轻微，甲状腺不肿大或仅有轻微肿大，也可无疼痛。

（2）全身表现：早期，起病急骤，可有咽痛、畏寒、发热、寒战、全身乏力、食欲不振等。如病变较广泛，甲状腺滤泡大量受损，甲状腺素释放入血，患者可出现甲状腺功能亢进的表现，如烦躁、心慌、心悸、多汗、怕热、易怒、手颤等。有些患者病变较轻，仅有轻度甲亢症状或无甲亢症状。随着病情的发展，甲状腺滤泡内甲状腺素释放、耗竭，甲状腺滤泡细胞又尚未完全修复，患者可出现甲状腺功能减退症状，如乏力、畏寒、精神差、易疲劳等。随着甲状腺滤泡细胞的修复及功能恢复，临床表现亦逐渐恢复正常。

2. 慢性淋巴细胞性甲状腺炎

（1）局部症状：本病起病缓慢，甲状腺肿为其突出的临床表现，一般呈中度弥漫性肿大，仍保持甲状腺外形，但两侧可不对称，质韧如橡皮，表面光滑，随吞咽移动。但有时也可呈结节状，质较硬。甲状腺局部一般无疼痛，但部分患者甲状腺肿大较快，偶可出现压迫症状，如呼吸或咽下困难等。

（2）全身症状：早期病例的甲状腺功能尚能维持在正常范围内，但血清 TSH 可增高，说明该时甲状腺储备功能已下降。随着疾病的发展，临床上可出现甲状腺功能减退或黏液性水肿的表现。本病但也有部分患者甲状腺不肿大、反而缩小，而其主要表现为甲状腺功能减退。慢性淋巴细胞性甲状腺炎也可出现一过性甲状腺毒症，少数患者可有突眼，但程度一般较轻。本病可与 Grave's 病同时存在。

（三）辅助检查及评估

1. 亚急性甲状腺炎

早期血清 T_3、T_4 等可有一过性增高，红细胞沉降率明显增快，甲状腺摄碘率明显降低，血清甲状腺球蛋白也可增高；以后血清 T_3、T_4 降低，TSH 增高；随着疾病的好转，甲状腺摄碘率与血清 T_3、T_4 等均可恢复正常。

2. 慢性粒巴细胞性甲状腺炎

（1）血清甲状腺微粒体（过氧化物酶）抗体、血清甲状腺球蛋白抗体：明显增加，对本病有诊断意义。

（2）血清 TSH：可升高。

（3）甲状腺摄碘率：正常或增高。

（4）甲状腺扫描：呈均匀分布，也可分布不均或表现为"冷结节"。

（5）其他实验室检查：红细胞沉降率（ESR）可加速，血清蛋白电泳丙种球蛋白可增高。

（四）心理－社会评估

甲状腺炎患者由于甲状腺激素分泌增多、神经兴奋性增高，常表现为悲观、抑郁、恐惧，担心自己的疾病转化为甲亢；且本病易反复，有较长的服药史，容易失去战胜疾病的信心。

三、护理诊断

1. 疼痛

与甲状腺炎症有关。

2. 体温过高

与炎症性疾病引起有关。

3. 营养失调——低于机体需要量

与疾病有关。

4. 知识缺乏

与患者未接受或不充分接受相关疾病健康教育有关。

5. 焦虑

与疾病所致甲状腺肿大有关。

四、护理目标

（1）患者住院期间疼痛发生时能够及时采取有效的方法缓解。

（2）患者住院期间体温维持正常。

（3）患者住院期间体重不下降并维持在正常水平。

（4）患者住院期间能够复述对其进行健康教育的大多部分内容，能够说出、理解并能够执行，配合医疗护理有效。

（5）患者住院期间主诉焦虑有所缓解，对治疗有信心。

五、护理措施

（一）生活护理

嘱患者尽量卧床休息，减少活动，评估患者疼痛的程度、性质，可为患者提供舒适的环境，使其放松，教会患者自我缓解疼痛的方法如分散注意力等，必要时可遵医嘱给予止痛药缓解疼痛，注意观察用药后有无不良反应发生。

（二）病情观察

观察患者生命体征，主要是体温变化和心率变化。体温过高时采取物理降温，并按照高热患者护理措施进行护理，并注意监测降温后体温变化，嘱患者多饮水或其喜爱的饮料。

（三）饮食护理

嘱患者进食高热量、高蛋白质、高维生素并易于消化的食物，指导患者多摄入含钙丰富的食物，防止治疗期间药物不良反应引起的骨质疏松，同时对于消瘦的患者应每天监测体重。

（四）心理护理

多与患者接触、沟通，了解患者心理状况，鼓励患者说出不良情绪，给予开导，缓解患者焦虑情绪。

（五）用药护理

（1）亚急性甲状腺炎：轻症病例用阿司匹林、吲哚美辛等非甾体抗炎药以控制症状。阿司匹林 0.5 ~ 1.0 g，每日 2 ~ 3 次，口服，疗程一般在 2 周左右。症状较重者，可给予泼尼松 20 ~ 40 mg/d，分次口服，症状可迅速缓解，体温下降，疼痛消失，甲状腺结节也很快缩小或消失。用药 1 ~ 2 周后可逐渐减量，疗程一般为 1 ~ 2 个月，但停药后可复发，再次治疗仍有效。有甲状腺毒症者可给予普萘洛尔以控制症状。如甲状腺摄碘率已恢复正常，停药后一般不再复发。少数患者可出现一过性甲状腺功能减退；如症状明显，可适当补充甲状腺制剂。有明显感染者，应做有关治疗。

（2）慢性淋巴细胞性甲状腺炎：早期患者如甲状腺肿大不显著或症状不明显者，不一定予以治疗，可随访观察。但若已有甲状腺功能减退，即使仅有血清 TSH 增高（提示甲状腺功能已有一定不足）而症状不明显者，均应予以甲状腺制剂治疗。一般采用干甲状腺片或左旋甲状腺素（L-T$_4$），剂量视病情反应而定。宜从小剂量开始，干甲状腺片 20 mg/d，或 L-T4 25 ~ 50 μg/d，以后逐渐增加。维持剂量为干甲状腺片 60 ~ 180 mg/d，或 L-T4 100 ~ 150 μg/d，分次口服。部分患者用药后甲状腺可明显缩小。疗程视病情而定，有时需终身服用。

（3）伴有甲状腺功能亢进的患者，应予以抗甲状腺药物治疗，但剂量宜小，否则易出现甲状腺功能减退。一般不采用放射性碘或手术治疗，否则可出现严重黏液性水肿。

（4）糖皮质激素虽可使甲状腺缩小与抗甲状腺抗体滴定度降低，但具有一定不良反应，且停药后可复发，故一般不用。但如甲状腺迅速肿大或伴有疼痛、压迫症状者，可短期应用以较快缓解症状。每日泼尼松 30 mg，分次口服。以后逐渐递减，可用 1 ~ 2 个月。病情稳定后停药。

（5）如有明显压迫症状，经甲状腺制剂等药物治疗后甲状腺不缩小，或疑有甲状腺癌者，可考虑手术治疗，术后仍应继续补充甲状腺制剂。

用药期间注意观察患者使用激素治疗后有无不良反应的发生，注意患者的安全护理。

（六）健康教育

评估患者对疾病的知识掌握程度以及学习能力，根据患者具体情况制定合理的健康教育计划并有效实施，帮助患者获得战胜疾病的信心。

第二节　甲状旁腺功能减退症护理

一、疾病概述

甲状旁腺功能减退（简称甲旁减）是指甲状腺激素（PTH）分泌过少和（或）效应不足引起的一组临床综合征。临床常见类型有特发性甲旁减、原发性甲旁减、低血镁性甲旁减，少见的类型包括假性甲旁减等。其临床特点是手足搐搦、癫痫样发作、低钙血症和高磷血症。长期口服钙剂和维生素 D 制剂可使病情得到控制。

二、护理评估

（一）健康评估

评估患者的年龄、性别，了解患者有无颈部手术史；有无颈部放疗史；有无手足麻木、刺痛感；有无抽搐史。甲状旁腺功能不全（hypoparathyroidism）简称甲旁低，其原因如下。

1. 先天性甲状旁腺发育不全或未发育

（1）伴有胸腺发育缺损或其他第三、四咽弓发育缺陷者，尚可有第一、五咽弓发育异常及其他内脏器官的发育畸形（Di-George 综合征）。

（2）伴有染色体异常：第 18 对或第 16 对常染色体呈环形。

（3）单纯缺损。

2. 暂时性甲状旁腺功能减低

（1）早期新生儿低血钙脐血 PTH 水平低，至第 6 天才增长 1 倍，达正常小儿水平；生后 12 ~ 72 小时常有低血钙。尤多见于早产儿、糖尿病母亲所生的出生时有窒息的新生儿。

（2）晚期新生儿低血钙：生后 2 ~ 3 天至 1 周，低血钙的出现可受牛奶喂养的影响，人奶喂养者少见，因人奶中含磷 4.8 ~ 5.6 mmol/L（150 ~ 175 mg/L），而牛奶含磷 32.2 mmol/L（1000 mg/L）。摄入磷高而肾脏滤过磷相对较低，因此产生高血磷低血钙。

（3）酶成熟延迟：见于某些 1 ~ 8 周婴儿，由于酶的未成熟，不能将所生成的前甲状旁腺素原（prepro PTH）或甲状旁腺素原（pro PTH）裂解成有生物活性的 PTH 释放入血，或由于腺细胞的胞吐作用障碍，不能释放出细胞，因此 PTH 低下或 PTH 生物活性不足。

（4）母亲患甲状旁腺功能亢进：胚胎期间受母体血中高血钙影响，新生儿甲状旁腺受到抑制，出生后可表现为暂时性甲状旁腺功能减低，可持续数周至数月之久。

3. 家族性伴性隐性遗传性甲旁低

曾有兄弟两人患此症而死于车祸，尸解时发现无甲状旁腺，因此认为 X 染色体上某些基因可调节甲状旁腺的胚胎发育。甲旁低亦可有散发性，或呈常染色体显性或隐性遗传，或男性遗传男性。

4. 特发性甲旁低

可见于各种年龄，原因不明，可能为自身免疫性疾病，常合并其他自身免疫性疾病如艾迪生病、桥本病、甲亢、恶性贫血或继发白色念珠菌病等。1/3 以上的患儿血中可查到抗甲状旁腺抗体。

5. 外科切除或甲状旁腺受损伤

甲状腺次全切除术时将甲状旁腺切除或损伤，如系部分切除或供血暂时不足者数周后可自行恢复，如大部分或全部被切除则为永久性功能不全。颈部炎症或创伤亦可使甲状旁腺受损。再如浸润性病变，肿瘤亦可破坏甲状旁腺。

6. PTH 分子结构不正常

又称假性特发性甲旁低，PTH 数值虽然正常或增高，但无生理活性，临床表现与甲旁低同。注射外源性有活性的 PTH 可矫正其钙、磷异常。

7. 靶组织对 PTH 反应不敏感

①假性甲旁低Ⅰ型。②假性甲旁低Ⅱ型。③假性甲旁低伴亢进症（纤维囊性骨炎）。

（二）临床症状及评估

1. 神经肌肉表现

（1）手足搐搦：表现为反复发作。发作前常有手指、脚趾及口周感觉异常，局部发麻、蚁行感及肌肉刺痛感等先兆症状。发作时手足及面肌麻木、痉挛，继而出现手足搐搦。典型者表现为双侧拇指内收，掌指关节屈曲，指间关节伸展，腕、肘关节屈曲，形成"助产士"手。同时，双足亦呈强直性伸展，膝、髋关节屈曲。新生儿患者主要表现为手足搐搦。对隐匿型手足搐搦患者应注意观察 Chovstek 和 irousseau 征阳性。由于甲旁减主要改变是低血钙和高血磷，而低血钙又与神经肌肉兴奋性密切相关，故长期或反复手足搐搦的病史是甲旁减临床诊断的重要线索。

（2）癫痫发作：发生率仅次于手足搐搦。可表现为典型癫痫大、小发作，亦可局限性发作，少数则以癫痫为首发或唯一表现而易致误诊。重者还可见腕踝痉挛、喉哮鸣及抽搐。其发生机制不明，可能与低血钙使脑组织发生病理性水潴留，或激发原有的致痫因素有关。

（3）异位钙化：约有 2/3 患者可出现颅内基底节钙化，多见特发性甲旁减及假性甲旁减。基底节钙化与低血钙可引起锥体外系症状，如帕金森症或舞蹈病。纠正低血钙上述症状可减轻或消失。若异位钙化出现在骨、关节或软组织周围，则形成骨赘，引起关节强直和疼痛等。

（4）颅内高压及视盘水肿：少数患者可有假性脑瘤的临床表现，出现视野缺损、头痛、嗜睡、视盘水肿和颅高压，但无脑瘤引起的眼、脑定位性症状和体征。可能与低血钙致血管渗透性增加有关，补钙治疗后症状可消失。

2. 精神异常表现

轻者表现为易激动、烦躁、恐惧、失眠，重者出现妄想、幻觉、人格改变、谵妄或痴呆。其发生可能与钙磷代谢异常影响神经递质释放、树突电位改变、轴突冲动传导减慢有关。

3. 外胚层组织营养变形表现

患者常见皮肤干燥、粗糙或脱屑，毛发稀少或脱落，指（趾）甲改变等外胚层组织营养变形症状。由于晶状体阳离子转运受阻而混浊，临床出现白内障。儿童患者可见齿发育不良。

4. 骨骼改变

病程长、病情重的患者表现为骨骼疼痛，腰和髋部疼痛。

5. 胃肠道功能紊乱

有恶心、呕吐、腹痛和便秘。

6. 其他表现

（1）特发性甲旁减：①神经性耳聋；②肾发育不良；③先天性胸腺萎缩所致免疫缺陷；④其他内分泌腺功能异常，如肾上腺皮质功能减退、甲状腺功能异常、性发育缺陷等；⑤指甲和口腔并发白色念珠菌感染；⑥心肌损害、心律失常及心力衰竭等。

（2）假性甲旁减：① Albright 遗传性骨营养不良（AHO）：表现为身材矮胖，圆脸、颈短、盾状胸廓、短指趾畸形（常见第 4、5 指趾），拇指末节短而宽，其指甲横径大于纵径，即 Murder 拇指。②骨骼病变：出现骨质疏松或纤维性囊性骨炎、骨骼疼痛及反复病理性骨折等。

（三）辅助检查及评估

1. 血钙、磷测定

正常成年人血清总钙值为 2.2 ～ 2.7 mmol/L（8.8 ～ 10.9 mg/dL），血游离钙值为（1.18±0.05）mmol/L；正常成年人血清磷浓度为 0.97 ～ 1.45 mmol/L（3 ～ 4.5 mg/dL），儿童为 1.29 ～ 2.10 mmol/L（4.0 ～ 6.5 mg/dL）。患者血清钙多 < 2.0 mmol/L，严重者可降至 1.0 mmol/L；血清无机磷 > 1.61 或 1.94 mmol/L。

2. 血清碱性磷酸酶（ALP）及其同工酶

可正常或稍低。

3. 血 PTH

正常人血 PTH 范围为 24 ~ 36pmol/L。原发性甲旁减患者血 PTH 多数低于正常，亦可在正常范围；而假性甲旁减患者则血 PTH 可正常或高于正常人范围。

4. 尿钙、磷排量

我国正常成年人随意饮食时尿钙排量为每天 1.9 ~ 5.6 mmol（75 ~ 225 mg）。若患者用低钙饮食 3 ~ 4 天后 24 小时尿钙排量 > 4.99 mmol 即为升高；由于尿磷排量受饮食等因素影响，故对诊断的意义不如尿钙排量，只能作为初筛试验。

5. 环磷酸腺苷（cAMP）

cAMP 是目前已被公认的细胞内第二信使物质之一，其浓度取决于细胞膜上的腺苷环化酶和磷酸二酯酶的活性，并需要 PTH 参与。

6. PTH 刺激试验

肌内注射外源性 PTH 后检测尿磷及尿 cAMP 排量，正常人尿磷排量可增加 5 ~ 10 倍以上。

7. 基因诊断

根据临床病史特征，选择性进行相关基因某些已知缺陷筛查 PTH、GA-TA3、AIRE、CASR 及 GNASI 基因等。

8. EEG 检查

癫痫发作时的异常特点为，各导联基础节律持续广泛的慢波化，并突发性高电位慢波、过度呼气时慢波成分增加等。

9. X 线检查

基本变化主要包括为骨质疏松、骨质软化与佝偻病、软组织钙化与骨化等表现。①骨质疏松：呈现为普遍性骨小梁数目减少、变细，骨皮质变薄，骨质吸收脱钙，骨质稀疏。颅骨变薄，出现多发性斑点状透亮区，毛玻璃样或颗粒状，少数见局限性透亮区，可见虫蚀样骨质吸收。四肢长骨的生长障碍线明显，处于生长发育期的患者可出现干骺端的宽阔钙化带。②骨质软化：儿童患者主要表现为似佝偻病损害的骨骺端膨大变形，以及具有特征的假性骨折（Looser 带）。由于骨骼处于生长发育期，在 X 线片上可见许多特殊征象：早期为骨骺板临时钙化带不规则、变薄或模糊，干骺端凹陷。当临时钙化带消失后干骺端变宽伴毛刷状高密度影。③软组织钙化：表现为密度高、边缘锐利的斑点状、颗粒状、环状或线条状浓影。如能见到骨小梁结构则被称为软组织骨化。

10. MRI

本项目检查常被用于甲状旁腺扫描，腺体发育与否，腺体的大小、定位及其性质，并可检出 84% 的异位甲状旁腺腺体。

11. 颅脑 CT

可见以基底节为中心的双侧对称性、多发性、多形性脑钙化的特点。除苍白球外，可广泛分布于壳核、尾状核、小脑齿状核、丘核、内囊及脑皮质、白质等处。

（四）心理 - 社会评估

疾病对心理 - 社会的影响表现为疾病本身多伴有精神兴奋、情感不稳定、易激惹或情绪淡漠、抑郁、失眠、自我贬低等症状，并可因其慢性病程和长期治疗而出现焦虑、性格变态，终致个人应对能力下降、家庭和人际关系紧张、社交障碍、自我概念紊乱等心理 - 社会功能失调。

评估时应重点询问患者的职业、经济和婚姻状况、发病前有无过度紧张或精神创伤，发病后有无自我概念、精神或情绪状态的改变及其程度，对疾病的认知水平，家庭及人际关系处理方式等，全面了解患者的心理 - 社会状况，为制定整体护理计划做准备。

三、护理诊断

1. 疼痛

与神经肌肉应激性增高和骨骼改变有关。

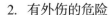

2. 有外伤的危险

与抽搐时自我保护能力下降有关。

3. 感知的改变

与神经精神症状有关。

4. 自我形象紊乱

与外胚层组织营养变性有关。

5. 营养失调——低于机体需要量

与胃肠功能紊乱有关。

6. 个人应对无效

与激素分泌功能异常所致个人心理－社会功能失调有关。

7. 潜在并发症

电解质紊乱。

四、护理目标

（1）患者自诉疼痛症状改善。

（2）患者恐惧等精神神经症状减轻。

（3）无外伤史。

（4）患者能正确认识身体外表的改变。

（5）无营养失调发生。

（6）患者了解疾病的基本知识。

五、护理措施

（一）一般护理

（1）告知患者所用药物名称、作用、剂量和服用方法；教育患者知道药物治疗的不良反应，激素过量或不足的表现，以及时就医调整剂量。

（2）教育患者了解同所患疾病有关的实验室检查方法、过程和注意事项，指导患者按实验要求配合检查以确保实验结果的可靠性。

（3）有无皮肤干燥、粗糙，有无毛发稀疏、脱落或多毛及其毛发分布情况；有无知识缺乏，即所患内分泌疾病的有关知识缺乏。

（二）饮食护理

（1）给予患者清淡易消化饮食，注意各种营养的搭配。

（2）限制磷的摄入，给予无磷或低磷饮食；避免高磷食物，如粗粮、豆类、奶类、蛋黄、莴苣、奶酪等。

（3）注意食物的色、香、味；少量多餐，减少胃肠道反应。

（三）急性期护理

（1）患者发生手足搐搦时，医护人员不要惊慌，沉着冷静回给患者安全感。

（2）加床栏，并在床旁保护；保持呼吸道的通畅，防止抽搐时因分泌物引起窒息，必要时使用牙垫，防止舌咬伤。

（3）房间保持安静，避免刺激引起患者再次的抽搐。各种操作应集中进行，避免不必要的刺激。

（4）遵医嘱给予钙制剂和镇静药，并观察用药反应。防止发生药物不良反应。

（5）密切观察病情变化，防止并发症的发生。

（四）间歇期的护理

（1）病室保持清洁，注意皮肤、口腔的护理，保持头发的清洁，减少脱发。

（2）告知患者所用药物名称、作用、剂量和服用方法；教育患者知道药物治疗的不良反应。

（3）轻症的甲旁减患者经补钙、限磷后，血清钙可以基本正常，症状得到控制；较重者要加用维生素 D 制剂，从小剂量开始，逐渐增加，以后逐渐调停，直至手足搐搦症状减轻，要告诉患者不要轻易地增减量，要按照医嘱进行服药。

（4）补镁的护理，对于伴有低镁患者，应立即补充，纠正低镁血症后低钙血症随即纠正，在使用过程中护士应密切观察患者的生命体征。

（五）心理护理

（1）情感支持：患者亲属的态度及护士的言行举止对患者的自我概念变化有着重要作用。护士应在患者亲属的理解和协助下，以尊重和关心的态度与患者多交谈，鼓励患者以各种方式表达形体改变所致的心理感受，确定患者对自身改变的了解程度及这些改变对其生活方式的影响，接受患者交谈中所呈现的焦虑和失落，使患者在表达感受的同时获得情感上的支持。

（2）提高适应能力：与患者一起讨论激素水平异常是导致形体改变的原因，经治疗后随激素水平恢复至正常或接近正常、形体改变可得到改善或复原，消除患者因形体改变而引起的失望与挫折感以及焦虑与害怕的情绪，正确认识疾病所致的形体外观改变，提高对形体改变的认识和适应能力。

（3）指导患者改善身体外观的方法，如衣着合体和恰当的修饰等；鼓励患者参加正常的社会交往活动。

（4）对举止怪异、有人格改变的患者要加强观察，防止意外。

（六）健康教育

（1）让患者正确认识疾病，坚持遵医嘱服药，不要随意地增减量。如有不适，应尽快就诊。服药期间监测电解质平衡，防止发生电解质紊乱。

（2）告知患者应适当地调节自己的不良情绪，积极向上的心态有助于疾病的康复。

（3）告知患者的家属要给予患者心理上的支持，并学会观察用药过程中出现的不良反应，及时就诊。

第三节　甲状旁腺功能亢进症护理

一、疾病概述

原发性甲状旁腺功能亢进（primary hyperparathyroidism，简称甲旁亢）是由于甲状旁腺本身疾病引起的甲状旁腺素（parathyroid hormone，PTH）合成、分泌过多。其主要靶器官为骨和肾，对肠道也有间接作用。表现为骨吸收增加的骨骼病变、肾结石、高钙血症和低磷血症等一种内分泌性疾病。

甲旁亢在欧美多见，仅次于 DM 和甲状腺功能亢进症是内分泌疾病的第三位，在我国较少见。1970年以后采用血钙筛选，本病每年发现率较前增加 4 ~ 5 倍。女性多于男性，约 2：1 ~ 4：1。近年来发现老年人发病率高，儿童较少见，可能和遗传有关，需除外多发性内分泌腺瘤 I 型或 II 型。

二、护理评估

（一）健康评估

甲旁亢病因尚不明了，部分患者是家族性多发性内分泌腺瘤（multiple endocrine neoplasia，MEN），为常染色体显性遗传。有作者报道，颈部放疗后约 11% ~ 15% 的患者发生良性和恶性的甲状腺和甲状旁腺肿物。本病的发生与遗传和放疗的确切关系还需进一步研究。

PTH 其主要靶器官为骨和肾，对肠道也有间接作用。PTH 的生理功能是调节体内钙的代谢并维持钙和磷的平衡，它促进破骨细胞的作用，使骨钙（磷酸钙）溶解释放入血，致血钙和血磷浓度升高。当其血中浓度超过肾阈时，便经尿排出，导致高尿钙和高尿磷。PTH 同时能抑制肾小管对磷的回收，使尿磷增加、血磷降低。因此当发生甲旁亢时，可出现高血钙、高尿钙和低血磷，引起钙、磷和骨代谢乱及甲状旁腺激素分泌增多导致的一系列症状和体征。护士要询问患者是否有骨折史、骨畸形、骨关节痛、食欲不振、腹胀、便秘、恶心、呕吐、消化道溃疡史，是否反复发生泌尿系结石、慢性胰腺炎等。此外，护士还需询问女性已产妇患者，新生儿出生时是否有低钙性手足抽搐。部分患者系多发性内分泌腺瘤，护士要询问其家族是否有类似疾病的发生。

（二）临床症状及评估

1. 高钙血症

①中枢系统方面：记忆力减退、情绪不稳定、个性改变、淡漠、消沉、烦躁、多疑多虑、失眠、情绪不稳定和突然衰老。②神经肌肉系统方面：患者易疲劳、四肢肌肉无力、重者发生肌萎缩（钙浓度与神经肌肉兴奋性呈反比）。③钙沉着：沉积于肌腱导致非特异性关节痛，常累及手指关节，有时主要在近端指间关节，沉积于皮肤可导致皮肤瘙痒。④高钙危象：血钙 > 4.5 mmol/L（14 mg/dL）时，患者可表现为极度衰竭、厌食、恶心、呕吐、严重脱水、烦躁、嗜睡、昏迷，甚至诱发室性心律失常而导致猝死。

2. 骨骼病变

典型病变为破骨或成骨细胞增多、骨质吸收，呈不同程度的骨质脱钙，结缔组织增生构成纤维性囊性骨炎。严重时引起多房囊肿样病变及"棕色瘤"，易发生病理性骨折及骨畸形。主要表现为广泛的骨关节疼痛，伴有明显压痛，多由下肢和腰部开始逐渐发展至全身，以至活动受限、卧床不起、翻身困难等。重者有骨畸形，如胸廓塌陷变窄、椎骨变形、骨盆畸形、四肢弯曲和身材变矮。约50%以上的患者有自发性病理性骨折和纤维囊性骨炎。国内报道的病例80%以骨骼病变表现为主。X线表现指骨内侧骨膜下皮质吸收和颅骨斑点状脱钙有诊断意义。

3. 泌尿系统症状

由于血钙过高致有多量钙自尿排出，患者常诉多尿、烦渴、多饮，尿结石发生率也较高，一般在60% ~ 90%，临床上有肾绞痛、血尿或继发尿路感染，反复发作后可引起肾功能损害甚至可导致肾功能衰竭。本病所致的尿结石的特点为多发性、反复发作性、双侧性，结石常具有逐渐增多、增大等活动性现象，连同肾实质钙盐沉积，对本病具有诊断意义。肾小管内钙盐沉积和钙质盐沉着可引起肾功能衰竭，在一般尿结石患者中，约有2% ~ 5%由本病引起。

4. 消化道症状

胃肠道平滑肌张力降低，胃蠕动缓慢引起食欲缺乏、便秘、腹胀、恶心、呕吐、上腹痛等症状。部分患者伴有十二指肠溃疡病，可能与血钙过高刺激胃黏膜分泌促胃液素有关。如同时伴有胰岛促胃液素瘤，如卓－艾综合征（Zollinger-Ellison syndrome），则消化性溃疡顽固难治，约5% ~ 10%患者可伴有多发性胰腺炎，原因未明，可能因胰腺有钙盐沉着、胰管发生阻塞所致。

（三）辅助检查及评估

1. 实验室检查

（1）血钙：甲状旁腺功能亢进时血清总钙值呈现持续性升高或波动性升高，少数患者血清总钙值持续正常，因此需多次测定较为可靠，正常人血总钙值为 2.2 ~ 2.7 mmol/L（8.8 ~ 10.9 mg/dL），血游离钙值为（1.18 ± 0.05）mmol/L。合并维生素 D 缺乏、骨质软化症、肾功能不全、胰腺炎、低蛋白血症的甲亢患者，血清总钙值正常，但游离钙常增多。

（2）血磷：正常值成人为 0.97 ~ 1.45 mmol/L（3 ~ 4.5 mg/dL）儿童为 1.29 ~ 2.10 mmoL/L（4 ~ 6.5 mg/dL）。低磷血症是本病的特点之一，但在肾功能不全、肾小球滤过率降低时，血清磷可正常或升高。

（3）血清 PTH：甲旁亢患者约 80% ~ 90% 有 PTH 水平增高。血 PTH 增高的程度与血钙浓度、肿瘤大小和病情严重程度相平行。

（4）血清碱性磷酸酶（ALP）：正常值为 34 ~ 107 U/L。甲旁亢，排除肝胆系统的疾病存在，则 ALP 水平增多。骨病愈严重，血清 ALP 值愈高。

（5）血清抗酒石酸酸性磷酸酶（tartrate resistance acid phosphatase，TRAP）：在骨吸收和骨转换增高时，血清 TRAP 浓度增高。在本病中血清 TRAP 常成倍增高，手术治疗如成功，可于术后 1 ~ 2 周内明显下降，甚至达正常。北京协和医院一组正常值为（7.2 ± 1.9）U/L。

（6）24 小时尿钙：24 小时尿钙排泄量增加。主要由于血钙过高后肾小管滤过增加，尿钙也增多。

高尿钙血症为 24 小时尿钙排量 > 6.25 mmol（女性）和 > 7.5 mmol（男性）。但尿钙排泄量可受维生素 D 和日光照射强弱以及有无尿结石等许多因素影响，故估价尿钙意义时应做具体分析。收集尿时应予酸化，以免钙盐沉淀影响结果。

（7）尿羟脯氨酸排量：甲旁亢时尿羟脯氨酸排泄增多，系骨质吸收较灵敏指标。北京协和医院内分泌科实验室尿羟脯氨酸正常值为（20 ± 11）mg/24 h。

2. X 线检查

普遍性骨质脱钙、骨质疏松，常为全身性，以胸腰椎、扁骨、掌骨和肋骨最显著，表现为密度减低、骨小梁减少，皮质变薄呈 不均匀板层状，或骨小梁粗糙呈网状结构。少数患者尚可出现骨硬化和异位钙化。这种骨骼的多形性改变，可能与甲状旁腺激素对破骨细胞和成骨细胞的作用、降钙素的代偿和病变的腺体呈间歇性活动有关。X 线片中尚可见到多发性反复发生的尿结石及肾钙盐沉着症，对诊断均有价值。

3. 骨密度测定

甲旁亢时骨密度降低。

4. 其他定位检查

（1）颈部超声检查。

（2）颈部和纵隔 CT 扫描：对于前上纵隔腺瘤的诊断符合率为 67%。

（3）放射性核素检查：可检出 1 cm 以上病变。

（4）选择性甲状旁腺静脉取血测 iPTH：血 iPTH 的峰值能反映病变甲状旁腺的位置。

（四）心理 - 社会评估

此病患者由于疾病所致高钙血症、可出现记忆力减退、情绪不稳、个性的改变等，护士应在监测水、电解质同时，关注患者情绪变化，给予安慰、鼓励，建立信任。

三、护理诊断

1. 疼痛：肌痛、骨骼痛

与肌肉痉挛、骨吸收增加有关。

2. 皮肤完整性受损

与骨痛长期卧床、营养状况改变有关。

3. 便秘

与胃肠道平滑肌张力降低有关。

4. 躯体移动障碍

与骨骼变化引起活动范围受限有关。

5. 活动无耐力

与血钙浓度增高，降低了神经肌肉兴奋性有关。

6. 生活自理能力缺陷

与骨骼变化、活动受限有关。

7. 有受伤的危险

与骨质疏松、骨关节变形有关。

8. 维持健康能力改变

与日常体力活动不足有关。

9. 社交障碍

与骨骼变形、活动受限有关。

10. 知识缺乏

缺乏骨质疏松及相关知识。

11. 潜在并发症——高钙危象

与 PTH 分泌增多使骨钙溶解吸收入血有关。

四、护理目标

（1）保证患者足够的营养摄入，掌握适宜的运动方式，能合理搭配饮食，保证钙的需求。

（2）患者症状及不适主诉缓解。

（3）护士识别高钙危象的症状和体征。

（4）患者能正确对待疾病，能说出药物的使用方法、剂量和不良反应，积极配合治疗。

（5）患者促进正常排便。

（6）增进患者自我照顾能力。

（7）护理中维护患者安全。

（8）防止骨折等并发症的发生。

（9）能坚持服药，定期复诊。

（10）使患者了解有关疾病的相关知识。

五、护理措施

（一）一般护理

定时评估血压、心率、脉搏、呼吸频率的变化。避免环境寒冷，提高室温，增加被服，避免穿堂风。保持患者床单位干净、整洁，预防患者感染、压疮的发生。

（二）饮食护理

适度摄取蛋白质和脂肪，因高蛋白质食物和高脂肪食物会增加尿钙的排出而影响钙质的吸收。戒烟戒酒，避免摄入过多的咖啡因。

（三）病情观察

血清钙、骨密度、尿钙磷检测。注意观察患者是否有厌食、恶心、呕吐、便秘、头晕、记忆力减退、精神萎靡、表情淡漠、昏睡、心律失常、心电图异常改变等高钙危象的表现。鼓励患者多饮水，并准确记录出入量，每天检测体重，保持出入量的平衡，预防心力衰竭的发生。

（四）疼痛的护理

有骨痛的患者可指导其使用硬板床，取仰卧位或侧卧位，卧床休息数天到一周，可缓解疼痛。对疼痛部位给予湿热敷，可促进血液循环、减轻肌肉痉挛、缓解疼痛。给予局部肌肉按摩，以减少因肌肉僵直所引发的疼痛。药物的使用包括止痛剂、肌肉松弛剂或抗炎药物等。

（五）活动与安全

让患者参与活动，并提高活动的兴趣。保证环境安全，防止跌倒，保证楼梯有扶手、梯级有防滑边缘、房间与浴室的地面干燥、灯光明暗适宜、过道避免障碍物等。加强日常生活护理，对行动不便者，将日常所需物品如茶杯、热水壶、呼叫器等放置床边，以利患者取用，指导患者维持良好姿势，且在改变姿势时动作应缓慢，必要时建议患者使用手杖或助行器，以增加其活动时的稳定性，衣服和鞋穿着应合适，以利于运动。加强巡视，尤其在患者洗漱及用餐时间，护士应加强意外的预防。如患者使用利尿剂或镇静剂后，要严密注意其频繁如厕或精神恍惚而发生意外。

（六）排便护理

鼓励患者多活动，以刺激肠蠕动、促进排便。每日液体摄入量应在 2000 mL，可以根据患者的个人喜好和习惯安排摄入液体的种类和时间。例如，对于限制热量的患者可摄入不含热量或热量低的液体。适当增加食物中纤维素的补充，如各种绿色蔬菜、水果等。指导患者进行腹部按摩，以增强肠蠕动，必要时遵医嘱给予缓泻剂，观察并记录患者排便的色、量、性质等情况。

（七）用药护理

在应用扩容、利尿类药物前，护士应评估患者的心功能，观察血压、心律、心率、呼吸的深度、频率及皮肤的颜色等，并注意用药前后体重的变化，防止心力衰竭。使用双磷酸盐类药物时应选择大血管并观察体温的变化，因双磷酸盐可引起发热、肌痛等不良反应。

（八）围手术期护理

有症状或有并发症的原发性甲状旁腺功能亢进一般宜手术治疗。手术的适应证：血钙水平较正常高限增高 1 mg/dL 或 0.25 mmol/L 以上；明显骨骼病变；肾结石；甲状旁腺功能亢进危象；尿钙排量明显增多（10 mmol/24 h 或 400 mg/24 h）；骨密度降低；年龄小于 50 岁者等。多数为腺瘤，可做腺瘤摘除；如为腺癌，宜做根治手术。

甲状旁腺手术后可出现低钙血症，轻者手、足、唇、面部发麻，重则手足抽搐。低钙血症可开始于术后 24 小时内，血钙最低值出现在手术后 4 ~ 20 天。大部分患者在 1 ~ 2 个月之内血钙可恢复至 2 mg/dL（8 mmol/L）。发生低血钙后，立即口服乳酸钙或葡萄糖酸钙；手足抽搐明显者可缓慢静脉注射 10% 葡萄糖酸钙 10 ~ 20 mL；难治顽固性低钙血症可静脉点滴葡萄糖酸钙于 5% 或 10% 葡萄糖液内。补充钙量是否足够，视神经肌肉应激性和血钙值两方面加以衡量。

（九）心理护理

多与患者交流，选择患者感兴趣的话题；鼓励患者参加娱乐活动，调动参加活动的积极性；安排患者听轻松的、愉快的音乐，使其心情愉快；嘱患者家属多关心患者，使患者感到温暖和关怀，以增强其自信心；协助患者及家属重新定位患者的角色与责任，以利于患者的康复；给患者安排社交活动的时间，减轻患者孤独感。

（十）甲状旁腺危象的护理

补充生理盐水，纠正脱水补充血容量，而且可因多量钠自尿中排出，促使钙也排出。根据脱水程度，每天可给予液体 4000 ~ 6000 mL 静脉滴注，注意监测心、肾功能。

补充血容量的基础上应用利尿剂如呋塞咪，促使钙排出。禁用可减少钙排出的噻嗪类利尿剂。有些利尿剂可造成钾和镁的丢失，应监测血电解质，适当补充。

（十一）健康教育

教导患者均衡饮食的重要性，合理饮食，并每天坚持合理的户外活动，运动要循序渐进、持之以恒。合理告知家庭成员注意家庭安全对患者的影响。

第四节　肾上腺皮质功能减退症护理

一、疾病概述

肾上腺皮质功能减退症（hypofunction of the adrenal gland）是由于体内 ACTH 分泌不足、下丘脑 – 垂体功能紊乱或肾上腺完全或部分受损引起的肾上腺分泌激素减少。按病因可分为原发性和继发性，按病程可分为慢性和急性。急性肾上腺皮质功能减退又称肾上腺危象，多表现为循环衰竭、高热、胃肠功能紊乱、惊厥、昏迷等症状，病势凶险，须及时抢救。

本病临床上呈衰弱无力、体重减轻、色素沉着、血压下降等综合征。患者以中年及青年为多，年龄大多在 20 ~ 50 岁，男、女性患病率几乎相等，原因不明者以女性为多。

二、护理评估

（一）健康评估

急性肾上腺功能减退症常由于肾上腺急性感染、出血、双侧肾上腺静脉血栓形成所致，也可见于原有慢性肾上腺皮质功能减退症加重，长期应用大剂量肾上腺皮质激素治疗后或双侧肾上腺手术切除后发生。

原发性慢性肾上腺皮质功能减退症又称 Addison 病，是由于双侧肾上腺自身免疫、结核或真菌等严重感染、肿瘤浸润等严重破坏，或由于双侧大部分切除或全部切除导致肾上腺皮质激素分泌不足。

继发性肾上腺皮质功能减退症有许多症状和体征与 Addison 病患者相同。但色素沉着不典型，因为

ACTH 和相关肽的水平较低。当出现严重脱水、低钠血症和高钾血症时，诊断为肾上腺皮质功能减退症，这是由盐皮质激素严重不足所导致的。

护士在评估患者时应了解患者疾病诱发因素，如既往有无结核感染史、有无长期服用激素治疗、外伤史及手术史等。

（二）临床症状观察及评估

1. 循环系统

患者可出现直立性晕厥、头晕、眼花、低血氧、体温过低；休克、低血钠。

2. 消化系统

由于各种消化酶和消化液减少，因而患者可出现食欲减退、消化不良、喜食咸食、体重下降、恶心、呕吐、低血钠、低血钾，有的伴有腹泻或便秘。

3. 乏力消瘦

本病的早期症状之一，其程度与病情轻重平行，表现为注意力不集中、精力不充沛、体力不足、脂肪减少、肌肉消瘦、体重减轻，多为进行性加重。这与糖皮质激素、盐皮质激素、氮类激素缺乏所导致的蛋白质和糖代谢紊乱，慢性失钠、失水，食欲不振，营养障碍有关。

4. 低血糖

患者空腹血糖常低于正常，往往在餐前或剧烈活动后，易发生饥饿、心悸、冷汗、乏力等低血糖症状，严重时视力模糊、复视、精神失常，甚至昏迷。此由于糖异生作用减弱，肝糖原不足，对胰岛素敏感所致。也有在餐后 2 ~ 3 小时诱发反应性低血糖症。

5. 神经精神症状

下丘脑 - 垂体 - 肾上腺皮质轴有维持神经精神正常状态的作用。皮质醇对中枢神经系统有兴奋作用。因而患者可出现精神萎靡、记忆力下降、头晕、淡漠嗜睡，或有烦躁、失眠，甚至谵妄或精神失常等。

6. 肾功能减退

患者夜尿增多，对水负荷的排泄能力减弱，在大量饮水后可出现稀释性低钠血症。这些是由于皮质醇分泌不足，肾小球血流量及滤过率均减少，血管升压素（抗利尿激素）释放增多所致。

7. 抵抗力下降

当遇到某种应激时，如感染、疼痛、劳累、手术等，易发生神志模糊、血压降低，严重时可诱发急性肾上腺功能减退性危象。对各种镇静剂、麻醉药甚为敏感，应慎用。

8. 肾上腺危象

本病常因感染、创伤、手术、分娩、吐泻、大量出汗、失水、高热、劳累，骤停激素治疗或结核恶化等而诱发危象。危象临床表现为本病原有症状的急骤加重，可由高热、呕吐、腹痛、腹泻、失水、血压降低、心率增快、脉搏细弱，呈周围循环衰竭状况。神志模糊，甚至昏迷。可有低血糖、低血钠，血钾偏高、正常或偏低，对此应予尽早识别，及时配合抢救。

9. 皮肤、黏膜色素沉着

色素沉着的原因系皮质激素水平下降，对垂体分泌 ACTH、黑素细胞、雌激素、促脂素的反馈抑制作用减弱，此组激素分泌增多，导致皮肤、黏膜黑素沉着。见于绝大多数患者，为本病早期症状之一。色素沉着有四个特点。

（1）分布不均匀：在全身皮肤普遍性色素加深的基础上有点状或斑块状色素加深，有些部位加深更显著。①暴露部位：面部和四肢；②摩擦部位：关节伸屈面、乳头、乳晕、腋下、掌纹指纹、腰带部、会阴部、肛周等；③黏膜：唇、舌、龈、颊、上颚等；④瘢痕部位。

（2）色泽差异性：有淡褐、棕黄、棕黑、蓝黑、煤黑色等，色泽深浅自身比较有先后差异和个体间差异。

（3）多样化：本病患者除黑素沉着外，少数患者尚可有白斑、白化病或黄褐斑等多种多样变化。

（4）色素深浅与病情轻重不成正比。

（三）辅助检查及其评估

1. 基础血、尿皮质醇和醛固酮、尿 17- 羟皮质类固醇测定

血浆皮质醇（F）基础值 ≤ 3μg/dL 可确诊为肾上腺皮质减退症。

2. 血常规

常有轻度红细胞、血红蛋白、血小板、中性粒细胞减少，淋巴细胞相对增多，嗜酸粒细胞明显增多。

3. 血清电解质

可由低血钠、高血钾，后者一般不重。血磷、镁轻度增加，由于肾、肠排钙减少，可致血钙增高。

4. X 线检查

结核所致患者于肾上腺区半数有钙化阴影。胸部 X 线片示心影缩小，或后肺结核。疑有肾上腺皮质占位性病变所致者可做 CT 检查。

5. 血浆基础 ACTH 测定

本病患者可明显增高。继发性肾上腺皮质功能减退者，在血浆皮质醇降低的情况下，ACTH 浓度也甚低。

6. ACTH 兴奋试验

用以检测肾上腺皮质储备功能，并可鉴别原发性及继发性肾上腺皮质功能减退。ACTH 兴奋试验对确诊肾上腺功能不全非常必要。通过静脉或肌肉给予促皮质激素 0.25 ~ 1 mg。分别测基线值、给药后 30 分钟、1 小时血浆皮质醇水平。原发性肾上腺皮质功能减退时，皮质醇反应缺失或明显下降；继发性肾上腺皮质功能减退时，皮质醇反应下降。长时间 ACTH 兴奋试验是将 25 U 的 ACTH 溶于盐水中每天输 8 小时，连续 3 天，同时收集 24 小时尿标本。测尿 17- 羟皮质类固醇和尿游离皮质醇的水平。原发性肾上腺皮质功能减退的患者，皮质醇反应下降或缺失；继发性肾上腺皮质功能减退的患者，24 小时尿的 17- 羟皮质类固醇水平不能升高至 20 mg 以上。

（四）心理 - 社会评估

本病由于肾上腺皮质激素缺乏，因此患者可产生中枢神经处于抑郁状态，因此易产生情绪低落、抑郁淡漠，或有违拗症、注意力不集中，多失眠。有时因血糖过低而发生神经精神症状，严重者有昏厥，甚至昏迷。

三、护理诊断

1. 体液不足

由于醛固酮分泌减少，保钠排钾功能减低，致低血钠、高血钾及代谢性酸中毒所致。

2. 心排血量减少

与疾病所致肾上腺皮质激素分泌减少有关。

3. 营养不良——低于机体需要量

与胃肠道症状严重，常出现恶心、呕吐、食欲缺乏、消瘦、腹泻、腹痛有关。

4. 活动无耐力

主要与代谢改变、电解质失衡、营养不良有关。

5. 焦虑

与皮质醇减少对神经系统的作用及皮肤外观改变对心理的作用有关。

6. 有感染的危险

与机体对应激的抵抗力降低有关。

7. 自我形象紊乱

与脱发和色素沉着有关。

8. 知识缺乏

与患者未接受过有关疾病知识有关。

9. 潜在并发症

肾上腺危象。

四、护理目标

（1）患者住院期间补充水分适当，体液平衡。

（2）患者能够在正确指导和帮助下完成日常活动。

（3）患者住院期间食欲良好，合理饮食，获得需要的营养。

（4）患者住院期间情绪稳定，能够正确处理问题。

（5）患者住院期间无感染发生。

（6）患者住院期间能够说出脱发与色素沉着产生的原因并表示理解和接受。

（7）通过健康教育使患者能够复述出肾上腺皮质功能减退症的有关知识，并表示理解。

（8）护士及时发现肾上腺危象的发生，及时准备好抢救物品，通知医生配合抢救治疗。

五、护理措施

（一）一般护理

鼓励患者进食高糖、高蛋白、高钠饮食，每日摄钠应为 5 ~ 10 g，含钠量高的食物有咸肉、酱油、泡菜、午餐肉罐头、含钠味精等罐头食品。含钠中等量的食物包括蛋类、牛乳、番茄汁、饼干等。如食物中氯化钠量不足，可酌情补充药片或胶囊，或补充盐水溶液，以维持水盐代谢。嘱患者充分休息，避免远距离活动，防止低血压、晕厥等意外发生。限制陪伴探视，避免患者过度劳累及增加感染机会。

（二）心理护理

因病程长、服药较久、精神抑郁，加之疲乏无力，生活上需要关心照顾，精神上需给予支持。应鼓励患者接受外观改变，积极配合药物治疗，树立战胜疾病的信心。

（三）病情观察

肾上腺皮质功能减退症患者由于血容量减少，可发生组织灌注不足。应激可诱发肾上腺危象，如果不及时采取措施，外周组织灌注受损，导致血管塌陷和休克。通过补充体液和使用激素可纠正血容量不足。

护理人员通过严密监测生命体征可及时发现体液不足的征象，如低血压、心动过速和呼吸急促。护理人员应监测并报告每小时尿量，患者每小时的尿量不应少于 30 mL。护理人员应评估和报告患者的精神状况和定向力方面的变化。通过护理人员的观察为医生治疗提供依据。

观察患者的精神状态，注意是否有淡漠、嗜睡、神志不清等症状出现。注意观察患者是否有口渴的感觉，皮肤弹性、体重及血压的变化，观察是否有肾上腺危象发生，包括有无恶心、呕吐、腹泻、腹痛，有无发热或体温过低，有无嗜睡，有无血压下降或休克。一旦发现肾上腺危象的征兆，应立即与医生联系并积极配合医生尽早治疗，防止发生生命危险。

（四）预防并发症

主要预防肾上腺危象的发生。应嘱患者按时服药，不能自行中断。应避免一切应激因素的发生。一旦出现压力增加、感染、外伤等情况，应增加服药剂量。身体不适时应尽早就医。

（五）用药护理

由于本病需要终身服用激素替代治疗，因此护理重点应为激素治疗的观察。应向患者详细说明类固醇激素用量、用法，解释定时定量服药的必要性，以及需要做好终身服药的思想准备。使患者了解药物疗效及可能发生的不良反应。长期坚持替代治疗；尽量减少激素用量，以达到缓解症状目的，避免过度增重和骨质疏松等激素不良反应（表6-1）。对原发性肾上腺皮质减退症患者必要时补充盐皮质激素；应当给患者佩带急救卡；应及时应增加激素剂量，有恶心、呕吐、12 小时不能进食时应静脉给药。通常选用的激素有糖皮质激素（氢化可的松、泼尼松龙和泼尼松）、盐皮质激素，能潴钠排钾，维持血容量。应用盐皮质激素时，如有水肿、高血压、高血钠、低血钾则需减量；如有低血压、低血钠、高血钾则适当加量；对有肾炎、高血压、肝硬化和心功能不全慎用。氮皮质激素，常用以改善乏力、食欲不振和体重减轻等症状，并能加强蛋白质的同化作用。对孕妇及心力衰竭患者应慎用。

表 6-1　激素不良反应

低血钾
诱发或加重消化性溃疡
骨骼肌肉萎缩引起乏力
精神、行为改变
糖代谢紊乱，血糖升高
脂肪分布改变，库欣综合征貌
伤口愈合减慢
易发生感染，可诱发感染或使机体内潜在的感染灶扩大或扩散
影响下丘脑及腺垂体分泌促肾上腺皮质激素，使内源性糖皮质激素分泌减少或导致肾上腺皮质激素功能不全
血压升高
骨质疏松

（六）肾上腺危象的护理

肾上腺皮质功能减退危象为内科急症，应积极抢救。

（1）遵医嘱补液：第 1 ~ 2 日内应迅速静脉滴注葡萄糖生理盐水 2000 ~ 3000 mL。

（2）立即静脉滴注磷酸氢化可的松或琥珀酸氢化可的松 100 mg，以后每 6 小时加入补液中静脉滴注 100 mg，最初 24 小时总量可给 400 mg，第 2 ~ 3 日可减至 300 mg 分次滴注。如病情好转，逐渐减至每日 100 ~ 200 mg。经以上治疗，在 7 ~ 10 日后可恢复到平时的替代剂量。

（3）积极治疗感染及其他诱因对发生肾上腺危象的患者，嘱其绝对卧床，遵医嘱迅速及时准确进行静脉穿刺并保证静脉通路通畅，正确加入各种药物，如补充激素、补液治疗，对有消化系统症状的患者遵医嘱予药物控制症状。

（4）并准备好抢救药品。积极与医生配合，主动及时观察患者生命体征变化。

（5）做好出入量记录，警惕肾功能不全。

（6）按时正确留取各种标本；鼓励患者饮水并补充盐分，进高钠、低钾饮食。

（7）昏迷患者及脱水严重的患者可通过胃管进行胃肠道补液，并按昏迷常规护理。

（8）在使用激素治疗过程中，应注意观察患者有无面部及全身皮肤发红，以及有无激素所致的精神症状等出现。

（七）活动与安全

指导患者活动时注意安全，可活动过程中进行能够间断休息，保证体力，制定循序渐进的活动计划。

（八）健康教育

（1）避免感染、外伤等一切应激因素的刺激。

（2）保持情绪稳定，避免压力过大。

（3）正确服药，避免中断及剂量错误，教会患者根据病情调整用药。

（4）教会患者自我观察，如有不适应尽早就医。

（5）避免直接暴露与阳光下，以防色素加深。

（6）外出时随身携带病情识别卡，以便遇意外事故时能得到及时处理。

（7）定期门诊随诊。

（8）在遇分娩、手术、特殊治疗时应向医生说明患者有本病的事实，以利于医生治疗时正确用药，防止危象发生。

第五节 原发性醛固酮增多症护理

一、疾病概述

原发性醛固酮增多症（primary aldosteronism，简称原醛）为继发性高血压，主要由于肾上腺皮质腺瘤或增生使醛固酮分泌过多，导致钠、水潴留，体液容量扩张而抑制肾素–血管紧张素系统。临床表现有三组特征：高血压，神经肌肉功能异常，血钾过低。

原发性醛固酮增多症可分为醛固酮瘤、特发性醛固酮增多症及糖皮质激素可抑制性醛固酮增多症等。

二、护理评估

（一）健康史评估

护士在评估患者时应注意评估患者有无家族史，高血压、低血钾病史，如血压增高、乏力、肌肉麻痹、夜尿增多，严重时患者会出现周期性瘫痪等病史。

1. 醛固酮瘤

占原醛的 80% ~ 90%，少数患者可为多发腺瘤或双侧腺瘤。腺瘤成因不明，血浆醛固酮与血浆 ACTH 的昼夜节律呈平行关系。

2. 特发性醛固酮增多症

临床表现和生化改变与醛固酮瘤相似，可能与肾上腺球状带细胞对血管紧张素 Ⅱ 的敏感性增强，醛固酮刺激因子兴奋醛固酮分泌，血清素或组胺介导的醛固酮过度兴奋有关。

3. 糖皮质激素可抑制性醛固酮增多症

与遗传有关，有家族史者以常染色体显性遗传方式遗传。

（二）临床症状和评估

1. 高血压

为最早出现的症状。原因主要是大量醛固酮分泌引起钠潴留，使血浆容量增加，血管壁内钠离子浓度升高及增强血管对去甲肾上腺素的反应，从而引起高血压。可有不同程度的头痛、耳鸣、头晕。

2. 高尿钾、低血钾

原醛症患者因肾小管排钾过多，约 80% ~ 90% 的患者有自发性低血钾（2.0 ~ 3.5 mmol/L），也有部分患者血钾正常，但进高钠饮食或服用含利尿剂的降压药物后诱发低血钾。由于低钾血症，临床上可出现肌无力、软瘫、周期性瘫痪、心律失常、心电图出现 U 波或 ST 改变等；长期低血钾可致肾小管空泡变性，尿浓缩功能差，患者可有多尿伴口渴，尿比重偏低，且夜尿量大于日尿量，常继发泌尿系统感染，病情严重者可出现肾功能损害。

3. 其他

由于醛固酮增多，使肾小管对 Na^+ 离子的重吸收增强，而对 K^+ 及 H^+ 离子的排泄增加，还可产生细胞外液碱中毒；醛固酮增多使肾脏排 Ca^{2+}、Mg^{2+} 离子也增加，同时因碱中毒使游离钙减少，而使患者出现手足抽搐、肢端麻木等。

低血钾抑制胰岛素分泌，约半数患者可发生葡萄糖耐量低减，甚至可出现糖尿病。此外，原醛症患者虽有钠潴留，血容量增多，但由于有"钠逸脱"作用，而无水肿。

儿童期发病则影响其生长发育。

（三）辅助检查及其评估

1. 实验室检查

①血钾与尿钾：大多数患者血钾低于正常，一般在 2.0 ~ 3.0 mmol/L，严重者更低，腺瘤者低血钾往往成持续性，增生者称波动性。尿钾增高，若血钾小于 3.5 mmol/L、24 小时尿钾大于 25 mmol/L，或同日血钾小于 3.0 mmol/L 而 24 小时尿钾大于 20 mmol/L，则有诊断意义。②血钠与尿钠：血钠一般为正常高

限或轻度增高。尿钠每日排出量较摄入量为少或接近平衡。③碱血症：血 pH 可高达 7.6，提示代谢性碱中毒。④血镁：轻度降低。⑤尿常规：尿 pH 呈中性或碱性。

2. 醛固酮及其他类固醇测定

（1）醛固酮：①血浆醛固酮，明显增高；②尿醛固酮排出量高于正常。

（2）血浆 β–内啡肽测定：特发性醛固酮增多症患者血浆 β–内啡肽比腺瘤者及原发性高血压者均高。

（3）24 小时尿 17–羟皮质类固醇及 17–酮类固醇测定：一般均为正常，除非有癌肿引起的混合性皮质功能亢进可增高。

3. 肾素 – 血管紧张素 II 测定

患者血管紧张素 II 基础值可降至正常水平以下，且在注射利尿剂或直立体位后也不增高，为本病特征之一。这是由于醛固酮分泌增高、血容量扩张使肾素，血管紧张素系统活性降低所致，是与继发性醛固酮增多症的区别之处。

4. 特殊试验

（1）普食下钠、钾平衡试验：在普通饮食条件下（每日钠 160 mmol、钾 60 mmol）观察 1 周，可显示患者钾代谢呈负平衡，钠代谢正平衡，或近于平衡。在平衡试验期间，需记录血压，监测血钾、钠、二氧化碳结合力，尿钾、钠及血尿 pH 等，平衡期的检查结果作为对照，与以后的试验期（如低钠、高钠、螺内酯等）等进行比较。

（2）低钠试验：用以鉴别肾源性高血压伴低血钾。每日摄入钠 10 ~ 20 mmol、钾 60 mmol 共 1 周。本病患者在低钠条件下，到达肾远曲小管的钠明显减少，患者尿钾明显减少，血钾随之上升，如本试验历时 2 周以上则血钾上升和血压下降可更明显。肾脏病患者因不能有效地潴钠可出现失钠、脱水，即使在限制钠摄入的条件下，尿钠排泄仍不减少，尿钾排泄减少也不显著，血钾过低亦不易纠正。

（3）高钠试验：对病情轻、血钾降低不明显的疑似患者可做本试验。每日给钠 240 mmol，钾 60 mmol 一周，本症患者由于大量钠进入远曲小管进行钠、钾交换，使尿钾增多，血钾降低更明显，对血钾较低的患者不宜做此试验。

（4）螺内酯（安体舒通）试验：螺内酯可拮抗醛固酮对肾小管上皮的作用，每日 320 ~ 400 mg，分 3 ~ 4 次口服，连续至少 1 ~ 2 周（可达 4 ~ 5 周），对比服药前后基础血压、血钾、钠、二氧化碳结合率，尿钾、钠、血、尿 pH，尿量等。如系本病患者，血钾可上升甚至接近正常、血压可下降、血二氧化碳结合力下降、尿钾减少、尿变为酸性、肌无力及麻木症状改善。肾病所致低血钾、高血压则螺内酯往往不起作用。

（5）氨苯蝶啶试验：此药有利钠保钾作用，每日 200 mg，分 2 ~ 3 次口服，1 周以上，如能使血钾上升、血压下降者提示本病。对肾动脉狭窄及急进性高血压无效。

（四）心理 – 社会评估

患者由于疾病可致低血钾软瘫发作，因此应注意患者存在对疾病的恐惧发作、易紧张、无助感。

三、护理诊断

1. 潜在并发症——低血钾

与醛固酮增多所致的低血钾及失钾性肾病有关。

2. 有受伤的危险

与神经肌肉功能障碍有关。

3. 活动无耐力

与低血钾症引起的肌力下降、四肢麻痹抽搐及高血压有关。

4. 知识缺乏

与缺少对本病及相关检查的知识有关。

四、护理目标

（1）保持患者心情舒畅，嘱其避免紧张、激动的情绪变化。

（2）防止患者住院期间突发高血压引起的脑血管意外的发生。

（3）对于肌无力、软瘫的患者应加强巡视，加强生活护理和防护措施，以保证患者安全。

（4）使患者对本疾病有所了解，能更好地配合各项检查及治疗。

（5）使患者了解含钾高的水果及食物，了解监测出入量、体重、血钾、血压的重要性。

五、护理措施

（一）一般护理

患者创造良好、安静、舒适、安全的病室环境，使患者能卧床安静休息，避免劳累。

（二）病情观察

监测血压及血钾变化，做好记录。保证随电解质平衡和酸碱平衡如果患者出现肌无力、呼吸困难、心律失常或神志变化，应立即通知医生迅速抢救。

（三）饮食护理

给予患者低盐饮食，减少水、钠潴留，鼓励患者多吃含钾高的水果及食物。

（四）心理护理

如为分泌醛固酮的肾上腺皮质腺瘤，手术切除后大多数患者临床及化验恢复正常，病情缓解达到治愈；少数病程长、有严重并发症的患者，高血压、低血钾的症状也可达到部分缓解。通过护理活动与患者建立良好的护患关系，使患者保持心情舒畅，避免紧张、激动的情绪变化。

（五）用药护理

对于双侧肾上腺皮质增生的，手术往往不够理想，因此近年来已主张药物治疗，可服用硝苯地平或螺内酯，或两者合用，但长期大量服用螺内酯可出现男性乳腺增生等不良反应。如为糖皮质激素可抑制性醛固酮增多症，则口服小剂量地塞米松治疗，但需长期终生服药。护士在对患者进行用药护理时，应帮助患者做好需要长期服药的思想准备，指导患者遵医嘱合理用药，并且观察患者用药后有无药物不良反应发生。

钙离子拮抗剂的使用为醛固酮的术前准备及双侧肾上腺皮质增生患者的长期治疗提供了新手段。口服硝苯地平对降低血压，改善症状有较好疗效，但必要时需遵医嘱给予适量补钾治疗。

（六）试验护理

醛固酮瘤的分泌受体位变化和肾素-血管紧张素Ⅱ变化影响较小，而和ACTH昼夜变化有关，正常人隔夜卧床，上午8时血浆醛固酮值约为0.11～0.33 nmol/L，如保持卧位到中午12时，血浆醛固酮低于上午时；8～12时取立位则血浆醛固酮高于上午，说明体位对醛固酮的分泌可产生影响。因此，护士在遵医嘱执行试验前，应向患者充分解释试验的目的、方法，指导患者如何进行配合。准时留取定时、定体位血标本。准确留取尿标本。对于进行卧立位醛固酮试验的患者，应在注射呋塞米后观察患者有无低血压，保证患者安全，如患者出现头晕、乏力、大汗等症状，及时发现，通知医生，立即停止试验，同时协助患者进食或进水。

（七）健康指导

（1）对手术患者进行术前和术后健康指导，向患者讲解手术治疗的必要性，术前应做的准备如服用药物控制血压，保证水、电解质平衡，补钾治疗，用药后的不良反应等。

（2）对长期服用药物治疗的患者，指导患者合理遵医嘱用药，定时随诊，监测肝、肾功能和电解质，对于长期服用激素治疗的患者注意讲解激素治疗的不良反应等。

（3）指导患者进行适当的功能锻炼，与患者一起制定活动计划。

第六节 糖尿病护理

糖尿病是由于多种原因引起的胰岛素分泌不足和（或）其作用缺陷而导致的一组以慢性血糖水平增高为特征的代谢性疾病。临床表现为代谢紊乱症候群，久病可引起多系统损害，导致眼、肾、神经、心脏、血管等组织器官的慢性进行性病变，引起功能缺陷及衰竭。重症或应激时可发生酮症酸中毒、高渗性昏迷等急性代谢紊乱。世界卫生组织将糖尿病分为1型糖尿病、2型糖尿病、其他特殊类型和妊娠期糖尿病四种。

一、护理措施

（一）一般护理

1. 适当运动

循序渐进并长期坚持，运动方式以有氧运动为宜，结合患者的爱好，老年人以散步为宜，不应超过心肺及关节的耐受能力。运动时间的计算：从吃第一口饭开始计时，以餐后 0.5 ~ 1 h 开始为宜。肥胖患者可适当增加活动次数。

2. 明确饮食控制的重要性

计算标准体重，控制总热量，碳水化合物占 50% ~ 60%，蛋白质占 15% ~ 20%，脂肪占 20% ~ 25%。注意定时定量进餐，饮食搭配合理，热量分配一般为早、中、晚餐各占 1/5，2/5，2/5 或 1/3，1/3，1/3。在血糖稳定的情况下，尽量供给营养全面的膳食。禁食甜食。多食含纤维素高的食物，保持大便通畅。

3. 注射胰岛素的护理

（1）贮存：备用胰岛素需置于 2 ~ 8 ℃冰箱存放。使用中的胰岛素笔芯放于 30 ℃以下的室温中即可，有效期为4周，避免阳光直射。

（2）抽吸：抽吸胰岛素剂量必须准确，两种胰岛素合用时，先抽短效胰岛素，后抽中效或长效胰岛素，注射前充分混匀。注射预混胰岛素以前，要摇匀并避免剧烈振荡。

（3）注射部位：腹部以肚脐为中心直径6 cm以外、上臂中外侧、大腿前外侧、臀大肌，其中腹部吸收最快。注意更换注射部位，两次注射之间应间隔2 cm以上。

（4）消毒液：用体积分数75%酒精消毒，不宜用含碘的消毒剂。

（5）观察胰岛素不良反应：如低血糖反应、胰岛素过敏及注射部位皮下脂肪萎缩。

（6）注射胰岛素时应严格无菌操作，使用一次性注射器，防止感染。

4. 按时测体重

必要时记录出入量。如体重改变 > 2 kg，应报告医师。

5. 生活有规律

戒烟，限制饮酒。

6. 用药护理

使用口服降糖物的患者，应向其说明服药的时间、方法等注意事项及药物的不良反应。

（二）症状护理

（1）皮肤护理：注意个人卫生，保持全身和局部清洁，加强口腔、皮肤和会阴部清洁，勤换内衣。诊疗操作应严格无菌技术，发生皮肤感染时不可随意用药。

（2）足部护理：注意保护足部，鞋子、袜口不宜过紧，保持趾间清洁、干燥，穿浅色袜子，每天检查足部有无外伤、鸡眼、水泡、趾甲异常，有无感觉及足背动脉搏动异常。剪趾甲时注意不要修剪过短。冬天注意足部保暖，避免长时间暴露于冷空气中。

（3）眼部病变的护理：出现视物模糊，应减少活动，加强日常生活的协助和安全护理。

（4）保持口腔清洁，预防上呼吸道感染，避免与肺炎、肺结核、感冒者接触。

（5）保持会阴部清洁、干燥，防止瘙痒和湿疹发生。需导尿时应严格无菌技术。

二、健康教育

（1）糖尿病为慢性终身性疾病，目前尚不能根治。患者要在饮食控制和运动治疗的基础上进行综合治疗，以减少或延迟并发症的发生和发展，提高生活质量。

（2）食物品种多样化，主食粗细粮搭配，副食荤素食搭配。避免进食浓缩的碳水化合物。避免食用动物内脏等高胆固醇食物。少喝或不喝稀饭，可用牛奶、豆浆等代替。

（3）运动能降低血糖，并可增强胰岛素的敏感性。运动时随身携带糖果，当出现低血糖症状时及时食用。身体不适时应暂停运动。

（4）遵医嘱使用降糖药物，指导所使用胰岛素的注射方法、作用时间及注意事项。

（5）每天检查足部皮肤，以早期发现病变。避免穿拖鞋、凉鞋、赤脚走路，禁用热水袋，以免因感觉迟钝而造成烫伤。

（6）指导患者正确掌握血糖监测的方法，了解糖尿病控制良好的标准。

（7）定期复查，一般每3个月复查糖化血红蛋白，以了解疾病控制情况，及时调整用药剂量。每年进行全身检查，以便尽早防治慢性并发症。

第七节　糖尿病酮症酸中毒护理

一、疾病介绍

糖尿病酮症酸中毒（diabetic ketoacidosis，DKA）是糖尿病患者最常见的急性并发症，具有发病急、病情重、变化快的特点。占糖尿病住院患者的8%～29%，每千名糖尿病患者年发生DKA者占4%～8%，多由各种应激状态诱发，也可无明显诱因，延误诊断或者治疗可致死亡。

1. 定义

由于糖尿病代谢紊乱加重，脂肪分解加速，产生的以血糖及血酮体明显增高及水、电解质平衡失调和代谢性酸中毒为主要表现的临床综合征。严重者常致昏迷及死亡。

2. 诱因

DKA诱因很多，1型糖尿病有自发DKA倾向，2型糖尿病患者在一定诱因作用下也可发生DKA，常见诱因：感染、胰岛素剂量不足或治疗中断、饮食不当、妊娠和分娩、创伤、手术、麻醉、急性心梗、心力衰竭、精神紧张或严重刺激引起应激状态等，有时亦可无明显诱因。

3. 病理生理

糖尿病酮症酸中毒是糖尿病患者在各种诱因作用下，由于胰岛素及升糖激素分泌双重障碍，造成糖、蛋白质、脂肪以至于水、电解质、酸碱平衡失调而导致高血糖、高血酮、酮尿失水申解质紊乱、代谢性酸中毒等一个症候群。

（1）高血糖：DKA患者的血糖多呈中等程度的升高常为16.7～27.5 mmol/L（300～500 mg/dL），除非发生肾功能不全否则多不超过27.5 mmol/L（500 mg/dL）。高血糖对机体的影响包括：①细胞外液高渗使得细胞脱水将导致相应器官的功能障碍；②引起渗透性利尿，同时带走水分和电解质进一步导致水盐代谢紊乱。

（2）酮症和（或）酸中毒：酮体是脂肪β氧化不完全的产物包括乙酰乙酸、β-羟丁酸和丙酮3种组分，其中β-羟丁酸和乙酰乙酸都是强酸。DKA患者由于脂肪分解增加，产生大量的酮体，超过正常周围组织氧化的能力而引起高酮血症和酮症酸中毒，并消耗大量的储备碱。当血pH值降至7.2时可出现典型的酸中毒呼吸（Kussmaul呼吸），pH值 < 7.0时可致中枢麻痹或严重的肌无力甚至死亡，另外，酸血症影响氧与血红蛋白解离，导致组织缺氧加重全身状态的恶化。DKA时知觉程度的变化范围很大，

当血浆 HCO_3^- ≤ 9.0 mmol/L 时，不论其意识状态为半清醒或昏迷，均可视之为糖尿病酮症酸中毒昏迷（diabetic ketoacidosis and coma，DKAC），当血 HCO_3^- 降至 5.0 mmol/L 以下时，预后极为严重。

（3）脱水：DKA 时渗透性利尿、呼吸深快失水和可能伴有的呕吐、腹泻引起的消化道失水等因素均可导致脱水的发生。严重的脱水可引起血容量不足、血压下降，甚至循环衰竭等严重后果。

（4）电解质紊乱：DKA 时由于渗透性利尿、摄入减少及呕吐、细胞内外水分转移入血、血液浓缩等均可导致电解质紊乱。同时，由于电解质的丢失和血液浓缩等方面因素的影响，临床上所测血中电解质水平可高可低也可正常。DKA 时血钠无固定改变一般正常或减低，血钾多降低，另外，由于细胞分解代谢量增加，磷的丢失亦增加，临床上可出现低磷血症，低磷也可影响氧与血红蛋白解离引起组织缺氧。

4. 临床表现及诊断

糖尿病酮症酸中毒按其程度可分为轻度、中度及重度。轻度实际上是指单纯酮症并无酸中毒，有轻中度酸中毒者可列为中度；重度则是指酮症酸中毒伴有昏迷，或虽无昏迷但二氧化碳结合低于 10 mmol/L 时，患者极易进入昏迷状态。较重的酮症酸中毒临床表现包括以下几个方面。

（1）糖尿病症状加重：多饮多尿、体力及体重下降的症状加重。

（2）胃肠道症状：包括食欲下降、恶心呕吐。有的患者，尤其是 1 型糖尿病患者可出现腹痛症状，有时甚至被误为急腹症。造成腹痛的原因尚不明了，有人认为可能与脱水及低血钾所致胃肠道扩张和麻痹性肠梗阻有关。

（3）呼吸改变：酸中毒所致，当血 pH 值 < 7.2 时呼吸深快，以利排酸；当 pH 值 < 7.0 时则发生呼吸中枢受抑制，部分患者呼吸中可有类似烂苹果气味的酮臭味。

（4）脱水与休克症状：中、重度酮症酸中毒患者常有脱水症状，脱水达 5% 者可有脱水表现，如尿量减少、皮肤干燥、眼球下陷等。脱水超过体重 15% 时则可有循环衰竭，症状包括心率加快、脉搏细弱、血压及体温下降等，严重者可危及生命。

（5）神志改变：临床表现个体差异较大，早期有头痛、头晕、萎靡继而烦躁、嗜睡、昏迷，造成昏迷的原因包括乙酰乙酸过多、脑缺氧、脱水、血浆渗透压升高、循环衰竭等。

（6）诱发疾病表现：各种诱发疾病均有特殊表现应予以注意以免与酮症酸中毒互相掩盖，贻误病情。

5. 治疗要点

糖尿病酮症酸中毒发病急、进展快，处理时应注意针对内分泌代谢紊乱，去除诱因，阻止各种并发症的发生，减少或尽量避免治疗过程中发生意外，降低病死率等。其中包括：补液、胰岛素的应用、补充钾及碱性药物，其他对症处理和消除诱因。

（1）补液：抢救 DKA 极为关键的措施。

①在开始 2 h 内可补充生理盐水 1 000 ~ 2 000 mL，以后根据脱水程度和尿量每 4 ~ 6 h 给予 500 ~ 1 000 mL，一般 24 h 内补液 4 000 ~ 5 000 mL，严重脱水但有排尿者可酌情增加。

②当血糖下降至 13.9 mmol/L 时，改用 5% 葡萄糖生理盐水。对有心功能不全及高龄患者，有条件的应在中心静脉压监护下调整滴速和补液量，补液应持续至病情稳定，可以进食为止。

（2）胰岛素治疗。

①最常采用短效胰岛素持续静脉滴注。开始时以 0.1 U/（kg·h）（成人 5 ~ 7 U/h），控制血糖快速、稳定下降。

②当血糖降至 13.9 mmol/L（250 mg/dL）时可将输液的生理盐水改为 5% 葡萄糖或糖盐水，按每 3 ~ 4 g 葡萄糖加 1 U 胰岛素计算。

③至尿酮转阴后，可过渡到平时的治疗。

（3）纠正电解质紊乱。

①通过输注生理盐水，低钠低氯血症一般可获纠正。

②除非经测定血钾高于 5.5 mmol/L、心电图有高钾表现或明显少尿、严重肾功能不全者暂不补钾外，一般应在开始胰岛素及补液后，只要患者已有排尿均应补钾。一般在血钾测定监测下，每小时补充氯化钾 1.0 ~ 1.5 g（13 ~ 20 mmol/L），24 h 总量 3 ~ 6 g。待患者能进食时，改为口服钾盐。

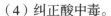

（4）纠正酸中毒。

①轻、中度患者，一般经上述综合措施后，酸中毒可随代谢紊乱的纠正而恢复。仅严重酸中毒（pH值 ≤ 7.0）时，应酌情给予小剂量碳酸氢钠，但补碱忌过快过多，以免诱发脑水肿。

②当 pH 值 > 7.1 时，即应停止补碱药物。

（5）其他治疗。

①休克：如休克严重，经快速补液后仍未纠正，考虑可能并发感染性休克或急性心肌梗死，应仔细鉴别，及时给予相应的处理。

②感染：常为本症的诱因，又可为其并发症，以呼吸道及泌尿系感染最为常见，应积极选用合适的抗生素治疗。

③心力衰竭、心律失常：老年或合并冠状动脉性心脏病者，尤其合并有急性心肌梗死或因输液过多、过快等，可导致急性心力衰竭和肺水肿，应注意预防，一旦发生应及时治疗。血钾过低、过高均可引起严重的心律失常，应在全程中加强心电图监护，一旦出现及时治疗。

④肾衰竭：因失水、休克或原已有肾脏病变或治疗延误等，均可引起急性肾衰竭，强调重在预防，一旦发生及时处理。

⑤脑水肿：为本症最严重的并发症，病死率高。可能与脑缺氧、补碱不当、血糖下降过快、补液过多等因素有关。若患者经综合治疗后，血糖已下降，酸中毒改善，但昏迷反而加重，应警惕脑水肿的可能。可用脱水剂、呋塞咪和地塞米松等积极治疗。

⑥急性胃扩张：因酸中毒引起呕吐可伴急性胃扩张，用 5% 碳酸氢钠液洗胃，用胃管吸附清除胃内残留物，预防吸入性肺炎。

二、护理评估与观察要点

1. 护理评估

（1）病史：询问患者或者其家属有无糖尿病病史或者家族史、起病时间、主要症状及特点，如极度口渴、厌食、恶心、呕吐、昏睡及意识改变者等。注意询问有无感染、胰岛素治疗不当、饮食不当，以及有无应激状态等诱发因素。

（2）心理－社会状况：评估患者对疾病知识的了解程度，有无焦虑、恐惧等心理变化，家庭成员对疾病的认识和态度等。

（3）身体状况：评估患者的生命体征、精神和神志状态，已有昏迷的患者，注意监测患者的瞳孔大小和对光反射情况；患者的营养状况；皮肤湿度和温度的改变和有无感染灶或不易愈合的伤口等。

2. 观察要点

注意观察病情，当患者出现显著软弱无力、呼吸加速、呼气时有烂苹果样味道、极度口渴、厌食、恶心、呕吐及意识改变者应警惕酮症酸中毒的发生。已经诊断为 DKA 的患者应密切监测生命体征和意识状态，详细记录 24 h 出入量，每 2 h 测血糖一次，及时抽查尿糖、酮体，注意血常规、电解质和血气变化。

三、急诊救治流程

DKA 急诊救治流程详见图 6-1。

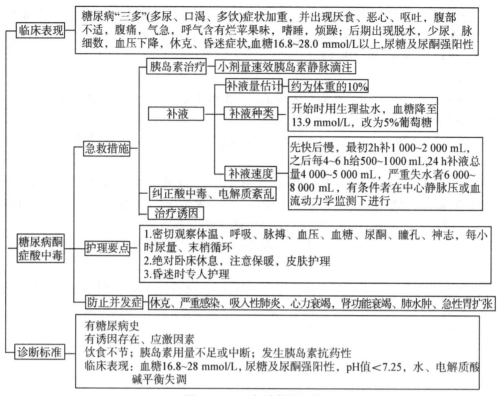

图 6-1　DKA 急诊救治流程

第七章 肛肠外科疾病护理

第一节 结肠癌护理

结肠癌（carcinoma of colon）是消化道常见的恶性肿瘤，以41～65岁发病率高。在我国近20年来尤其是在大城市，发病率明显上升，有多于直肠癌的趋势。而直肠癌的发病率基本稳定。

一、病因

结肠癌的发病因素目前尚未明了，根据流行病学调查和临床观察分析，可能与下列因素有关。

1. 饮食因素

结肠癌的发病与摄入过多的动物脂肪及动物蛋白质，缺乏新鲜蔬菜及含膳食纤维的食品有一定的相关性，加之缺乏适度的体力活动，导致肠道蠕动功能减弱，肠道菌群改变，使粪便通过肠道的速度减慢，致癌物质与肠黏膜接触时间延长；此外，过多摄入腌制食品可增加肠道中的致癌物质，诱发结肠癌；而维生素、微量元素及矿物质的缺乏均可能增加结肠癌的发病概率。

2. 遗传因素

遗传易感性在结肠癌的发病中具有重要地位，临床上10%～15%的患者为遗传性结直肠肿瘤，如家族性腺瘤性息肉病（familial adenomatous polyposis，FAP）及遗传性非息肉性结肠癌。

3. 癌前病变

多数结肠癌来自腺瘤癌变，其中家族性息肉病和结肠绒毛状腺瘤癌变率最高，已被公认为癌前病变；而近年来结肠的某些慢性炎症改变，如溃疡性结肠炎、克罗恩病及血吸虫病肉芽肿与大肠癌的发生有密切关系，已被列为癌前病变。

二、病理生理和分型

1. 根据肿瘤的大体形态分型

（1）隆起型：肿瘤向肠腔内生长，呈结节状、菜花状或息肉样隆起，大的肿块表面易发生溃疡。好发于右半结肠，尤其是盲肠。

（2）溃疡型：肿瘤向肠壁深层生长且向四周浸润，中央形成较深的溃疡，溃疡基底部深达或超过肌层，是结肠癌常见的类型。

（3）浸润型：肿瘤沿肠壁环状浸润生长，局部肠壁增厚，易引起肠腔狭窄和肠梗阻。多发生于左半结肠，尤其是乙状结肠。

（4）胶样型：部分黏液腺癌的肿瘤组织可形成大量黏液，使得肿瘤剖面呈半透明的胶状，故称为胶样型。外形不一，既可呈隆起型，也可呈溃疡型，或表现为浸润性生长。

2. 组织学分型

显微镜下组织学常见分型：①腺癌：可进一步分为管状腺癌、乳头状腺癌、黏液腺癌、印戒细胞癌及未分化癌，其中管状腺癌为最多见的组织学类型；②腺鳞癌：肿瘤由腺癌细胞及鳞状细胞构成，分化程度为中度至低度。

3. 临床病理分期

国内一般应用我国 1984 年推出的 Dukes 改良分期方法，较为简单实用。

A 期：癌肿仅限于肠壁，未超出浆膜层。又分为三期：A1，癌肿侵及黏膜或黏膜下层；A2，癌肿侵及肠壁浅肌层；A3，癌肿侵及肠壁深肌层，但未达浆膜。

B 期：癌肿穿透肠壁浆膜或侵及肠壁浆膜外组织、器官，无淋巴结转移。

C 期：癌肿侵及肠壁任何一层，但有淋巴转移。可分为两期：C1，淋巴转移仅限于癌肿附近；C2，癌肿转移至系膜和系膜根部淋巴结。

D 期：有远处转移或腹腔转移或广泛侵及邻近脏器而无法切除者。

4. 扩散和转移方式

（1）直接浸润：癌细胞可向 3 个方向浸润生长，环状浸润、肠壁深层及沿纵轴浸润，穿透肠壁后即可侵犯周围的组织器官。

（2）淋巴转移：这是大肠癌最主要的转移途径。可沿结肠上淋巴结、结肠旁淋巴结、系膜周围的中间淋巴结和系膜根部的中央淋巴结依次转移。

（3）血行转移：癌肿向深层浸润后，常侵入肠系膜血管。常见为癌细胞沿门静脉转移至肝，甚至进入体循环向远处转移至肺，少数可侵犯脑或骨骼。

（4）种植转移：癌细胞穿透肠壁后，脱落的癌细胞可种植在腹膜和腹腔其他器官表面，以盆腔底部、直肠前陷窝最常见。

当发生广泛腹腔转移时，可形成腹腔积液，多为血性，并可在腹腔积液中找到癌细胞。

三、临床表现

结肠癌早期常无明显特异性表现，容易被忽视。常可出现下列表现：

1. 排便习惯与粪便性状的改变

常为最早出现的症状，多表现为大便次数增多、大便不成形或稀便；当出现不全肠梗阻时，可表现为腹泻与便秘交替出现；由于癌肿表面已发生溃疡、出血及感染，所以患者常表现为便中带血、脓性或黏液性粪便。

2. 腹痛

也是早期常见的症状之一。腹部疼痛部位不确定，亦不剧烈，多表现为慢性隐痛或仅为腹部不适或腹部胀痛，易被忽视。当癌肿穿透肠壁引起局部炎症时，具有定位压痛及包块，腹痛常较明显；出现肠梗阻时，腹痛加重或阵发性腹部绞痛。

3. 腹部肿块

以右半结肠癌多见。肿块大多坚硬，位于横结肠或乙状结肠的癌肿可有一定活动度。若癌肿穿透肠壁并发感染，可表现为固定压痛的肿块。

4. 肠梗阻

多为结肠癌的中晚期症状。一般表现为慢性低位不全性肠梗阻，主要表现是腹胀和便秘，腹部胀痛或阵发性绞痛. 进食后症状加重。当发生完全梗阻时，症状加剧，部分患者出现呕吐，呕吐物为粪样物。

5. 全身症状

由于患者长期慢性失血，癌肿表面溃烂、感染、毒素吸收等，可出现贫血、消瘦、乏力、低热等全身性表现。病情晚期可出现肝大、黄疸、腹腔积液及恶病质表现等。

由于结肠癌的部位不同，临床表现也有区别。一般右半结肠癌多以肿块型伴溃疡为主，临床上以全身症状如贫血、消瘦、全身乏力及腹部包块为主；左半结肠癌多以浸润型为主，极易引起肠腔环形狭窄，因此左半结肠癌以肠梗阻、便秘、腹泻、便血等症状为显著。

四、实验室及其他检查

1. 实验室检查

（1）粪潜血试验：高危人群的初筛方法及普查手段，对结果呈阳性者进一步检查，可帮助及时发现早期病变。

（2）肿瘤标记物检查：癌胚抗原测定对结肠癌的诊断和术后监测较有意义，主要用于监测结肠癌的复发。

2. 影像学检查

（1）X线钡剂灌肠或气钡双重对比造影检查：是结肠癌的重要检查方法。可观察到结肠壁僵硬、皱襞消失、存在充盈缺损及龛影。

（2）B超和CT检查：有助于了解腹部肿块、腹腔内肿大淋巴结及有无肝转移等。

3. 内镜检查

包括直肠镜、乙状结肠镜或纤维结肠镜检查，可观察病灶的部位、大小、形态，肠腔狭窄的程度等，并可在直视下取活组织做病理学检查，以明确诊断。是诊断大肠癌最有效、最可靠的方法。

五、治疗要点

治疗原则是以手术切除为主，同时配合化学治疗、放射治疗等方法的综合治疗。

1. 手术治疗

手术方式的选择应综合考虑癌肿的部位、范围、大小、活动度及细胞分化程度等因素。

（1）根治性手术。

①结肠癌根治术：切除范围包括癌肿在内的两端肠管，一般要求距肿瘤边缘10 cm，以及所属系膜和区域淋巴结。a. 右半结肠切除术：适用于盲肠、升结肠、结肠肝曲癌。对于盲肠和升结肠癌，切除范围包括10～20 cm的回肠末段、盲肠、升结肠、右半横结肠和大网膜，以及相应的系膜、淋巴结，做回肠与横结肠端端或端侧吻合。对于结肠肝曲的癌肿，除上述范围外，须切除横结肠和胃网膜右动脉组的淋巴结。b. 横结肠切除术：适用于横结肠中部癌。切除范围包括全部横结肠、部分升结肠、降结肠及其系膜、血管、淋巴结和大网膜，行升结肠和降结肠端端吻合。c. 左半结肠切除术：适用于结肠脾曲癌、降结肠癌和乙状结肠癌。切除范围包括左半横结肠、降结肠、乙状结肠及其所属系膜、左半大网膜和淋巴结。d. 单纯乙状结肠切除术：适用于乙状结肠癌，若癌肿小，位于乙状结肠中部，而且乙状结肠较长者，同时切除所属系膜及淋巴结，做结肠、直肠端端吻合术。

②经腹腔镜行结肠癌根治术：腹腔镜手术可减小创伤，减轻患者痛苦，减少术后并发症，从而加快患者康复，且有与传统手术方式相同的疗效，现已逐步在临床推广应用。

（2）结肠癌并发急性肠梗阻的手术：需在进行胃肠减压、纠正水和电解质紊乱以及酸碱平衡失调等积极术前准备后行急诊手术，解除梗阻。若为右半结肠癌可行一期切除；如患者全身情况差，则先作肿瘤切除、盲肠造口或短路手术以解除梗阻，待病情稳定后行二期根治性切除手术。若为左半结肠癌并发急性肠梗阻时，一般应在梗阻部位的近侧作横结肠造口，在肠道充分准备的条件下，再二期手术行根治性切除。

（3）姑息性手术：适用于局部癌肿尚能切除，但已有广泛转移，不能根治的晚期结肠癌病例，可根据患者全身情况和局部病变程度，作癌肿所在肠段局部切除及肠吻合术。晚期局部癌肿已不能切除时，为解除梗阻，可将梗阻近端肠管与远端肠管做端侧或侧侧吻合术，或梗阻近端做结肠造口。

2. 非手术治疗

（1）化学治疗：这是结肠癌综合治疗的一部分，也是根治术后的辅助治疗。术前化疗有助于缩小原发灶，使肿瘤降期，降低术后转移发生率，但不适用于Ⅰ期结肠癌；术后化疗则有助于控制体内潜在的血行转移，可提高5年生存率。目前多采用以5-氟尿嘧啶为基础的联合化疗方案。

（2）放射治疗：术前放疗可缩小癌肿体积、降低癌细胞活力及淋巴结转移，使原本无法手术的癌肿得以手术治疗，提高手术切除率及生存率，降低术后复发率。术后放疗仅适用于晚期癌肿、手术无法根治或局部复发的患者。

（3）中医中药治疗：应用补益脾肾，调理脏腑、清肠解毒、扶正的中药制剂。

（4）其他治疗：有基因治疗、导向治疗、免疫治疗等，但尚处于探索阶段。

六、常见护理诊断／问题

1. 焦虑、恐惧

与患者对癌症治疗缺乏信心，担心治疗效果及预后有关。

2. 营养失调：低于机体需要量

与恶性肿瘤高代谢及手术后禁食有关。

3. 知识缺乏

对诊断性检查认识不足，对术前肠道准备及术后注意事项（卧位、活动、饮食等）缺乏了解，缺乏大肠癌综合治疗、护理等方面的知识。

4. 潜在并发

症切口感染、吻合口瘘、肠粘连等。

七、护理措施

1. 术前护理

（1）心理护理：结肠癌患者对治疗及预后往往存在诸多顾虑，对疾病的康复缺乏信心。因此，术前应了解患者对疾病的认知程度，鼓励患者诉说自己的感受，暴露自己的心理，耐心倾听其因疾病所致的恐惧和顾虑。根据患者的心理承受能力，与家属协商寻求合适时机帮助其尽快面对疾病，介绍疾病的康复知识和治疗进展以及手术治疗的必要性，使其树立战胜疾病的信心，能积极配合治疗和护理。

（2）营养支持：术前鼓励患者进食高蛋白、高热量、高维生素易消化的少渣饮食，如鱼、蛋、瘦肉及乳制品等，根据患者的饮食习惯制定合理的食谱，保障患者的饮食营养供给。必要时，根据医嘱给予少量多次输血、白蛋白等，以纠正贫血和低蛋白血症。若患者出现明显脱水及急性肠梗阻，应及早给予静脉补液，纠正体内水、电解质紊乱及酸碱平衡失调，提高其对手术的耐受力。

（3）肠道准备：充足的肠道准备可以减少或避免术中污染，防止术后腹腔和切口感染，增加手术的成功率。具体做法包括以下几个方面：

①饮食准备：a. 传统饮食准备：术前3日进少渣半流质饮食，如稀粥、面片汤等，术前1～2日起进无渣流质饮食，并给予番泻叶6g泡茶或蓖麻油30 mL饮用，每日上午1次，以软化粪便促进排出。具体做法应视患者有无长期便秘及肠道梗阻等情况而定。②肠内营养：一般术前3天开始口服要素膳，每天4～6次，至术前12小时。要素膳的主要特点是化学成分明确，无须消化、可直接被胃肠道吸收利用、无渣。此种方法既可满足患者机体的营养需求，又可减少肠道粪渣形成，同时有利于肠黏膜的增生、修复，保护肠道黏膜屏障，避免术后因肠道细菌移位引发肠源性感染等并发症。

②肠道清洁：肠道清洁一般在术前1日进行，现临床上多采用全肠道灌洗法，若患者年老体弱无法耐受或灌洗不充分时，可考虑配合洗肠。

导泻法：①高渗性导泻：常用制剂有甘露醇、硫酸镁等。主要利用其在肠道几乎不被吸收，口服后使肠腔内渗透压升高，吸收肠壁水分，使肠腔内容物剧增，肠蠕动增加，从而达到导泻的目的。因此，口服高渗性制剂后，一定要在1～2小时内饮水1 500～2 000 mL，以达到清洁肠道的效果，否则易导致血容量不足。使用过程中要注意对年老体弱、心肾功能不全和肠梗阻者禁用。②等渗性导泻：临床常用复方聚乙二醇电解质散溶液。聚乙二醇是一种等渗、非吸收性、非爆炸性液体，通过分子中的氢键与肠腔内水分子结合，增加粪便含水量及灌洗液的渗透浓度，刺激小肠蠕动增加，导致腹泻。

灌肠法：可用1%～2%肥皂水、磷酸钠灌肠剂、甘油灌肠剂及等渗盐水等。其中肥皂水灌肠由于护理工作量大、效果差、易导致肠黏膜充血等，已逐渐被其他方法取代，或采用洗肠机洗肠。

③口服肠道抗菌药物：多采用不能被肠道吸收的药物，如新霉素、甲硝唑等，抑制肠道细菌，预防术后并发症。同时因控制饮食及服用肠道抗菌药，使维生素 K 的合成和吸收减少，需补充维生素 K。

（4）做好健康宣教及术前常规准备。

2. 术后护理

（1）病情观察：术后严密观察生命体征变化，早期每半小时测量一次血压、脉搏、呼吸，待病情稳定后改为每 1 ~ 2 小时监测一次或根据医嘱给予心电监护，术后 24 小时病情平稳后可延长间隔时间。

（2）体位与活动：清醒血压平稳后改半卧位，以利腹腔引流。术后早期，鼓励患者可在床上多翻身、活动四肢；2 ~ 3 天后病情许可的情况下，协助患者下床活动，以促进肠蠕动的恢复，减轻腹胀，避免肠粘连及下肢静脉血栓的形成。

（3）引流管的护理：首先要保持各引流管通畅，防止受压、扭曲、堵塞，严密观察引流液的颜色、性质及量并详细记录，发现异常及时通知医师。

（4）做好基础护理：禁食期间口腔护理、雾化吸入每日 2 次，会阴护理每日 1 ~ 2 次，每 1 ~ 2 小时协助患者翻身拍背一次，防止并发症发生。

（5）饮食与营养。

①传统方法：禁食期间，根据医嘱给予静脉补充水、电解质及营养物质。术后 48 ~ 72 小时待肠功能恢复，肛门排气，拔除胃管后方可进食，先流质饮食，若无不良反应，改为半流食，术后 1 周可进少渣饮食，2 周左右可进软食，继而普食，应给予高热量、高蛋白、丰富维生素、低渣的食物。

②肠内营养：大量研究表明，术后早期（术后 24 小时）开始应用肠内营养支持，对改善患者的全身营养状况、维持胃肠道屏障结构和功能、促进肠功能恢复、增加机体的免疫功能、促进伤口及吻合口的愈合等均有益处。应根据患者个体情况，合理制定营养支持方案。

（6）术后并发症的观察、预防及护理。

①切口感染：术后监测患者体温变化及切口局部情况，如术后 3 ~ 5 日体温不但不降反而升高，局部切口疼痛、红肿，应警惕切口感染，要及时通知医生并协助处理。预防及处理：保持切口周围清洁、干燥，换药时严格无菌操作，敷料浸湿后应及时更换；根据医嘱预防性应用抗生素；若有感染发现代护理学操作规范与临床实践生，则应开放伤口，彻底清创，定时换药直至愈合。

②吻合口瘘：术后严密观察患者有无腹痛、腹膜炎、腹腔脓肿等吻合口瘘的表现。预防及处理：积极改善患者营养状况；术后 7 ~ 10 天内禁忌灌肠，以避免刺激手术切口和影响吻合口的愈合；一旦发生，应立即报告医生并协助处理，包括禁食、胃肠减压、腹腔灌洗和引流，同时给予肠外营养支持。必要时做好急诊手术准备。

八、健康指导

1. 疾病预防

定期进行体格检查，包括粪潜血试验、肠道内镜检查等，做到早发现、早诊断、早治疗；积极预防和治疗结肠的各种慢性炎症及癌前病变，如结肠息肉、腺瘤、溃疡性结肠炎等；警惕家族性腺瘤性息肉病、遗传性非息肉病性结肠癌；保持饮食卫生，防止肠道感染；避免可诱发结肠癌的因素，多进食新鲜蔬菜、水果等多纤维素饮食，减少食物中的脂肪摄入量。

2. 活动

参加适量体育锻炼，注意劳逸结合，保持良好的体质，以利于手术及术后恢复，预防并发症的发生。

3. 环境

与健康建议患者戒烟，讲述吸烟对自己和他人的危害，保持环境空气清新。

4. 复查

每 3 ~ 6 个月定期门诊复查，行放、化疗的患者，要定期检查血常规，当出现血白细胞和血小板计数减少时，应暂停放、化疗。

第二节　直肠癌护理

直肠癌（carcinoma of rectum）是乙状结肠与直肠交界处至齿状线之间的癌，是消化道的常见恶性肿瘤之一。流行病学特点为：①我国直肠癌的发病率比结肠癌高，直、结肠癌发病比率为（1.2∶1）～（1.5∶1），最近的资料显示结肠癌、直肠癌发病率逐渐靠近，主要是结肠癌发病率增高所致；②中低位直肠癌所占的比例高，约占直肠癌的70%；③年轻人（＜30岁）直肠癌比例高，占12%～15%。

1、病因

直肠癌的病因尚不明确，其可能的相关因素如结肠癌所述，包括：饮食及致癌物质，直肠慢性炎症，遗传易感性，以及癌前病变如家族性腺瘤病、直肠腺瘤，尤其是绒毛状腺瘤。腺瘤超过1.5 cm癌变可能性升高。

二、病理生理与分型

1. 大体分型

也可分为肿块型、溃疡型、浸润型三型。

（1）肿块型：亦称髓样癌或菜花型癌。向肠腔内生长，瘤体较大，呈球型或半球型，似菜花样，向周围浸润少，预后较好。

（2）溃疡型：多见，占50%以上。形状为圆形或卵圆形，中心凹陷，边缘凸起，向肠腔深层生长并向周围浸润。早期可有溃疡，易出血，此型分化程度较低，转移较早。

（3）浸润型：亦称硬癌或狭窄型癌。癌肿沿肠壁浸润，使肠腔狭窄，分化程度低，转移早而预后差。

2. 组织学分型

①腺癌：占75%～85%。癌细胞排列呈腺管或腺泡状。腺癌还可继续分为乳头状腺癌和管状腺癌。②黏液癌：由分泌黏液的癌细胞构成，癌组织内有大量黏液为其特征，预后较腺癌差。③未分化癌：癌细胞弥漫成片，呈团块状或不规则形，细胞较小，排列不整齐，形态较一致，预后差。

3. 临床病理分期

参照结肠癌分期。

4. 扩散与转移

（1）直接浸润：癌肿直接向肠管周围及肠壁深层浸润生长，癌肿浸润肠壁一周需1.5～2年。穿透肠壁后即可侵犯周围的组织器官，如膀胱、子宫等，下段直肠癌由于缺乏浆膜层的屏障保护，易向四周浸润，侵入附近脏器如前列腺、精囊腺、阴道、输尿管等。

（2）淋巴转移：是直肠癌主要的转移途径。上段直肠癌向上沿直肠上动脉、肠系膜下动脉及腹主动脉周围淋巴结转移。下段直肠癌（以腹膜反折为界）向上方和侧方转移为主。

（3）血行转移：癌肿侵入静脉后沿门静脉转移至肝；也可由髂静脉转移至肺，少数可侵犯脑或骨骼。

（4）种植转移：直肠癌种植转移的机会较小，上段直肠癌偶有种植转移发生。

三、临床表现

1. 症状

直肠癌早期多无明显特异性表现，仅有少量便血或排便习惯改变，易被忽视。当病情发展至癌肿破溃形成溃疡或感染时，才出现症状。

（1）直肠刺激症状：癌肿直接刺激直肠产生频繁便意，引起排便习惯改变，便前肛门下坠感、里急后重、排便不尽感；晚期可出现下腹痛。

（2）癌肿破溃感染症状：为直肠癌患者最常见的临床症状，80%～90%的患者在早期即出现便血。癌肿破溃后，可出现血性或黏液性大便，多附于大便表面；感染严重时出现脓血便。

（3）肠腔狭窄症状：癌肿增大和（或）累及肠管全周造成肠腔狭窄，初时大便变形、变细，癌肿造成肠管部分梗阻后，可表现为腹胀、阵发性腹痛、肠鸣音亢进，排便困难等。

（4）转移症状：当癌肿穿透肠壁，侵犯前列腺、膀胱时可发生尿道刺激征、血尿、排尿困难等；侵犯骶前神经则发生骶尾部、会阴部持续性剧痛、坠胀感。女性直肠癌侵犯阴道后壁，引起白带增多；若穿透阴道后壁，则可导致直肠阴道瘘，可见粪便及血性分泌物从阴道排出。发生远处转移时，可出现相应脏器的病理生理改变及临床症状。

2. 体征

低位直肠癌患者可通过直肠指检扪及肿块，质地较硬，不可推动。

四、实验室及其他检查

1. 粪潜血试验

简便易行，可作为高危人群的初筛方法及普查手段，对结果持续阳性者应进一步检查。

2. 直肠指检

直肠指检是诊断直肠癌最重要和最直接的方法之一。凡遇患者有便血、大便习惯改变、大便变形等症状，均应行直肠指检。直肠指检可检查癌肿的部位，距肛缘的距离及癌肿的大小、范围、固定程度与周围组织的关系等。

3. 内镜检查

可通过直肠镜、乙状结肠镜或结肠镜检查。观察病灶的部位、大小、形态、肠腔狭窄的程度等，并可在直视下取活组织做病理学检查，是诊断直肠癌最有效，最可靠的方法。有泌尿系统症状的男性患者，则应行膀胱镜检查，以了解肿瘤浸润程度。

4. 影像学检查

（1）B 超和 CT 检查：有助于了解直肠癌的浸润深度及淋巴转移情况。还可提示癌肿是否侵犯邻近组织器官或有无肝、肺转移等。

（2）MRI 检查：对直肠癌的分期及术后盆腔、会阴部复发的诊断较 CT 优越。

五、治疗要点

手术切除仍是直肠癌的主要治疗手段，同时配合化疗、放疗等综合治疗可在一定程度上提高疗效。

1. 手术治疗

（1）直肠癌根治术：切除的范围包括癌肿及足够的两端肠段、已侵犯的邻近脏器的全部或部分、四周可能被浸润的组织及全直肠系膜和淋巴结。根据直肠癌肿所在部位、大小、活动度及细胞分化程度等，选择不同的手术方式。

①局部切除术：适用于瘤体直径 ≤ 2 cm、分化程度高、局限于黏膜或黏膜下层的早期直肠癌。手术方式主要有：a. 经肛门局部切除术；b. 经骶后径路局部切除术；c. 经前路括约肌途径局部切除术。

②腹会阴联合直肠癌根治术（abdomlnal perineal resection，APR）：即 Miles 手术，原则上适用于腹膜反折以下的直肠癌。切除范围包括乙状结肠远端、全部直肠、肠系膜下动脉及其区域淋巴结、全直肠系膜、肛提肌、坐骨直肠窝内脂肪、肛管及肛门周围约 5 cm 直径的皮肤、皮下组织及全部肛门括约肌，乙状结肠近端在左下腹做永久性人工肛门。

③经腹腔直肠癌切除术：或称直肠低位前切除术（low anterior resection，LAR），即 Dixon 手术，原则上适用于腹膜反折以上的直肠癌。一般要求癌肿距肛缘 5 cm 以上，远端切缘距癌肿下缘 3 cm 以上。切除乙状结肠和直肠大部，做直肠和乙状结肠端端吻合。由于吻合器和闭合器的使用，亦有更近距离的直肠癌行 Dixon 手术的报道。

④经腹直肠癌切除、近端造口、远端封闭手术（Hartmann 手术）：适用于因全身一般情况差，不能耐受 Miles 手术或急性梗阻不易行 Dixon 手术的直肠癌患者。

⑤其他：近年来，腹腔镜下行 Miles 手术和 Dixon 手术已逐步在临床推广，腹腔镜手术具有创伤小，

恢复快的优点，但对淋巴结清扫，周围被侵犯脏器的处理尚有争议。直肠癌侵犯子宫时，一并切除受侵犯的子宫，称为后盆腔清扫；若直肠癌浸润膀胱，可行直肠和膀胱（男性）或直肠、子宫和膀胱切除，称为全盆腔清扫。

（2）姑息性手术：晚期直肠癌患者发生排便困难或肠梗阻时，可行乙状结肠双腔造口，以缓解症状，延长患者生存时间。

2. 非手术治疗

（1）化疗：作为根治性手术后的辅助治疗。用于处理残存癌细胞或隐性病变，以提高术后 5 年生存率。目前多采用以 5- 氟尿嘧啶为基础的联合化疗方案。

（2）放疗：术前放疗可缩小癌肿体积、降低癌细胞活力及减少淋巴结转移，使原本无法手术的癌肿得以手术治疗，提高手术切除率及生存率。术后放疗仅适用于晚期患者、手术无法根治或局部复发者。

（3）局部治疗：对于低位直肠癌造成肠管狭窄且不能手术切除的患者，可采用电灼、液氮冷冻及激光烧灼等方法治疗，以改善症状。

（4）其他治疗：中医中药、基因治疗、导向治疗、免疫治疗及生物治疗等方法。

六、常见护理诊断／问题

1. 焦虑／恐惧

与对癌症治疗缺乏信心及担心结肠造口影响生活、工作有关。

2. 营养失调：低于机体需要量

与恶性肿瘤慢性消耗、手术创伤及放、化疗反应有关。

3. 自我形象紊乱

与做永久结肠造口及控制排便能力丧失有关。

4. 知识缺乏

缺乏有关术前准备、术后注意事项及结肠造口自我护理知识。

七、护理措施

1. 术前护理

（1）心理护理：直肠癌患者往往对治疗存在很多顾虑，对疾病的康复缺乏信心。因此，应关心体贴患者，指导患者及家属通过各种途径了解疾病的发生、发展及治疗护理方面的新进展，树立其战胜疾病的勇气和信心。对需做结肠造口者，术前可通过图片、模型或实物等向患者解释造口的目的、部位、功能、术后可能出现的情况以及相应的处理方法，说明造口手术只是将排便出口由肛门转移到了左下腹，对消化功能并无影响，只要学会如何护理造口，正确使用相关护理器材，保持乐观态度，不会影响工作和生活；必要时，可安排治疗有效的同种病例患者与之交谈，寻求可能的社会支持以帮助患者增强治疗疾病的信心，提高其适应能力。同时，争取家人及亲属的配合，从多方面给予患者关心及心理支持。

（2）营养支持：鼓励患者进食高蛋白、高热量、高维生素、易消化的少渣饮食，或根据医嘱给予肠内或肠外营养，并做好相应护理；也可少量多次输血、输蛋白等，以纠正贫血和低蛋白血症。

（3）肠道准备：参见结肠癌患者术前肠道准备。

（4）阴道冲洗：女患者若肿瘤已侵犯阴道后壁，术前 3 日每晚需冲洗阴道。

2. 术后护理

（1）体位及活动：病情平稳后取半卧位，以利于呼吸和腹腔引流。术后早期，鼓励患者可在床上多翻身、活动四肢，预防压疮及下肢静脉血栓的形成；后期在病情许可的情况下，鼓励并协助患者下床活动，以促进肠蠕动的恢复，减轻腹胀，避免肠粘连。

（2）病情观察：术后严密观察患者生命体征变化，根据病情定时监测或根据医嘱给予心电监护，待病情平稳后可延长间隔时间；同时，观察腹部及会阴部伤口敷料，注意有无渗血、渗液，若渗血较多，应估算渗出量并做好记录，及时通知医师给予处理。

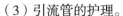

（3）引流管的护理。

①胃肠减压管一般放置48～72小时，至肛门排气或结肠造口开放时可拔管。

②留置导尿管：注意保持尿道口清洁，每日进行会阴护理1～2次；留置导尿管期间应保持导尿管通畅，避免扭曲、受压，并观察尿液颜色、性状和量，若出现脓尿、血尿等，要及时处理；直肠癌术后导尿管放置时间一般为1～2周，拔管前先试行夹管，每4～6小时或患者有尿意时开放，以训练膀胱舒缩功能，防止排尿功能障碍。

③骶前腹腔引流管一般引流5～7天，引流量少、色清后方可拔除，周围敷料有湿透时及时换药。

（4）饮食与营养：见结肠癌患者护理。

（5）结肠造口的护理。

①造口开放前护理：肠造口周围用凡士林纱条保护，一般术后3天予以拆除，护理时要及时擦洗肠道分泌物、渗液等，外层敷料浸湿后及时更换，防止感染。同时观察造口黏膜血运情况，注意有无造口出血、坏死及造口回缩等。

②观察造口情况：a. 造口活力：造口的活力是根据造口黏膜的颜色来判断的，正常造口的颜色呈牛肉色或粉红色，表面平滑且湿润。如果造口颜色苍白，可能患者的血红蛋白低；造口暗红色或淡紫色可能是造口黏膜早期缺血的表现；若外观局部或完全肠管变黑，表示肠管发生了缺血坏死。b. 高度：造口理想的高度为1～2 cm，这样在粘贴造口用品时能较好地将造口周围皮肤保护周密，且易于排泄物的收集。c. 形状及大小：造口的形状一般为圆形或椭圆形，个别为不规则形。造口的大小可用尺子或造口量度板测量，圆形测量直径，椭圆形测量最宽和最窄点，不规则形可用图形表示。

③指导造口护理用品的使用方法：a. 造口袋的选择：根据患者情况和造口大小选择适宜的造口袋，乙状结肠或小肠单端造口患者，选用普通一件式或二件式造口袋；横结肠或结肠襻式造口患者，选用底盘足够大的造口袋。b. 造口袋的正确使用与更换：自上而下取下造口袋，动作轻柔，以免损伤皮肤；用等渗盐水或温开水清洁造口及其周围皮肤，用清洁柔软的毛巾或纱布轻柔擦拭并抹干，测量造口大小、形状，裁剪合适的造口底盘，开口一般比造口大1～2 mm即可；同时观察造口黏膜情况，有异常情况及时处理：如造口局部有出血或皮肤有过敏、溃破情况，可先用造口护肤粉适量喷洒，再用纸巾将多余的保护粉扫除。撕去底盘粘胶保护纸，按照造口位置由下而上将一件式或二件式造口袋底盘紧密贴在造口周围皮肤上，关闭造口袋底部排放口。如为二件式造口袋，贴好底盘后，对准连接环，手指沿着连接环由下而上将袋子与底盘按紧，当听到轻轻地"咔嗒"声，说明袋子与底盘已安全连接好。如果有锁扣的造口袋，安装前使锁扣处于开启状态，装上袋子后，两指捏紧锁扣，然后轻拉袋子，检查是否扣牢。③造口袋的清洁：当造口袋内充满三分之一的排泄物时，须及时更换清洁袋。用等渗盐水或温开水清洁皮肤，擦干后涂上皮肤保护膜，以保护皮肤，防止局部炎症、糜烂；同时观察造口周围皮肤有无湿疹、充血、水泡、破溃等。

④培养患者的自理能力：与患者及家属共同讨论进行造口护理时可能出现的问题及解决方法，并适时予以鼓励，增强其自信心，促使其逐步获得独立护理造口的能力；在进行造口护理时，鼓励家属在旁边协助，以消除其厌恶情绪。当患者及家属熟练掌握造口护理技术后，应进一步引导其自我认可，以逐渐恢复正常生活、参加适量的运动和社交活动。

⑤饮食指导：造口患者无须忌食，均衡饮食即可。但要注意以下几点：a. 进食易消化的饮食，防止因饮食不洁导致食物中毒或细菌性肠炎等引起腹泻；b. 调节饮食结构，少食洋葱、大蒜、豆类、碳酸饮料等可产生刺激性气味或胀气的食物，以免因频繁更换造口袋影响日常生活和工作；c. 应以高蛋白、高热量、丰富维生素的少渣食物为主，以使大便成形；d. 避免食用导致便秘的食物。

（6）预防造口及其周围并发症。

①造口出血：多为肠造口黏膜与皮肤连接处的毛细血管及小静脉出血或肠系膜小动脉结扎线脱落所致。少量出血时，可用棉球或纱布稍加压迫止血，或用1%肾上腺素溶液浸湿的纱布压迫或用云南白药粉外敷；如肠系膜小动脉出血，应拆开1～2针黏膜皮肤缝线，找寻出血点加以钳扎，彻底止血。

②造口缺血性坏死：往往发生在术后24～48小时。多由于损伤结肠边缘动脉，提出肠管时牵拉张

力过大、扭曲及压迫肠系膜血管导致供血不足，造口孔太小或缝合过紧所致。所以，造口术后48小时内，要密切观察造口血运情况，如发现造口黏膜呈暗红色或紫色时，应及时通知医师，协助处理。

③皮肤黏膜分离：常由于造口局部缺血性坏死、缝线脱落所致。对于分离表浅、渗液少的造口，用等渗盐水清洁后，可给予粉状水胶体涂上后再用防漏膏遮挡后贴上造口袋；如分离部分较深，渗液多宜选用藻酸盐敷料填塞再用防漏膏遮挡后贴上造口袋。

④粪水性皮炎：多由于造口位置差、造口护理技术不恰当等导致大便长时间刺激皮肤所致。检查刺激源并去除原因，针对个体情况，指导患者使用合适的造口用品及采用正确的护理方法。

八、健康指导

（1）给予患者饮食指导：无须忌食，均衡饮食即可；多食新鲜蔬菜水果；少吃易产生气体和气味大的食物。

（2）指导结肠造口患者学会造口的自我护理及造口用品的正确使用方法。

（3）活动：为了保持身体健康及生理功能，可维持适度的运动，如游泳、跑步等。但要避免碰撞类及剧烈运动，如打篮球、踢足球、举重等。必要时在患者运动时要用造口腹带约束，以增加腹部支撑力。

（4）定期复查：出院后3～6个月复查一次，指导患者坚持术后治疗。造口患者最少每3个月复诊一次，由造口治疗师评估肠造口有无改变。

（5）其他同结肠癌护理。

第三节　痔护理

痔（hemorrhoid）是常见的肛肠疾病，任何年龄均可发病，但随年龄增长，发病率增高。

一、病因

常由多种因素引起，目前得到广泛认可的主要学说：

1. 肛垫下移学说

肛垫是位于肛管和直肠黏膜下的组织垫，起着肛门垫圈的作用，可协助肛管闭合，调节排便。正常情况下，肛垫在排便时被推挤下移，排便后可自行回缩至原位；若存在反复便秘、妊娠等引起腹内压增高的因素，则肛垫中的纤维间隔逐渐松弛，逐渐向远侧移位，并伴有静脉丛充血、扩张、融合，从而形成痔。

2. 静脉曲张学说

直肠静脉是门静脉的属支，其解剖特点是无静脉瓣，血液易于淤积而使静脉扩张，加之直肠上下静脉丛壁薄、位置表浅，末端直肠黏膜下组织松弛，都有利于静脉扩张。任何引起腹内压增高的因素，如经常便秘、妊娠、前列腺肥大及盆腔内巨大肿瘤等均可阻滞直肠静脉回流，导致血液淤滞、静脉扩张以及痔的形成。

此外，长期饮酒和进食大量刺激性食物可使局部充血；肛腺及肛周感染也可引起静脉周围炎使肛垫肥厚；营养不良可使局部组织萎缩无力；以上因素均可诱发痔的发生。

二、病理及分类

根据痔所在部位的不同可分为内痔（internal hemorrhoid）、外痔（external hemorrhoid）和混合痔（mixed hemorrhoid）。

1. 内痔

由齿状线上方的直肠上静脉丛形成，表面有直肠黏膜覆盖。内痔的好发部位为截石位3、7、11点处，基底较宽，常有便血及脱垂史。

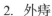

2. 外痔

由齿状线下方的直肠下静脉丛形成，表面有肛管皮肤覆盖。常见的有血栓性外痔、结缔组织性外痔、静脉曲张性外痔及炎性外痔。

3. 混合痔

位于齿状线附近，由直肠上静脉和直肠下静脉丛之间彼此吻合相通的静脉丛形成。

三、临床表现

1. 内痔

主要表现为便血及痔块脱出。无痛性间歇性便血是其特点，便血较轻时表现为粪便表面附血或便纸带血，出血量小；严重者出现喷射状出血，长期出血患者可发生贫血；若发生痔脱出嵌顿，出现水肿、感染时，则有不同程度的疼痛。内痔分为4度：Ⅰ度：无明显自觉症状，排便时出血，便后出血自行停止，无痔块脱出；Ⅱ度：常有便血，排便时痔块脱出肛门外，排便后自行回复；Ⅲ度：偶有便血，排便时痔块脱出，或在劳累后、步行过久、咳嗽时也脱出，不能自行还纳，需用手辅助；Ⅳ度：偶有便血，痔块长期脱出肛门外，不能还纳或还纳后又脱出。

2. 外痔

主要表现为肛门不适感、常有黏液分泌物流出、有时伴有局部瘙痒。若形成血栓性外痔，则有剧烈性疼痛，排便、咳嗽时加剧，数日后可减轻；在肛门表面可见红色或暗红色硬结，表面皮肤水肿、质硬、压痛明显。

3. 混合痔

兼有内痔和外痔的表现，严重时可呈环形脱出肛门，呈梅花状，又称环状痔；若发生嵌顿，可引起充血、水肿甚至坏死。

四、实验室及其他检查

肛门镜检查可确诊，不仅可见肛管齿状线附近突出的痔，还可观察到直肠黏膜有无充血、水肿、肿块等。

五、治疗要点

无症状痔无须治疗；有症状痔的治疗，目标在于减轻及消除症状而非根治。首选保守治疗，无效或不宜保守治疗时才考虑手术治疗。

1. 非手术治疗

（1）一般治疗：适用于初期无症状的痔。主要措施：①养成良好的饮食习惯，增加膳食纤维的摄入，改变不良的排便习惯，保持大便通畅；②便后热水坐浴改善局部血液循环；③肛门内注入消炎止痛的油膏或栓剂，以润滑肛管、促进炎症吸收，减轻疼痛；④血栓性外痔可先局部热敷，再外敷消炎止痛药物，若疼痛不缓解再行手术；⑤嵌顿痔初期，应尽早手法复位，将痔核还纳肛门内。

（2）注射疗法：用于Ⅱ、Ⅲ度出血性内痔的治疗效果较好。方法为将硬化剂注射入痔基底部的黏膜下层，产生无菌性炎症反应、组织纤维化，使痔核萎缩。

（3）胶圈套扎疗法：适用于Ⅱ、Ⅲ度内痔的治疗，通过器械在内痔根部套入一特制的胶圈，利用胶圈的弹性回缩力将痔的血液供应阻断，使痔缺血、坏死、脱落而治愈。

（4）红外线凝固治疗：适用于治疗Ⅰ、Ⅱ度内痔。通过红外线直接照射痔块的基底部，产生黏膜下纤维化，固定肛垫，减少脱出。术后常有少量出血，且复发率高，临床少用。

（5）多普勒超声引导下痔动脉结扎治疗：适用于Ⅱ、Ⅲ、Ⅳ度内痔。采用带有多普勒超声探头的直肠镜，于齿状线上方探测痔上方的动脉并进行结扎，通过阻断痔的血液供应达到缓解症状的目的。

（6）其他治疗：包括冷冻疗法、枯痔钉疗法等。

2. 手术治疗

当保守治疗不满意、痔核脱出严重、套扎治疗失败时，手术切除是最好的治疗方法。手术方法包括：痔单纯切除术、外剥内扎术、痔环行切除术、吻合器痔上黏膜环切术和血栓性外痔剥离术。

六、常见护理诊断／问题

1. 疼痛

与血栓形成、痔块嵌顿、术后创伤等有关。

2. 便秘

与不良饮食及排便习惯等有关。

3. 潜在并发症

尿潴留、贫血、肛门狭窄、创面出血、切口感染等。

七、护理措施

1. 非手术治疗的护理、术前护理

（1）饮食与活动：指导患者调整饮食结构，嘱患者多吃新鲜水果、蔬菜及含粗纤维食物，增加饮水量，少吃辛辣食物及少饮酒；保持规律的生活起居，养成定时排便的习惯，适当增加活动量，以促进肠蠕动，避免久站、久坐、久蹲。

（2）热水坐浴：保持局部清洁舒适，便后及时清洁，必要时可用温热水或 1 : 5 000 的高锰酸钾溶液坐浴，温度控制在 43 ~ 46 ℃，每次 20 ~ 30 分钟，每日 2 ~ 3 次。可有效改善局部血液循环，减轻疼痛症状，预防病情恶化及并发症。

（3）痔块回纳：嵌顿性痔应及早进行手法复位，注意动作轻柔，避免损伤；血栓性外痔者局部应用消炎止痛栓或软膏。

（4）纠正贫血：观察排便时有无出血，出血量、颜色、便血持续时间。长期反复出血会导致贫血，严重贫血者遵医嘱给予输血。患者在排便或坐浴时应有人陪护，以免因贫血头晕而跌倒受伤。

（5）术前准备：给予心理支持，缓解患者紧张情绪，指导患者进少渣饮食，术前排空大便，根据医嘱服用导泻剂，必要时灌肠，做好常规术前准备。

2. 术后护理

（1）病情观察：由于创面容易渗血或因结扎线脱落造成出血，需定时观察患者意识、面色、脉搏及血压变化，并观察伤口敷料是否干燥整洁，如有渗液、渗血，应记录其量和颜色，渗血较多时及时通知医生，协助处理。

（2）饮食及活动：术后 1 ~ 2 日应以无渣或少渣流食为主，如藕粉、莲子羹、稀粥、面条等。术后 24 小时后鼓励患者可在床上多翻身、活动四肢，预防压疮及下肢静脉血栓的形成，后期在病情许可的情况下，鼓励并协助患者下床活动，以促进肠蠕动的恢复，减轻腹胀，避免肠粘连。伤口愈合后可恢复正常工作、学习和劳动，但要避免久站或久坐。

（3）控制排便：告知患者术后早期会存在肛门下坠感或有便意，这是敷料刺激所致；术后 3 日内尽量避免解大便，促进伤口愈合，可于术后 48 小时内口服阿片酊以减少肠蠕动，控制排便。之后要保持大便通畅，防止用力排便，崩裂伤口。若有便秘，可口服液体石蜡或其他缓泻剂，但忌灌肠。

（4）疼痛护理：由于肛周神经末梢丰富，或因肛门括约肌痉挛、排便时粪便对创面的刺激、敷料填塞过紧等，所以大多数肛门手术患者创面疼痛剧烈，护理时应判断疼痛原因，给予相应处理，如使用止痛药、去除多余敷料，给予患者心理安慰，分散其注意力，以减轻疼痛。

（5）并发症的观察及护理。

①尿潴留：术后 24 小时内，每 4 ~ 6 小时嘱患者排尿一次。避免因手术、麻醉、肛门内敷料填塞过紧或术后伤口疼痛等因素造成尿潴留。若术后 8 小时患者仍未排尿且感下腹胀满、隆起时，可行诱导排尿，或肌内注射胺甲酰胆碱、针刺等，必要时给予导尿。

②创面出血：术后 24 小时内，患者可在床上翻身、适当活动四肢等，但不宜过早下床，以免创面疼痛及出血。术后 24 小时之后可适当下床活动，逐渐延长活动时间，并指导患者进行轻体力活动。伤口愈合后可恢复正常工作、学习和劳动，但要避免久站或久坐。

③术后切口感染：术前完善肠道准备；及时纠正贫血，提高机体免疫力；加强术后会阴部护理，保持肛门周围清洁，每次排便后可用 1 ∶ 5 000 的高锰酸钾溶液温水坐浴。

④肛门狭窄：多为术后瘢痕挛缩所致。术后应注意观察患者有无排便困难及大便变细，以排除肛门狭窄。为防止狭窄，术后 5 ~ 10 日内可行扩肛治疗。

八、健康指导

（1）养成良好的饮食和定时排便习惯，平时多吃新鲜蔬菜、水果，保持大便通畅。忌酒和辛辣食物。

（2）出院时如创面尚未完全愈合，应坚持每日温水坐浴，保持创面干净，促进伤口早日愈合。

（3）若出现排便困难，应及时去医院就诊，有肛门狭窄者行肛门扩张。

第四节　肛裂护理

肛裂（anal fissure）是指齿状线以下肛管皮肤全层裂伤后形成的经久不愈的小溃疡，是一种常见的肛管疾病之一，多见于青、中年人。

一、病因

病因尚未明确，可能与多种因素有关，但直接的原因大多是由于慢性便秘、粪便干结导致排便时肛管及其皮肤层的损伤。肛裂好发部位为肛管后正中线，此处肛管外括约肌浅部在肛管后方形成的肛尾韧带较坚硬，伸缩性差，且排便时肛管后壁承受压力最大。

二、临床表现

急性肛裂大多病程短，裂口新鲜，边缘整齐，底浅、色红、无瘢痕；而慢性肛裂因反复发作、感染，基底深且不整齐，呈灰白色，质硬，边缘纤维化增厚。肛裂常为单发的纵行、梭形溃疡或感染裂口，裂口上端的肛瓣和肛乳头水肿，形成肥大肛乳头；下端皮肤因炎性水肿及静脉、淋巴回流受阻，形成袋状皮垂突出于肛门外，形似外痔，称"前哨痔"。肛裂、"前哨痔"、肥大肛乳头常同时存在，称肛裂"三联征"。

1. 症状

肛裂患者大多有长期便秘病史，典型的临床表现为疼痛、便秘和便血。

（1）疼痛：为肛裂主要症状，疼痛剧烈，有典型的周期性。由于排便时干硬粪块刺激神经末梢，立刻引起肛门烧灼样或刀割样疼痛，称为排便时疼痛；便后数分钟疼痛缓解，称疼痛间歇期。随后因肛门括约肌出现反射性痉挛，再次发生剧痛，时间较长，持续 30 分钟至数小时，直到括约肌疲劳、松弛后疼痛缓解，以上称肛裂疼痛周期。

（2）便秘：肛裂形成后患者因惧怕疼痛而不愿排便，故而加重便秘，粪便更加干结，便秘又可使肛裂加重，形成恶性循环。

（3）便血：由于排便时粪便擦伤溃疡面或撑开撕拉裂口，故创面常有少量出血，可见粪便表面有少量新鲜血迹或滴血，大出血少见。

2. 体征

典型体征是肛裂"三联征"，若在肛门检查时发现此体征，可明确诊断。已确诊者一般不宜行直肠指诊或肛门镜检查，以免增加患者痛苦，如确需检查时，需在局部麻醉下进行。

三、治疗要点

软化大便，保持大便通畅；解除肛门括约肌痉挛，缓解疼痛，中断恶性循环，促使创面愈合。

1. 非手术治疗

具体措施：服用通便药物，如口服缓泻剂或液状石蜡，润滑干硬的粪便；局部坐浴，用 1∶5 000 的高锰酸钾溶液温热水坐浴，保持肛门周围清洁，改善局部血液循环，解除括约肌痉挛及其所致疼痛，促进炎症吸收；肛管扩张，方法为局部麻醉后，用食指和中指循序渐进、持续地扩张肛管，使括约肌松弛，疼痛消失，创面扩大，促进溃疡愈合。

2. 手术治疗

适用于经久不愈、非手术治疗无效且症状较重的陈旧性肛裂，手术方法包括肛裂切除术和肛管内括约肌切断术（internal anal sphincterotomy），现临床上已较少使用肛裂切除术。

四、常见护理诊断/问题

1. 疼痛

与排便时肛门扩张及肛管括约肌痉挛、手术创伤有关。

2. 便秘

与患者惧怕疼痛不愿排便有关。

3. 潜在并发症

出血、尿潴留、大便失禁等。

五、护理措施

1. 给予心理支持

向患者讲解肛裂相关知识，给予患者安慰及心理支持，鼓励患者克服因惧怕疼痛而不敢或不愿排便的情绪，使其能配合治疗。

2. 保持大便通

畅长期便秘是肛裂的主要原因，因此，应鼓励并指导患者养成每日定时排便的习惯，进行适量的户外锻炼，必要时可服用缓泻剂，服用缓泻剂，如液状石蜡、果导片等，也可选用中药大黄、番泻叶等泡茶饮用，以润滑、松软大便并促进排便。

3. 饮食调整

鼓励患者多饮水，增加膳食中新鲜水果、蔬菜及含粗纤维食物，少饮酒，少吃或忌食辛辣和刺激性食物，少食高热量零食，以促进胃肠蠕动，防止便秘。

4. 术后常见并发症的预防和护理

（1）切口出血：多发生于术后 1～7 天，多因术后便秘、猛烈咳嗽等导致创面裂口、出血。预防措施：保持大便通畅，防止便秘；注意保暖，预防感冒；避免腹内压升高的因素如剧烈咳嗽、用力排便等。同时观察伤口敷料是否有渗血，渗血较多时应紧急压迫止血并及时通知医生。

（2）尿潴留：鼓励患者术后尽早自行排尿，对尿潴留的患者应给予诱导排尿，或肌内注射胺甲酰胆碱、针刺等，必要时给予导尿。

（3）排便失禁：注意观察患者每天排便次数、量及性状。若有肛门括约肌松弛，可于术后第 3 天开始指导患者进行提肛运动；如为完全大便失禁，则应做好臀部皮肤护理，保持局部清洁、干燥，及时更换床单位，避免压疮发生，必要时行肛门成形手术。

六、健康指导

（1）养成良好的饮食和定时排便习惯，平时多吃新鲜蔬菜、水果保持大便通畅。忌酒和辛辣食物。

（2）出院时如创面尚未完全愈合，应坚持每日热水坐浴，保持创面干净，促进伤口早日愈合。

（3）出院后发现异常，应及时去医院就诊。

第五节　肛瘘护理

肛瘘（anal fistula）是肛管或直肠与肛周皮肤相同的肉芽肿性管道，由内口、瘘管和外口三部分组成，是常见的直肠肛管疾病之一，多见于青壮年男性。

一、病因

肛瘘绝大多数由直肠肛管周围脓肿发展而来，多为化脓性感染所致。肛瘘有原发性内口、瘘管和外口。内口即原发感染灶，多在肛窦内及其附近，后正中线的两侧多见，也可在直肠下部或肛管的任何部位。外口即脓肿溃破处或切开引流的部位，内、外口之间由脓腔周围增生的纤维组织包绕的管道即瘘管，近管腔处有炎性肉芽组织。由于致病菌不断经内口进入，且外口皮肤愈合较快，常致引流不畅而发生假性愈并发再次形成脓肿；脓肿可从原外口溃破，也可从另处穿出形成新的外口，反复发作，可发展为瘘管迂曲、少数存在分支、有多个瘘口的复杂性肛瘘。

二、分类

1. 按瘘口与瘘管的数目分类

①单纯性肛瘘：只存在一个内口、一个瘘管和一个外口。②复杂性肛瘘：存在多个瘘口和瘘管，甚至有分支。

2. 按瘘管所在的位置分类

①低位肛瘘：瘘管位于肛管外括约肌深部以下，包括低位单纯性肛瘘和低位复杂性肛瘘。②高位肛瘘：瘘管位于外括约肌深部以上，包括高位单纯性肛瘘和高位复杂性肛瘘。

三、临床表现

1. 症状

肛门部潮湿、瘙痒，甚至出现湿疹。较大的高位肛瘘外口可排出粪便或气体。若外口假性愈合而暂时封闭时，脓液积存，可再次形成脓肿，出现局部红肿、胀痛等直肠肛管周围脓肿症状；脓肿破溃后脓液排出，则症状缓解。上述症状反复发作是肛瘘的特点。

2. 体征

①肛门视诊：可见肛门周围有单个或多个外口，呈乳头状突起或肉芽组织隆起，压之有少量脓性、血性或黏液性分泌物流出，可有压痛；②直肠指诊：在瘘管位置表浅时可以摸到硬结样内口和硬条索状瘘管，在内口处有轻度压痛。

四、实验室及其他检查

确定内口位置对肛瘘诊断非常重要，常用的辅助检查有：①X线造影：自瘘管内注入30%～40%碘油，进行碘油造影可明确瘘管分布，多用于高位及蹄铁形肛瘘。②内镜检查：肛门镜检查有时可发现内口。③特殊检查：若无法判断内口位置，可将白色纱条填入肛管及直肠下端，并从外口注入亚甲蓝溶液，根据染色部位确定内口。④实验室检查：当发生直肠肛管周围脓肿时，患者可出现血白细胞计数及中性粒细胞比例增高。

五、处理原则

肛瘘不能自愈，只能手术治疗（包括挂线疗法）以避免反复发作。原则是切开瘘管，敞开创面，促进愈合。手术方式包括：

1. 肛瘘切开术

适用于低位肛瘘。瘘管全部切开，并取出切口两侧边缘的瘢痕组织，保持引流通畅。

2. 肛瘘切除术

适用于低位单纯性肛瘘。全部切除瘘管壁直至健康组织，创面敞开，使其逐渐愈合。

3. 挂线疗法

适用于高位单纯性肛瘘。是利用橡皮筋或有腐蚀作用的药线的机械性压迫作用，使结扎处组织发生血运障碍而坏死，以缓慢切开肛瘘。优点是随着缓慢切割过程，其基底部创面已开始愈合，因此括约肌不会因过度收缩而发生移位，可有效避免术后肛门失禁。

六、常见护理诊断／问题

1. 急性疼痛

与肛周炎症及手术创伤有关。

2. 皮肤完整性受损

与肛周脓肿破溃穿透皮肤、皮肤瘙痒及手术治疗有关。

3. 潜在并发症

肛门狭窄、肛门失禁等。

七、护理措施

1. 挂线疗法护理

（1）温热水坐浴，缓解疼痛：术前及术后第 2 日开始每日早晚及便后采用 1 ∶ 5 000 的高锰酸钾溶液或中药坐浴，以缓解疼痛，促进局部炎症消退、吸收。

（2）饮食：挂线治疗前 1 日晚进半流食，术日晨可进流食。术后给予清淡、易消化食物，保持大便通畅。

（3）皮肤护理：保持肛周皮肤清洁、干燥，嘱患者局部皮肤瘙痒时不可搔抓，避免皮肤损伤和感染；术前清洁肛门及周围皮肤；术后每次排便后或换药前均用 1 ∶ 5 000 的高锰酸钾溶液温热水坐浴，创面换药至药线脱落后 1 周。

（4）术后并发症的预防及护理：定期进行直肠指诊，以便及时观察伤口愈合情况；为防止肛门狭窄，术后 5 ~ 10 日内可用示指扩肛，每日一次。肛门失禁的观察及护理：手术中如切断肛门直肠环，将造成肛门失禁，肛门失禁后粪便自行外溢，粪便及分泌物刺激肛周引起局部皮肤潮湿、糜烂。一旦发生应保持肛周清洁、干燥，局部涂氧化锌软膏保护，勤换内裤。轻度失禁者，手术 3 日起指导患者进行提肛运动。严重失禁者，行肛门成形术。

2. 围术期护理

同痔围术期护理。

八、健康指导

（1）术后由于创面容易渗血或结扎线脱落造成出血，故应注意观察伤口敷料渗液、渗血情况。嘱患者每 5 ~ 7 天到门诊收紧药线，脱落后局部可涂生肌散或抗生素软膏，以促进其愈合。

（2）扩肛或提肛运动：为防止肛门狭窄，术后 5 ~ 10 日内可用示指扩肛，每日一次；肛门括约肌松弛者，术后 3 日起可指导患者进行提肛运动。

第八章 手术室护理

第一节 消毒与灭菌原则、要求及常用消毒剂的应用

一、消毒与灭菌原则及要求

（一）选择消毒与灭菌方法的原则

（1）使用经卫生行政部门批准的消毒药、器械，并按照批准使用的范围和方法在医疗机构及疫源地等消毒中使用。

（2）根据物品污染后的危害程度选择消毒灭菌方法。

（3）根据物品上污染微生物的种类、数量和危害程度选择消毒灭菌的方法。

（4）根据消毒物品的性质选择消毒方法。

（二）实施要求

（1）凡进入人体组织、无菌器官、血液或从血液中流过的医疗用品必须达到灭菌要求，如外科器械、穿刺针、注射器、输液器、穿刺包、人体移植植入物、需灭菌内镜及附件（腹腔镜、胸腔镜、关节镜、胆道镜、膀胱镜、宫腔镜、前列腺电切镜、经皮肾镜、鼻窦镜等）、活检钳、血管介入导管、口腔科直接接触患者伤口的器械和用品等。灭菌方法：压力蒸汽灭菌；环氧乙烷灭菌；过氧化氢低温等离子灭菌；2% 碱性戊二醛浸泡 10 h。

（2）接触破损皮肤、黏膜而不进入无菌组织内的医疗器械、器具和物品必须达到高消毒水平，如体温表、氧气湿化瓶、呼吸机管道、需消毒内镜（胃镜、肠镜、支纤镜等）、压舌板、口腔科检查器械等。

消毒方法：100℃煮沸消毒 20 ~ 30 min；2% 戊二醛浸泡消毒 20 ~ 45 min；500 mg/L 有效氯浸泡 30 min（严重污染时用 1000 ~ 5000 mg/L）；0.2% 过氧乙酸浸泡消毒 20 min 以上；3% 过氧化氢浸泡消毒 20 min 以上。

（3）一般情况下无害的物品，只有当受到一定量致病菌污染时才造成危害的物品，仅直接或间接地和健康无损的皮肤相接触，一般可用低效消毒方法，或只做一般的清洁处理即可，仅在特殊情况下才做特殊的消毒要求。如生活卫生用品和患者、医护人员生活和工作环境中的物品（毛巾、面盆、痰杯、地面、墙面、床面、被褥、桌面、餐具、茶具；一般诊疗用品如听诊器、血压计袖带等）。

消毒方法：地面应湿式清扫，保持清洁，当有血迹、体液等污染时，应及时用含氯消毒剂拖洗；拖洗工具使用后应消毒、洗净，再晾干。

二、常用消毒剂的应用

（一）应用原则

（1）选择消毒剂的原则

①根据物品污染后的危害程度选择：进入人体组织、无菌器官、血液或从血液中流过的医疗用品为高度危险性物品，必须选择灭菌剂；接触人体黏膜或破损皮肤的医疗用品为中度危险性物品，选择高、中效消毒剂；仅和人体完整皮肤接触的物品为低度危险性物品，选择去污清洁剂或低效消毒剂（无病原

微生物污染的环境和场所不必每天使用消毒剂消毒）。

②根据消毒物品的性质选择：消毒剂的种类繁多，用途和方法各不相同，杀菌能力和对物品的损害也有所不同。根据消毒物品的性质，选择消毒效果好、对物品损失小的消毒剂。

（2）根据使用说明书正确使用：阅读消毒剂使用说明书，了解其性能、使用范围、方法及注意事项。

（3）通常情况下需结合消毒对象、污染后危害性及物品性质选择：高危险性物品首选压力蒸汽灭菌法，不能压力灭菌的可以选择环氧乙烷或过氧化氢低温等离子灭菌法，化学消毒剂或灭菌剂是最后的选择。一般情况下，消毒剂浓度高、作用时间长，消毒效果增加，但对物品的损坏性也增加；相反，消毒剂浓度降低，作用时间短，消毒效果下降，对物品的损坏也较轻。

（4）加强监测，防止消毒剂及灭菌剂的再污染。

（5）充分考虑对消毒剂消毒灭菌效果的其他影响因素，如时间、温度、酸碱度、微生物污染程度、消毒剂的种类与穿透力等；尤其重视物品清洁程度对消毒灭菌效果的影响，确保物品在消毒灭菌前清洗符合要求。

（6）配置消毒液应使用量杯，根据要求进行配置。

（二）常用消毒剂应用注意事项

（1）消毒剂对人体有一定毒性和刺激性，对物品有损伤作用，大量频繁使用可污染环境，应严格按照说明书规定的剂量使用。

（2）掌握消毒剂的使用浓度及计算方法，加强配置的准确性；配置及使用时应注意个人防护，必要时戴防护眼镜、口罩和手套等。

（3）注意消毒剂的使用有效期，置于阴凉避光处保存。

（4）对易分解、易挥发的消毒剂，应控制购入及储存量。

（5）消毒剂仅用于物体及外环境的消毒处理，切忌内服，不能与口服药品混合摆放。消毒剂和药品应分开存放。

（三）常用消毒剂的杀菌谱及影响因素

（1）高效消毒剂包括含氯消毒剂、过氧乙酸、二氧化氯、甲醛、戊二醛、次氯酸钠、稳定型过氧化氢、琥珀酸脱氢酶，能杀灭芽孢、分枝杆菌、病毒、真菌和细菌。其消毒效果与浓度、接触时间、温度、有机物的出现、pH 值、钙或镁的出现有关。

（2）中效消毒剂包括酚类衍生物、碘类、醇类和异丙醇类，能杀灭结核菌、病毒、真菌和细菌。其消毒效果与浓度、接触时间、温度、有机物的出现、pH 值、钙或镁的出现有关。

（3）低效消毒剂包括季胺类、双胍类，能杀灭细菌繁殖体（分枝杆菌除外）和亲脂病毒。其消毒效果与浓度、接触时间、温度、有机物的出现、pH 值、钙或镁的出现有关。

（四）常用消毒剂的配置使用及注意事项

1. 戊二醛

灭菌剂，适用于医疗器械和耐湿忌热的精密仪器等的消毒与灭菌。灭菌使用常为 2% 的碱性戊二醛。

（1）使用方法：灭菌，2% 戊二醛加盖浸泡 10 h; 消毒，2% 戊二醛加盖浸泡 20 ~ 45 min。

（2）注意事项

①pH 值为 7.05 ~ 8.5 时杀菌作用强。

②对碳钢制品有腐蚀性，金属器械及内镜消毒灭菌时需加防锈剂。

③对皮肤黏膜有刺激，可引起过敏性皮炎。

④器械消毒灭菌前须彻底清洗干净，干燥后再浸没于消毒液中，以免稀释失效并减少有机物对消毒剂的影响，保证足够的浓度和消毒灭菌时间。

⑤消毒或灭菌时必须加盖，器械使用前必须用无菌蒸馏水或无菌生理盐水冲洗干净残留物，灭菌容器每周灭菌 1 次，2 周更换消毒液或按消毒剂的说明执行；配制及使用过程中应加强消毒剂浓度检测，戊二醛浓度测试卡应在有效期内使用。

⑥打开戊二醛时，须注明开瓶时间及加入活化剂日期，活化后保存时间不能超过 2 周。超过时间，

戊二醛聚合效果明显下降或无效。

⑦不能用于空气、皮肤和手的消毒。

2. 84 消毒液或其他含氯消毒剂

高效消毒剂，有广谱、速效、低毒或无毒，对金属有腐蚀性，对织物有漂白作用，但受有机物影响很大，且水剂不稳定等特点。

（1）使用方法

①浸泡法：对一般细菌繁殖体污染物品，用含有效氯 500 mg/L 的消毒液作用 10 min 以上；对分枝杆菌和致病性芽孢菌污染物品，用含有效氯 2000 ~ 5 000 mg/L 的消毒液作用 30 min 以上。

②擦拭法：对大件不能用浸泡法消毒的物品，可用擦拭法。消毒液浓度和作用时间参见"浸泡法"。

③喷洒法：对一般物品表面，用含有效氯 500 ~ 1000 mg/L 的消毒液均匀喷洒作用 30 min 以上；对芽孢和分枝杆菌污染的物品，用含有效氯 2 000 mg/L 的消毒液均匀喷洒，作用 60 min 以上。

（2）注意事项

①不稳定，易挥发，应置于阴凉、干燥处密封保存。

②配置使用时应测定有效含氯量，并现配现用。

③浸泡消毒物品时应将待消毒物品浸没于消毒液内，加盖，且在有效期内使用。

④消毒剂有腐蚀、漂白、脱色、损坏的作用，不应做有色织物的消毒。

⑤浓度高对皮肤、黏膜有刺激性和氯臭味，配置时应戴口罩和手套。

⑥有机物可消耗消毒剂中有效氯，降低其杀菌作用，应提高使用浓度或延长作用时间。

⑦其他含氯消毒剂按照说明使用。

3. 过氧乙酸灭菌剂

原液浓度 16% ~ 20%。

（1）使用方法

①浸泡法：一般污染用 0.05% 过氧乙酸作用 30 min；细菌芽孢用 1% 消毒浸泡 5 min，灭菌 30 min；对病毒和结核杆菌 0.5% 作用 30 min。

②擦拭法：对大件不能用浸泡法消毒的物品，可用擦拭法。消毒液浓度和作用时间参见"浸泡法"。

③喷洒法：对一般物品表面，用 0.2 ~ 0.4%，作用 30 ~ 60 min 以上。

④熏蒸法：按 1 ~ 3g/m³ 计算，当室温在 20℃，相对湿度 70% ~ 90% 时，对细菌繁殖体用 1g/m³，熏蒸 60 min；对细菌芽孢用量为 3g/m³，熏蒸 90 min。

⑤空气消毒：房屋密闭后，用 15% 过氧乙酸原液 7 mL/m³ 或 1g/m³，置于瓷或玻璃器皿中加热蒸发消毒 2 h，即可开窗通风；或以 2% 过氧乙酸溶液 8 mL/m³，气溶胶喷雾消毒，作用 30 ~ 60 min。

（2）注意事项

①原液浓度低于 12% 时禁止使用。

②易挥发，注意阴凉保存，开瓶后，每放置保存 1 个月，浓度减少 3%。

③谨防溅入眼内或皮肤黏膜上，一旦溅入，立即用清水冲洗。

④对金属有腐蚀性，对织物有漂白作用，消毒后立即用清水冲洗干净。

⑤配置溶液时，忌与碱性或有机物混合；注意有效期，稀释液现配现用。

4. 络合碘

中效消毒剂，有效碘含量为 5000 ~ 5500 mg/L。主要用于皮肤黏膜的消毒。

（1）使用方法

①外科手术及注射部位皮肤消毒为原液，涂擦 2 次，作用 5 min，待干后才能操作。

②口腔黏膜消毒为 500 mg/L 涂擦，作用 5 min。

③阴道黏膜消毒 250 mg/L 涂擦，作用 5 min。

④烧伤创伤消毒 250 ~ 500 mg/L 涂擦，作用 5 min。

（2）注意事项

①避光、阴凉、防潮、密封保存，若受热高于 40℃时，即分解碘蒸气而使之失效。

②对二价金属制品有腐蚀性，不应作相应金属制品的消毒。

③碘过敏者忌用。

5．酒精

中效消毒剂，用于消毒其含量为 75%。主要用于皮肤消毒。

注意事项：

（1）易燃，忌明火。

（2）必须使用医用酒精，严禁使用工业酒精。

（3）注明有效期。

6．过氧化氢

高效消毒剂，临床上使用消毒浓度为 3%。主要用于外科伤口清洗消毒、口腔含漱及空气消毒。

（1）使用方法

①浸泡法：物品浸没于 3% 过氧化氢容器中，加盖，浸泡 30 min。

②擦拭法：对大件不能用浸泡法消毒的物品，可用擦拭法。消毒液浓度和作用时间参见"浸泡法"。

③其他方法：用 1% 过氧化氢漱口，用 3% 过氧化氢冲洗伤口。

（2）注意事项

①通风阴凉保存，用前应测有效含量。

②稳定性差，现配现用；稀释时忌与还原剂、碱、碘化物等强氧化剂混合。

③对金属有腐蚀性，对织物有漂白作用。

④使用浓溶液时，谨防溅入眼内及皮肤黏膜上；一旦溅入，立即用清水冲洗。

⑤消毒被血液、脓液污染的物品时，需适当延长时间。

7．速效手消毒剂

为 0.5% ~ 4% 洗必泰（氯已定）酒精，用于外科手消毒、工作和生活中的卫生手消毒。

（1）使用方法

①接连进行检查、治疗和护理患者时用本品原液 3 mL 置于掌心，两手涂擦 1 min 晾干。

②外科洗手完毕后，用 5 ~ 10 mL 原液置于掌心，两手涂擦手和前臂 3 min。晾干后带上无菌手套。

③日常工作后的手消毒：先用抑菌液或皂液揉搓双手，冲净后，将 3 ml 原液置于掌心，揉搓 1 min。

（2）注意事项

①本品为外用消毒剂，不得口服，入眼。

②本品含有酒精，对伤口、黏膜有一定的刺激性。

③洗手后，必须将抑菌液或皂液冲净后再使用本品消毒。

④置于阴凉、通风处保存：有效期 12 ~ 24 h。

第二节　洗手、刷手技术

一、基本概念

外科刷手术：指手术人员通过机械刷洗和化学药物作用以去除并杀灭手部皮肤表面上的污垢和附着的细菌，从而达到消毒手的目的。

外科手消毒：指用消毒剂清除或杀灭手部及上肢暂居菌和减少常居菌的过程。常居菌：也称固有性细菌，能从大部分人的皮肤上分离出来的微生物，是皮肤上持久的微生物。这种微生物是寄居在皮肤上持久的固有的寄居者，不易被机械的摩擦清除。如凝固酶阴性葡萄球菌、棒状杆菌类、丙酸菌属、不动杆菌属等。

暂居菌：也称污染菌或过客菌丛，寄居在皮肤表层，是常规洗手很容易被清除的微生物。接触患者或被污染的物体表面可获得，可随时通过手传播。

二、刷手前的准备

（1）穿洗手衣裤、隔离鞋，最好脱去本人衣衫；如未脱者，衣领衣袖应卷入洗手衣内，不可外露。

（2）戴口罩、帽子，头发、口鼻不外露。轻度上呼吸道感染者戴双层口罩，严重者不可参加手术。

（3）剪短指甲（水平观指腹不露指甲为度），去除饰物，双手及前臂无疖肿和破溃。

（4）用肥皂或洗手液洗手，清除手上污垢。常用刷手液及使用方法见表8-1。

表8-1 常用刷手液及使用方法

刷手液	消毒液	机械刷手（次/min）	浸泡时间（min）	涂擦	特点
2% 肥皂液	75% 酒精	3/10	5	2	偶有过敏现象，耗时，对皮肤有刺激、着色重
0.5% 碘附		2/5			
氯己定醇洗手液	—	1/3	—	1	偶有过敏现象，快捷

由于肥皂液在存放过程中容易滋生微生物，加上刷手时间长、烦琐等原因，逐渐被淘汰。目前市售的氯己定醇洗手液最大的特点是方便、快捷，容器多为一次性使用，不易受细菌污染，有的还具有芳香味及护肤作用等特点，已广泛应用于手的刷洗和消毒。

三、外科刷手法

外科刷手方法分3个步骤：机械刷洗、擦拭水迹、手的消毒。下面介绍氯己定醇洗手液刷手法。

（一）机械刷洗与消毒

1. 刷手方法

（1）取消毒毛刷。

（2）用毛刷取洗手液5 ~ 10 mL，刷洗手及上臂。顺序为：指尖→指蹼→甲沟→指缝→手腕→前臂→肘部→上臂。刷手时稍用力，速度稍快。范围包括双手、前臂、肘关节上10 cm（上臂下1/3 ~ 1/2）处的皮肤，时间约3 min。

（3）刷手毕，用流动水冲洗泡沫。冲洗时，双手抬高，让水从手、臂至肘部方向淋下，手不要放在最低位，避免臂部的水流向手部，造成污染。现部分医院采用的是七步揉搓洗手法，先用流动水弄湿双手。取适量洗手液，揉搓双手。方法为：第一步是掌心擦掌心；第二步是手指交叉，掌心擦掌心；第三步是手指交叉，掌心擦掌心，两手互换；第四步是两手互握，互擦指背；第五步是指尖摩擦掌心，两手互换；第六步是拇指在掌心转动，两手互换；第七步是手指握腕部摩擦旋转向上至上臂下1/3 ~ 1/2。手朝上，肘朝下冲洗双手。按此方法洗3遍，时间不少于10 min。

2. 擦拭手臂

用灭菌毛巾或一次性纸巾依次擦干手、臂、肘。擦拭时，先擦双手，然后将毛巾折成三角形，搭在一侧手背上，对侧手持住毛巾的两个角，由手向肘顺势移动，擦去水迹，不得回擦；擦对侧时，将毛巾翻转，方法相同。见图8-1。

3. 消毒手臂

取消毒液按七步洗手法揉擦双手至上臂下1/3 ~ 1/2，待药液自行挥发至干燥，达到消毒目的。

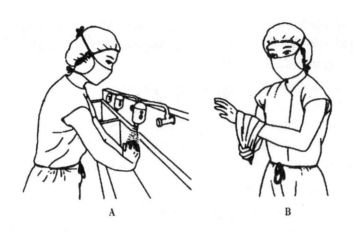

图 8-1　外科刷手法
A. 洗手；B. 擦手

（二）注意事项

（1）修剪指甲，指甲长度不得超过 0.1 cm。

（2）用洗手液清洗双手一定要冲洗、擦干后，方能取手消毒液。

（3）刷洗后手、臂、肘部不可碰及他物，如误触他物，视为污染，必须重新刷洗消毒。

（4）采用肥皂刷手、酒精浸泡时，刷手的毛刷可不换，但每次冲洗时必须洗净刷子上原有的肥皂液。

（5）采用酒精浸泡手臂时，手臂不可触碰桶口，每周需测定桶内酒精浓度 1 次。

（6）刷子最好选用耐高温的毛刷，用后彻底清洗、晾干，然后采用高压或煮沸消毒。

四、连台手术的洗手原则

当进行无菌手术后的连台手术时，若脱去手术衣、手套后手未沾染血迹、未被污染，直接用消毒液涂抹 1 次即可。当进行感染手术后的连台手术时，脱去手术衣、手套，更换口罩、帽子后，必须重新刷手和消毒。

第三节　穿手术衣、戴无菌手套、无菌桌铺置原则方法

一、穿手术衣

常用的无菌手术衣有两种：一种是对开式手术衣；另一种是折叠式手术衣。它们的穿法不同，无菌范围也不相同。

（一）对开式手术衣穿法

（1）手消毒后，取无菌手术衣，选择较宽敞的空间，手持衣领面向无菌区轻轻抖开。

（2）将手术衣轻抛向上的同时，顺势将双手和前臂伸入衣袖内，并向前平行伸展。

（3）巡回护士在其身后协助向后拉衣、系带，然后在手术衣的下摆稍用力拉平，轻推穿衣者的腰背部提示穿衣完毕。见图 8-2。

（4）手术衣无菌区域为：肩以下，腰以上的胸前、双手、前臂，腋中线的侧胸。

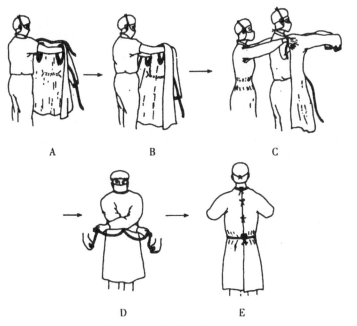

图 8-2 对开式手术衣穿法

（二）折叠式手术衣穿法

（1）（2）同"对开式手术衣穿法"。

（3）巡回护士在其身后系好颈部、背部内侧系带。

（4）戴无菌手套。

（5）戴无菌手套将前襟的腰带递给已戴好手套的手术医生，或由巡回护士用无菌持物钳夹持腰带绕穿衣者一周后交给穿衣者自行系于腰间。

（6）无菌区域为：肩以下，腰以上的胸前、双手、前臂、左右腋中线内，后背为相对无菌区。见图8-3。

（三）注意事项

（1）穿手术衣必须在手术间进行，四周有足够的空间，穿衣者面向无菌区。

（2）穿衣时，不要让手术衣触及地面或周围的人或物，若不慎接触，应立即更换。巡回护士向后拉衣领、衣袖时，双手均不可触及手术衣外面。

（3）穿折叠式手术衣时，穿衣人员必须戴好手套，方可接触腰带。

（4）穿好手术衣、戴好手套，在等待手术开始前，应将双手放在手术衣胸前的夹层或双手互握置于胸前，不可高于肩低于腰，或双手交叉放于腋下。

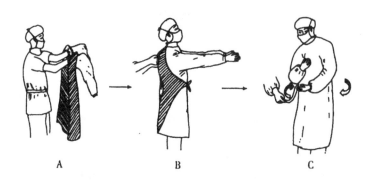

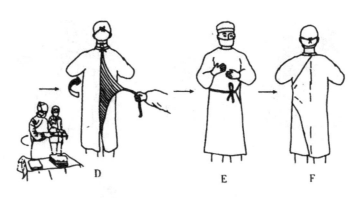

图8-3 折叠式手术衣穿法

（四）连台手术衣的更换方法

进行连台手术时，手术人员应洗净手套上的血迹，然后由巡回护士松解背部系带，先后脱去手术衣及手套。脱手术衣时注意保持双手不被污染，否则必须重新刷手消毒。

（五）脱手术衣的方法

1. 他人帮助脱衣法

脱衣者双手向前微屈肘，巡回护士面对脱衣者，握住衣领将手术衣向肘部、手的方向顺势翻转、扯脱。此时手套的腕部正好翻于手上。见图8-4。

2. 个人脱衣法

脱衣者左手抓住右肩手术衣外面，自上拉下，使衣袖由里向外翻。同样方法拉下左肩，然后脱下手术衣，并使衣里外翻，保护手臂、洗手衣裤不被手术衣外面所污染，将手术衣扔于污物袋内。见图8-5。

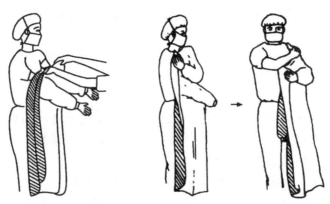

图8-4 他人帮助脱衣法　　　　图8-5 个人脱衣法

二、戴手套

由于手的刷洗消毒仅能去除、杀灭皮肤表面的暂居菌，对深部常驻菌无效。在手术过程中，皮肤深部的细菌会随术者汗液带到手的表面。因此，参加手术的人员必须戴手套。

（一）戴手套的方法

1. 术者戴手套法

（1）先穿手术衣，后戴手套。

（2）打开手套包布，显露手套，将滑石粉打开，轻轻擦于手的表面。

（3）右手持住手套返折部（手套的内面），移向手套包布中央后取出，避免污染。

（4）戴左手，右手持住手套返折部，对准手套五指，插入左手。

（5）戴右手，左手指插入右手套的返折部内面（手套的外面）托住手套，插入右手。

（6）将返折部分向上翻，盖住手术衣袖口。见图8-6。

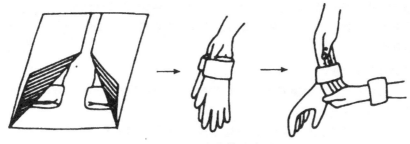

图8-6　术者戴手套法

2. 协助术者戴手套法

（1）洗手护士双手手指（拇指除外）插入手套返折口内面的两端，四指用力稍向外拉出，手套拇指朝外上，小指朝内下，呈外"八"字形，扩大手套入口，有利于术者穿戴。

（2）术者左手对准手套，五指向下，护士向上提。同法戴右手。

（3）术者自行将手套返折翻转压住手术衣袖口。见图8-7。

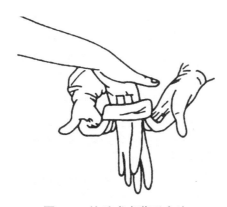

图8-7　协助术者戴手套法

（二）注意事项

（1）持手套时，手稍向前伸，不要紧贴手术衣。

（2）戴手套时，未戴手套的手不可触及手套外面，已戴手套的手不可触及手套内面。

（3）戴好手套后，应将翻边的手套口翻转过来压住袖口，不可将腕部裸露；翻转时，戴手套的手指不可触及皮肤。

（4）若戴手套时使用了滑石粉，应在参加手术前用无菌盐水冲洗手套上的滑石粉。

（5）协助术者戴手套时，洗手护士应戴好手套，并避免触及术者皮肤。

（三）连台手术脱手套法

先脱去手术衣，将戴手套的右手插入左手手套外面脱去手套，注意手套不可触及左手皮肤，然后左手拇指伸入右手鱼际肌之间，向下脱去右手手套。此时注意右手不可触及手套外面，以确保手不被手套外面的细菌污染。脱去手套后，双手需重新消毒或刷洗消毒后方可参加下一台手术。见图8-8。

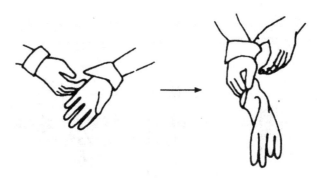

图8-8　连台手术脱手套法

三、无菌桌铺置原则、方法

手术器械桌要求结构简单、坚固、轻便及易于清洁灭菌,有轮可推动。手术桌一般分为大、小两种。大号器械桌长110 cm,宽60 cm,高90 cm(颅脑手术桌高120 cm)。小号器械桌长80 cm,宽40 cm,高90 cm。准备无菌桌时,应根据手术的性质及范围,选择不同规格的器械桌。

无菌桌选择清洁、干燥、平整、规格合适的器械桌,然后铺上无菌巾4～6层,即可在其上面摆置各种无菌物品及器械。

(一)铺无菌桌的步骤

(1)巡回护士将器械包放于器械桌上,用手打开包布(双层无菌巾),只接触包布的外面,由里向外展开,保持手臂不穿过无菌区。

(2)无洗手护士时,由巡回护士用无菌持物钳打开器械布或由洗手护士穿好手术衣、戴好无菌手套再打开,先打开近侧,后打开对侧,器械布四周应下垂30 cm。

(3)洗手护士将器械按使用先后次序及类别排列整齐放在无菌桌上。

(二)铺无菌桌的注意事项

(1)无菌桌应在手术开台前铺妥。

(2)备用(第二、第三接台手术)无菌桌所需用物。

(3)铺无菌桌的无菌单应下垂桌缘下30 cm以上,周围的距离要均匀。桌缘下应视为污染区。

(4)未穿无菌手术衣及戴无菌手套者,手不得穿过无菌区及接触无菌包内的一切物品。

(三)使用无菌桌原则

(1)铺好备用的无菌桌超过4 h不能再用。

(2)参加手术人员双手不得扶持无菌桌的边缘:因桌缘平面以下不能长时间保持无菌状态,应视为有菌区。

(3)凡垂落桌缘平面以下物品,必须重新更换。

(4)术中污染的器械、用物不能放回原处:如术中接触胃肠道等污染的器械应放于弯盘等容器内,勿与其他器械接触。

(5)如有水或血渗湿者,应及时加盖无菌巾以保持无菌效果。

(6)手术开始后该无菌桌仅对此手术患者是无菌的,而对其他患者使用无菌物品,则属于污染的。

(7)洗手护士应及时清理无菌桌上器械及用物,以保持无菌桌清洁、整齐、有序,并及时供应手术人员所需的器械及物品。

(8)托盘:为高低可调之长方形托盘。横置于患者适当部位之上,按手术需要放1～3个,如为胸部手术,则托盘横过骨盆部位;颈部手术,则置于头部以上。在手术准备时摆好位置,以后用双层手术单盖好,其上放手术巾,为手术时放置器械用品之用。

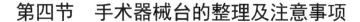

第四节 手术器械台的整理及注意事项

一、无菌台使用原则

（1）选择范围较为宽敞的区域开台。

（2）徒手打开外层包布，用无菌持物钳开内层包布，顺序为：先对侧，后近侧。

（3）无菌包打开后未被污染又重新包裹，有效期不超过 24 h。

（4）无菌巾打开并暴露于无菌环境中超过 4 h，应重新更换或加盖无菌巾。

二、开台方法与要求

（一）无菌器械物品桌

为了便于洗手护士了解手术步骤，迅速、准确、有效地传递手术用品，缩短手术时间，避免差错，要特别注意洗手护士配合手术时所站立的位置和手术器械分类摆放顺序的协调一致。一般情况下，洗手护士与术者位置的取向关系是：护士站在术者的对侧，若为坐位正面手术，站其右侧（二者同向）；坐位背面手术，站其左侧（二者相向）。洗手护士与患者位置的取向关系是：仰卧位时站其左侧（盆腔手术站其右侧），侧卧位时站其腹侧，俯卧位时站其右侧。

1. 器械桌的分区

将器械桌面分为 4 区，按器械物品使用顺序、频率分类摆放，以方便洗手护士拿取物品。各区放置的物品有：Ⅰ区为碗、弯盘、杯、缝针盒、刀片、线束、消毒纱球、KD 粒、注射器等。碗在上，弯盘在下，小件物品放于弯盘或杯中；Ⅱ区为刀、剪、镊、持针钳；Ⅲ区为各种止血钳、消毒钳；Ⅳ区为各种拉钩、探针、咬骨钳、纱布、纱垫，皮肤保护巾等。拉钩等零散器械最好用长方形不锈钢盆盛装，保持整齐，不易丢失。如有专科器械桌在检查器械种类是否齐全和器械完整性后应加盖无菌巾，待要使用时再逐步打开使用，以减少污染机会。

2. 无菌桌的建立

无菌桌的铺巾至少 4 层，四周垂于桌缘下 30 cm。无菌巾一旦浸湿，应立即更换或加铺无菌巾，以防止细菌通过潮湿的无菌单进入切口。有条件的医院，宜在无菌桌面加铺一层防水无菌巾，保持无菌桌在使用过程中不被水浸湿。

无菌桌的建立有两种方法：一是直接利用无菌器械包的包布打开后建立无菌桌；二是用无菌敷料重新铺盖建立无菌桌。前者是临床上最常用、最简单、最经济、最快的方法，开台时不仅占地小，还节约用物。若采用后者铺设无菌桌，则在已打开的无菌敷料中用 2 把无菌持物钳（或由穿戴好手术衣、手套的护士执行）夹住双层包布的两端后抖开，然后由远到近平铺于器械车桌面上，同法再铺一块无菌巾，使之达到 4 层。铺巾时应选择四周范围较宽的区域，无菌巾不要过度打开，无菌物品不要触及他物，以确保无菌桌不被污染。

同时摆放两个器械桌时，宜将专科器械和公共器械分开，器械桌可采用直角形或平行放置，公共器械桌靠近洗手护士侧。当呈直角形放置时，手术人员最好穿折叠式手术衣或在其后背加铺无菌巾，避免手术衣后襟触碰器械桌造成污染。

（二）托盘

托盘是器械桌的补充形式，摆放正在使用或即将使用的物品，以协助护士快速传递物品。因此，应按照手术步骤放置物品种类和数量，及时更换，不可大量堆积，以免影响操作。托盘可分为单托盘和双托盘两种。

1. 托盘的分区

托盘可分 4 区。Ⅰ区为缝合线，将 1、4、7 号丝线备于治疗巾夹层，线头露出 1～2 cm，朝向切口，巾上压弯盘，盘中放浸湿或备用的纱布（垫）；Ⅱ区为血管钳，卡在托盘近切口端边缘，弧边向近侧；

Ⅲ区为刀、剪、镊、持针钳；Ⅳ区为拉钩、皮肤保护巾等。其中Ⅰ区物品相对固定，Ⅱ、Ⅲ、Ⅳ区物品按手术进展随时更换。若为双托盘，血管钳卡在两盘衔接处边缘上，Ⅱ区留做机动，如放心脏血管手术专用器械、物品等，其他区物品基本不变。

2. 无菌托盘的建立

托盘的铺垫有3种解决方法：①直接将手术衣或敷料包展开在托盘上，利用原有的双层外包布。②使用双层托盘套。③在托盘上铺双层无菌巾。第一种方法简便、节约、实用，经过大单、孔巾的铺设后，盘上铺巾能达到4～6层。若铺双托盘，可用前两种方法铺设单托盘，在此基础上再加盖一层布巾，使托盘衔接紧密。临床上单托盘使用较多，双托盘多用于心脏外科手术。

三、手术野基本物品准备

手术野基本物品指的是手术切皮前切口周围的物品准备。洗手护士应在整理器械桌后，迅速备齐切皮时所用物品，加快手术进程。

1. 准备干纱垫

切口两侧各放1块干纱垫，一是为了在切皮时拭血；二是将皮缘外翻，协助术者对组织的切割。因手套直接接触皮肤，比较滑，固定不稳，皮缘易致电灼伤，影响切口愈合。

2. 固定吸引胶管

一般吸引管长100～150 cm，将吸引管中部盘一个约10 cm环，用组织钳提起布巾，将其固定在切口的上方，接上吸引头。此环既可防止术中吸引管滑落，又方便术中进行吸引。

3. 固定高频电刀

高频电刀线固定在切口下方，固定端到电刀头端留有50 cm。一是方便术者操作；二是不用时电刀头能放回托盘上，以免术中手术人员误踩脚踏或误按手控开关造成患者皮肤灼伤。

四、注意事项

（1）手术室护士穿手术衣、戴手套后，方可进行器械桌整理。

（2）器械桌、托盘的无菌区域仅限于桌面，桌缘外或垂于器械桌缘下视为污染区，不可将器械物品置于其外侧缘。

（3）器械物品的摆放顺序是以手术室护士为中心分近、远侧，以切口为中心分近心端、远心端。

（4）小件物品应放弯盘里，如刀片、线束、针盒、注射器等。一方面保持器械桌整齐，另一方面避免丢失。

（5）妥善保管缝针：缝针细小，术中极易被手套、敷料黏附而丢失，导致物品清点不清。因此，缝针应放在针盒内或别在专用布巾上。不可随意摆放在器械桌面上，以免丢失。若缝针离开针盒，必须保持针不离钳。持针器夹持好的针应弯弓向下，放置在无菌台上，以免损坏针尖和针尖穿过布巾造成污染。在术中，回收的针应仔细检查针的完整性，以及针有没有因为医生的操作不当而出现倒钩。如出现倒钩应及时更换，如不完整应及时通知医生查找，以免异物遗留体内。

（6）手术人员不能接触桌缘平面以下：凡垂落于桌缘平面以下的物品视为污染，不可再用或向上拉提，必须重新更换。

第五节　手术野皮肤的消毒及铺无菌巾

皮肤表面常有各种微生物，包括暂居菌群和常驻菌群，特别是当术前备皮不慎损伤皮肤时，更易造成暂居菌寄居而繁殖，成为术后切口感染的因素之一。皮肤消毒的目的主要是杀灭暂居菌，最大限度地杀灭或减少常驻菌，避免术后切口感染，常用消毒剂见表8-2。因此，严格进行手术区、皮肤消毒是降低切口感染的重要环节。

表 8-2　常用的消毒剂

药名	主要用途	特点
2% ~ 3% 碘酊	皮肤消毒	杀菌谱广，作用力强，能杀灭芽孢
0.05% ~ 0.1% 碘酊	黏膜、伤口的擦拭或冲洗	杀灭病毒、真菌、细菌，刺激性强
0.2% ~ 0.5% 碘附	皮肤消毒	杀菌力较碘酊弱，不能杀灭芽孢，无须脱碘
0.02% ~ 0.05% 碘附	黏膜、伤口的冲洗	杀菌力较弱，腐蚀性小
75% 酒精	颜面部、取皮区消毒，脱碘	杀灭细菌、病毒、真菌，对芽孢无效，对乙肝病毒等部分亲水病毒无效
0.1% ~ 0.5% 氯已定	皮肤消毒	杀灭细菌，对结核杆菌、芽孢有抑制作用
0.05% ~ 0.1% 氯已定	创面、颜面部、会阴、阴道	杀菌力弱，可用于膀胱冲洗

一、消毒原则

（1）充分暴露消毒区域：尽量将患者的衣服脱去，充分显露消毒范围，以免影响消毒效果。

（2）碘酊干后，方可脱碘；否则，影响杀菌效果。

（3）消毒顺序以手术切口为中心，由内向外，从上到下。若为感染伤口或肛门消毒，则应由外向内。已接触边缘的消毒纱球，不得返回中央涂擦。

（4）消毒范围以切口为中心向外 15 ~ 20 cm：如有延长切口的可能，则应扩大消毒范围。

（5）消毒前须检查消毒区皮肤清洁情况。

二、手术野皮肤消毒范围

1. 头部手术皮肤消毒范围

头部及前额。见图 8-9。

2. 口、唇部手术皮肤消毒范围

面唇、颈及上胸部。见图 8-10。

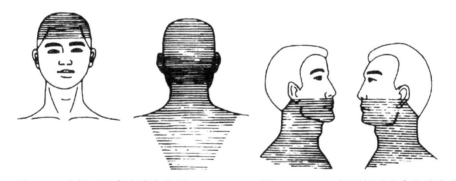

图 8-9　头部手术皮肤消毒范围　　　图 8-10　口、颊面部手术皮肤消毒范围

3. 颈部手术皮肤消毒范围

上至下唇，下至乳头，两侧至斜方肌前缘。见图 8-11。

4. 锁骨部手术皮肤消毒范围

上至颈部上缘，下至上臂上 1/3 处和乳头上缘，两侧过腋中线。见图 8-12。

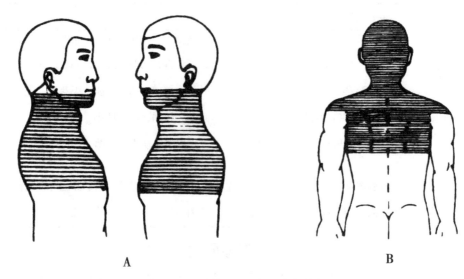

图 8-11　颈部手术皮肤消毒范围
A．颈前部手术；B．颈椎手术

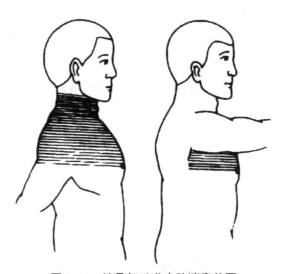

图 8-12　锁骨部手术皮肤消毒范围

5．胸部手术皮肤消毒范围

侧卧位：前后过中线，上至肩及上臂上 1/3 处，下过肋缘，包括同侧腋窝。

仰卧位：前后过腋中线，上至锁骨及上臂，下过脐平行线。见图 8-13。

6．乳腺癌根治手术皮肤消毒范围

前至对侧锁骨中线，后至腋后线，上过锁骨及上臂，下过脐平行线。如大腿取皮，则大腿过膝，周围消毒。见图 8-14。

7．上腹部手术皮肤消毒范围

上至乳头，下至耻骨联合，两侧至腋中线。见图 8-15A。

8．下腹部手术皮肤消毒范围

上至剑突，下至大腿上 1/3，两侧至腋中线。见图 8-15B。

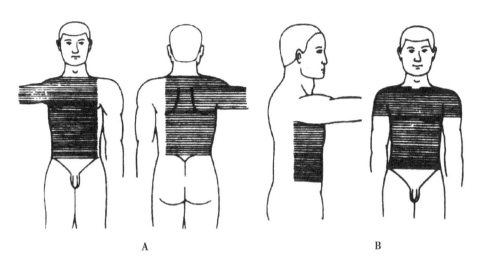

图 8-13　胸部手术皮肤消毒范围
A. 侧卧位；B. 仰卧位

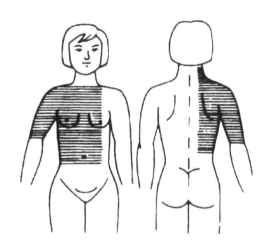

图 8-14　乳腺癌根治手术皮肤消毒范围

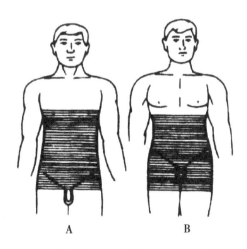

图 8-15　腹部手术皮肤消毒范围
A. 上腹部；B. 下腹部

— 141 —

9. 腹股沟及阴囊部手术皮肤消毒范围

上至脐平行线，下至大腿上 1/3，两侧至腋中线。

10. 颈椎手术皮肤消毒范围

上至颅顶，下至两腋窝连线。如取髂骨，上至颅顶，下至大腿上 1/3，两侧至腋中线。

11. 胸椎手术皮肤消毒范围

上至肩，下至髂嵴连线，两侧至腋中线。见图 8-16。

12. 腰椎手术皮肤消毒范围

上至两腋窝连线，下过臀部，两侧至腋中线。见图 8-17。

13. 肾脏手术皮肤消毒范围

前后过正中线，上至腋窝，下至腹股沟。见图 8-18。

14. 会阴部手术皮肤消毒范围

耻骨联合、肛门周围及臀、大腿上 1/3 内侧。见图 8-19。

15. 四肢手术皮肤消毒范围

周围消毒，上下各超过一个关节。见图 8-20。

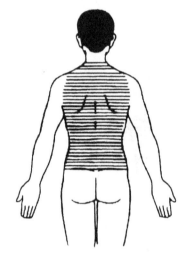

图 8-16　胸椎手术皮肤消毒范围

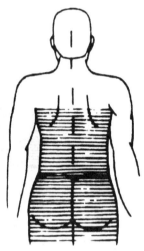

图 8-17　腰椎手术皮肤消毒范围

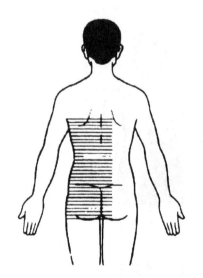

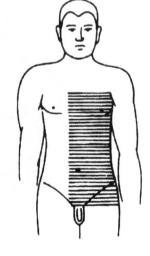

图 8-18　肾脏手术皮肤消毒范围

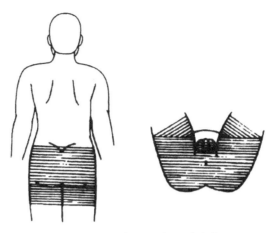

图 8-19　会阴部手术皮肤消毒范围

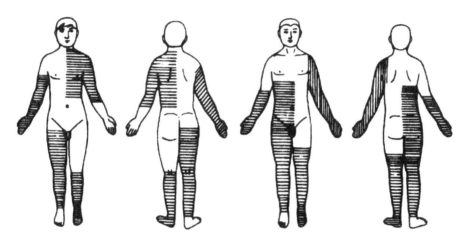

图 8-20　四肢手术皮肤消毒范围

16. 耳部手术术侧头、面颊及颈部。见图 8-21。

17. 髋部手术前、后过正中线，上至剑突，下过膝关节，周围消毒。见图 8-22。

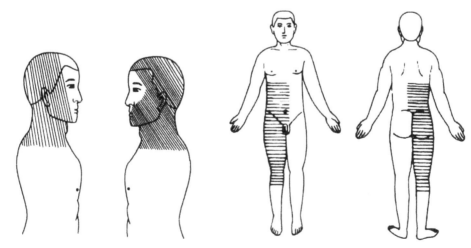

图 8-21　耳部手术皮肤消毒范围　　　　图 8-22　髋部手术皮肤消毒范围

三、消毒注意事项

（1）面部、口唇和会阴部黏膜、阴囊等处，不能耐受碘酊的刺激，宜用刺激性小的消毒液来代替。

（2）涂擦各种消毒液时，应稍用力，以便增加消毒剂渗透力。

（3）消毒腹部皮肤时，先在脐窝中滴数滴消毒液，待皮肤消毒完毕后再擦净。

（4）碘酊纱球勿蘸过多，以免流散他处，烧伤皮肤。脱碘必须干净。

（5）消毒者双手勿与患者皮肤或其他未消毒物品接触，消毒用钳不可放回手术器械桌。

（6）采用碘附皮肤消毒，应涂擦2遍，作用时间3 min。

（7）注意脐、腋下、会阴等皮肤皱褶处的消毒。

（8）实施头面部、颈后入路手术时，应在皮肤消毒前用纱布保护双眼，用棉球保护耳部，以防止消毒液流入，造成损伤。

四、铺无菌巾

（一）铺无菌巾的目的

手术野铺无菌巾的目的是防止细菌进入切口。除显露手术切口所必需的最小皮肤区之外，遮盖手术患者其他部位，使手术周围环境成为一个较大范围的无菌区域，以避免和尽量减少手术中的污染。

（二）铺无菌巾的原则

（1）铺无菌巾由洗手护士和手术医生共同完成。

（2）铺巾前，洗手护士应穿戴无菌手术衣、手套。手术医生操作分两步：未穿手术衣、未戴手套，直接铺第一层切口单；双手臂重新消毒一次，穿戴好手术衣、手套，方可铺其他层单。

（3）铺无菌单时，距切口2～3 cm，悬垂至床缘30 cm以下，手术切口四周及托盘上至少4层，其他部位应至少2层以上。

（4）无菌巾一旦放下，不要移动，必须移动时，只能由内向外，不得由外向内。

（5）严格遵循铺巾顺序。方法视手术切口而定，原则上第一层无菌巾是从相对干净到较干净，先远侧后近侧的方向进行遮盖。如腹部无菌巾的顺序为：先下后上，先对侧后同侧。

（三）常见手术铺巾

1. 腹部手术

（1）洗手护士递1、2、3块治疗巾，折边对向铺巾者，依次铺盖切口的下方、对方、上方。

（2）第4块治疗巾，折边对向自己，铺盖切口的同侧，用4把布巾钳固定。见图8-23。

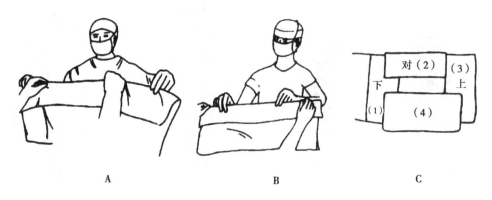

图8-23　铺治疗巾法
A. 第1、2、3块治疗巾传递法；B. 第4块治疗巾传递法；C. 4块治疗巾顺序

（3）铺中单2块，于切口处向上外翻遮盖上身及头架，向下外翻遮盖下身及托盘，保护双手不被污染。

（4）铺孔被 1 块，遮盖全身、头架及托盘。见图 8-24。

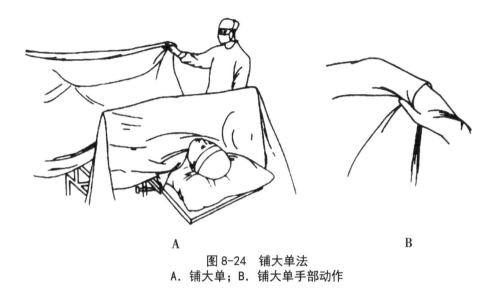

图 8-24 铺大单法
A. 铺大单；B. 铺大单手部动作

（5）对折中单 1 块铺于托盘面上。

（6）若肝、脾、胰、髂窝、肾移植等手术时，先在术侧身体下方铺对折中单 1 块。

2. 胸部（侧卧位）、脊椎（胸段以下）、腰部手术

（1）对折中单 2 块，分别铺盖切口两侧身体的下方。见图 8-25。

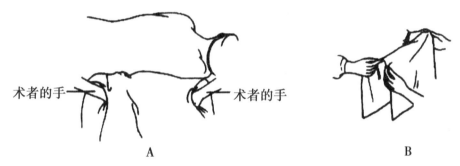

图 8-25 胸部、脊椎、腰部手术铺巾
A. 铺身体两侧下方中单（侧卧位）；B. 中单传递法

（2）切口铺巾同腹部手术。

（3）若为颈椎后路手术，手术铺巾同"头部手术"。

3. 头部手术

（1）对折中单 1 块铺于头、颈下方，巡回护士协助抬头。

（2）治疗巾 4 块铺盖切口周围，在切口部位覆盖皮肤保护膜。

（3）折合中单 1 块，1/3 搭于胸前托盘架上，巡回护士放上托盘压住中单，将剩余 2/3 布单外翻盖住托盘。

（4）铺中单两块，铺盖头部、胸前托盘及上身，2 把布巾钳固定连接处中单。

（5）铺孔被，显露术野。

（6）对折治疗巾 1 块，组织钳 2 把固定在托盘下方与切口之间布单上，形成器械袋。见图 8-26。

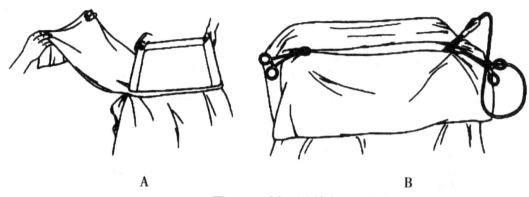

A   B

图 8-26 头部手术铺巾
A. 铺盖托盘；B. 器械袋

4. 眼部手术

（1）双层治疗巾铺于头下，巡回护士协助患者抬头。

（2）将面上一侧治疗巾包裹头部及健眼，1 把布巾钳固定。

（3）铺眼孔巾，铺盖头部及胸部。见图 8-27。

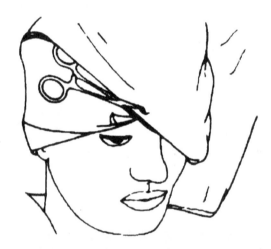

图 8-27 眼部手术铺巾

5. 乳腺癌根治手术

（1）对折中单 1 块，铺于胸壁下方及肩下。

（2）如患侧手悬吊，同"腹部铺单法"。

（3）如患侧手外展，于铺治疗巾的同时由助手将患侧手抬起，铺中单后在患侧手托上放一治疗巾将患肢包裹，铺孔被，将患肢从孔被牵出，用无菌绷带将患肢固定。见图 8-28。

6. 经腹会阴直肠癌根治手术

（1）中单治疗巾各 1 块铺于臀下，巡回护士协助抬高患者臀部。

（2）3 折无菌巾 1 块，横铺于腹部切口下方，无菌巾 3 块分别铺于切口对侧、上方、近侧。4 把布巾钳固定。

（3）双腿分别套上腿套，从脚到腹股沟套托盘套。

（4）铺中单 3 块，1 块遮盖上身及头架，2 块铺于两腿上方，将托盘置于腿上方。

（5）铺孔被，将治疗巾对折铺于托盘上。见图 8-29。

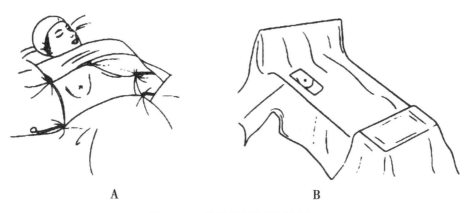

图 8-28 乳腺癌根治手术铺巾
A. 5 把布巾钳固定；B. 固定头侧中单

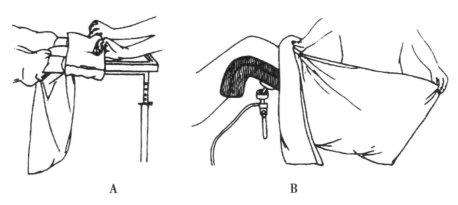

图 8-29 会阴部手术铺巾
A. 铺托盘套；B. 铺腿套

7. 四肢手术

（1）上肢：对折中单（一次性中单、布单各 1 块）2 块铺于木桌上；对折无菌巾 1 块围绕上臂根部及止血带，1 把布巾钳固定，同法再包绕第 2 块无菌巾；无菌巾 2 块上、下各一，2 把布巾钳固定；折合治疗巾包裹术侧末端，于铺完孔被后无菌绷带固定；中单 1 块铺盖上身及头架，中单 1 块铺盖下身；铺孔被，术侧肢体从孔中穿出。

（2）下肢：中单（一次性）2 块、布中单 1 块依次铺于术侧肢体下方；对折治疗巾 1 块，由下至上围绕大腿根部及止血带，同法再包绕第 2 块治疗巾，1 把布巾钳固定；无菌巾 2 块在肢体上、下各铺 1 块，2 把布巾钳固定；折合治疗巾包裹术侧末端，无菌绷带固定；中单 1 块铺盖上身及头架；铺孔巾 1 块，术侧肢体从孔中穿出。见图 8-30。

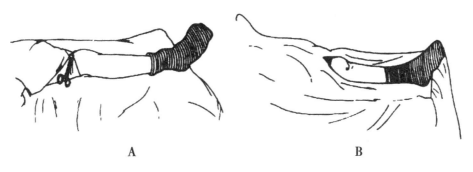

图 8-30 四肢手术铺巾（以下肢为例）
A. 固定折合治疗巾；B. 铺孔巾

8. 髋关节手术

（1）对折中单1块，铺于术侧髋部侧下方。

（2）中单（一次性）2块、布中单1块依次铺于术侧肢体下方。

（3）治疗巾3块，第1块折边向术者由患者大腿根部向上围绕，第2块折边向助手铺于切口对侧，第3块折边向术者铺于同侧，3把布巾钳固定。

（4）铺中单，包裹术侧肢体末端；铺孔巾。见图8-31。

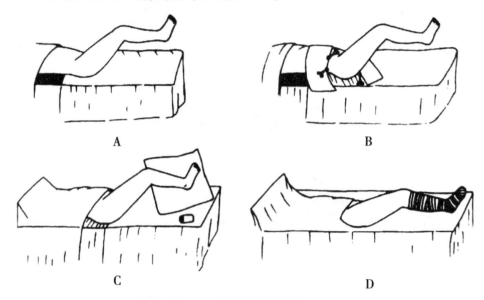

图8-31　髋关节手术铺巾
A. 铺台布；B. 固定治疗巾；C. 包裹术侧肢体末端；D. 铺孔巾

9. 脊柱手术

（1）同腹部手术依次铺好4块治疗巾，2块布中单。

（2）于切口上方加盖一次性中单1块，于托盘外侧加铺一次性中单1块，2把直钳固定，铺孔被。

五、术中的无菌要求

（1）保持无菌区域不被污染：手术台面以下视为有菌，手术人员的手、器械物品不可放到该平面以下；否则，视为被污染。

（2）由洗手护士打开无菌包内层，无洗手护士的手术，由巡回护士用无菌持物钳打开，手术医生铺毕第1层巾后，必须重新消毒双手1次。

（3）器械应从手术人员的胸前传递，必要时可从术者手臂下传递，但不得低于手术台边缘，手术者不可随意伸臂横过手术区域取器械。

（4）手术人员的手不要接触切口周围的皮肤：切皮后应更换刀片和盐水垫，铺皮肤保护巾，处理空腔脏器残端时，应用盐水垫保护周围组织，已污染的器械和敷料必须放于弯盘中，不能放回无菌区。

（5）术中因故暂停如进行X线摄片时，应用无菌单将切口及手术区域遮盖，防止污染。

（6）无菌物品一经取出，虽未使用，但不能放回无菌容器内，必须重新灭菌后再使用，无菌包打开后未被污染，超过24 h不可使用。一次性物品应由巡回护士打开外包装后，洗手护士用镊子夹取，不宜直接在无菌桌面上撕开。

（7）手术人员更换位置时，如两人邻近，先由一人双手放于胸前，与交换者采用背靠背形式交换；如非邻近，则由双方先面向手术台退后，然后交换。

（8）术中尽量减少开关门次数：限制参观人员，参观人员距离手术者30 cm以上。

（9）口罩潮湿及时更换，手术人员咳嗽、打喷嚏时，应将头转离无菌区。及时擦拭手术人员的汗液。

（10）无菌持物钳主张干燥保存，每台一换，若历时长，每4 h更换。

第六节 护理程序

手术是临床外科系统治疗疾病的一种重要手段，手术室围手术期护理工作包括从病人决定手术入院、接受手术以及麻醉苏醒后直至病人出院的全过程。手术室的护理工作不仅仅局限在手术室内，它延伸到手术前后的护理。在此期间，护士不仅为病人提供直接的护理，同时还需与病人及其家属保持良好的沟通，以便获得病人和家属的理解与支持，为病人身体健康的恢复创造良好的环境，因此围手术期护理在整个外科工作中占有十分重要的地位。手术对病人而言均是一种独特经历及感受，围手术期护理根据手术前期、中期、后期的护理过程，以提供接受手术的病人及其家属身体上、心理上、精神上及社会的个性化需求，完整性、高品质的护理。围手术期护理是一个有系统、连续性步骤的计划过程，在成本效益控制及不影响护理质量的情况下，通过护理程序来执行病人的健康照顾。护理程序是一种有系统、有依据的计划和提供护理的方法。它的目标是通过系统检查评估病人健康状况，确认病人需要、决定采取适当措施，达到满足病人健康需要，维护和促进健康的目的。护理程序是一个循环的过程（图8-32），包括以下五个步骤：

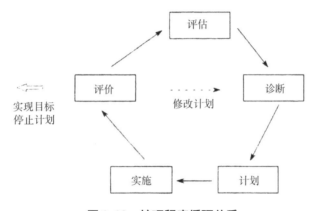

图8-32 护理程序循环关系

1. 评估

评估是护理程序中解决病人问题的第一步，为了确认病人的健康需要，收集病人的健康有关信息十分必要。用系统综合的方法收集、确认和交流资料的行为就是评估围手术期护士通过与病人和家属的交谈，以及从病历资料收集与病人健康有关的病史、实验室检查，其目的在于评估病人的需要。

2. 诊断

诊断是一个信息分析和综合的过程。护理诊断是针对个体、家庭、社区对实际存在和潜在健康问题反应的临床判断过程。护理诊断以评估阶段收集的资料为基础，为选择护理措施，达到预期结果提供了依据。多数护理团体都认可由北美护理诊断协会（ NorthAmerican Nursing Diagnosis Association. NANDA ）所制定的护理诊断。其每个诊断都包含了诊断意义、定义性特征与相关 / 危险因素。

3. 计划

计划是对未来工作做出的具体安排。护理计划描述了为恢复病人健康为目的的护理措施和安排。计划必须记录下来，它包括以下步骤：确认健康问题的急缓；建立目标和结果标准；安排具体操作措施和进程。围手术期计划具体落实为由何人、何时、何地进行何种护理。

4. 实施

实施就是将计划或步骤付诸实践的过程。根据护理计划来实施个性化、系列性、连续性的护理活动。实施一方面执行计划中的各项措施，另一方面，护士还需要对病人健康状况的变化做出及时的行为反应，这些行为在计划中可能没有，属于突发或应急行为。

5. 评价

评价是判断和检查，它是一个有计划、动态发展的过程。根据护理效果来衡量护理措施的是否有效，必要时给予修正。评价在整个护理过程是一直持续的，评价包括以下步骤：确立评价的标准和指标，设计评价问题，收集护理实施资料，分析资料并将其与标准相对比，总结并下结论，在评价结论的基础上采取适当行为。

第七节　术前访视

手术能治愈疾病，但也能产生并发症、后遗症等不良后果。希望手术获得成功，既需要满意的麻醉与优良的手术操作，也要有完善的围手术期处理，才能确保手术的成功。否则，很可能出现手术成功而治疗失败的结局。不同的手术以及同种手术不同的病人，围手术期的处理不尽相同，因此，严格地讲，各种手术、各个病人，都各有其围手术期处理的具体内容。

一、术前病人的评估

手术病人非常需要有一位了解、参与手术全过程，熟悉并信任的护士守候在身旁，并获得关心和照顾。因此，巡回护士术前访视手术病人十分重要。手术前一天，手术室护士到病房访视病人，阅读病历，通过与病人和家属的沟通交流和对病人的观察，了解病人的一般情况、精神情感、感觉状况、运动神经状况、排泄情况、呼吸、循环、体温、皮肤、水电解质平衡状况等。

（一）病人身体的准备

1. 皮肤准备

择期手术前，如果存在伤口部位以外的感染，应尽可能待此感染治愈后再行择期手术。手术前一天晚上，要求病人沐浴或浸浴，并更换病人衣裤。若手术区在腹部，应使用酒精清洁脐部。如皮肤上有油脂或胶布残迹，可使用松节油或乙醚拭去。术前不要去除毛发，除非毛发在切口上或周围干扰手术。手术切口在会阴部、腋部，其毛发不宜在术前剃除，应在手术当天去除，毛发的剃除最好用电动发剪。

2. 其他术前准备

尽可能缩短术前住院时间，但须允许对病人进行足够的术前准备，指导病人在择期手术前至少30天前戒烟。择期结肠直肠手术，术前两天用泻药和灌肠剂进行机械性肠道准备。在手术前每天分次口服非吸收性口服抗生素。充分控制所有糖尿病病人的血糖水平，尤其避免术前高糖血症。择期手术病人应尽可能通过一周以上的肠外或肠内营养支持纠正营养不良。

（二）病人及家属心理方面的准备

任何手术对病人来讲都是较强的一种紧张刺激，病人意识到了这种紧张刺激，就会通过交感神经系统的作用，使肾上腺素和去甲肾上腺素的分泌增加，引起血压升高、心率加快，有的病人临上手术台时还可出现四肢发凉、发抖、意识狭窄，对手术环境和器械等异常敏感，甚至出现病理心理活动。术前指导和心理护理的目的是减轻病人对手术的焦虑情绪，使病人在身心俱佳的状态下接受手术。

1. 建立良好的护患关系

缓解病人及其亲属焦虑的最好办法是建立良好的医患关系，使病人在正视自己疾病的基础上树立起战胜疾病的信心。护理人员应该尊重病人，理解病人，表现出对病人患病的同情和关心。通过亲切和蔼的态度、有礼貌的言谈和举止等情感表达，让病人及其亲属充分感受到自己被尊重，从而对医护人员产生信任感。护士在护理实践中，要注意运用规范的语言、标准的肢体语言、恰当的装束举止主动与病人沟通，而且要善于沟通。护理人员的一举一动，甚至一个细微的表情，都应注意沟通的技巧和艺术。在护患关系中"言语沟通是信息交流的重要形式"。应学会根据不同对象通过言语来有效表达自己的护理理念，使病人不仅能听懂，更要达到使其心悦诚服地配合并接受护理要求的目的。要善于使用美好语言，在语言沟通过程中配合相应围手术期的整体护理。

2. 了解病情和手术治疗计划

在已知和未知之间，未知更能使人产生焦虑和担忧。同样对病人来说，无论患了什么病最易引起焦虑的还是对病情的不了解和猜疑。因此，医护人员应该有计划地向病人做好解释工作，应向病人及其亲属交代手术前后的注意事项，手术前如何消除紧张情绪，手术后如何促进功能恢复等，使病人了解什么是正常情况，什么是异常情况，在心理上有充分的准备。对一些不便对病人交代的病情及手术的危险性，应该详细地向病人亲属或病人单位领导说明，取得其亲属和单位的理解，使之对术中、术后可能遇到的困难，可能发生的并发症等，事先有充分的认识。一般来说，除急诊抢救手术外，其他手术均应在病人及其亲属同意的情况下才能进行。如果病人及其亲属对手术有顾虑。不愿手术，则应进一步耐心、详细解释手术的必要性和非手术的危险性，切不可勉强手术。谈话应注意适度，并鼓励病人提出问题，不但要了解病人有无焦虑，而且，要了解焦虑的具体内容，有的放矢地进行解释和安慰。对焦虑比较明显的病人，术前几天应给予适当的镇静药，以保证术前有足够的睡眠。对病情很重、感情脆弱、既往有抑郁心理的病人，交代病情需要慎重，尽量避免直率，同时应加强关心和劝慰工作。访视过程中，对病人提出的一些特殊问题，如癌肿能否根治、是否会复发、这次手术保证成功吗等等，应尽量注意保持与手术医师说法一致，避免详尽解释手术过程或步骤，做好保护性医疗措施，必要时请主管医师解释。

几乎所有的病人和亲属在手术前，尤其是大手术前都会出现明显的心理变化。护理人员术前全面了解、正确引导及时纠正这些异常的心理变化，有助于缓解病人及其亲属因疾病、手术引起的焦虑不安和担心恐惧，增强病人战胜疾病的信心，使之能更好地配合检查和治疗，也有助于减少各种手术后心理并发症，以及因术前心理准备不充分或不妥当而引起的各种不必要的医疗纠纷；因此，妥善的围手术期心理准备和心理治疗已成为外科治疗的一个重要环节。

二、术前宣教

1. 术前健康教育

健康教育是通过信息传播和行为干预，帮助病人掌握相关手术知识，树立治疗疾病的信心，自愿采纳有利于健康的行为和生活方式的教育活动与过程。术前健康教育的内容包括：向病人介绍手术配合护士及手术室的环境设备；介绍进入手术室的时间、麻醉配合注意事项、手术开始的大约时间；讲解镇痛与麻醉、与术后肠蠕动恢复的相互关系；向病人介绍入手术室前要求（如术前禁食、禁水时间、去掉首饰、假牙；勿将现金、手表等贵重物品带入手术室；着医院配备的病员衣裤）；介绍手术及麻醉的体位及术中束缚要求；术中输液的部位；讲解术中留置各种引流管道，如引流管、胃管、尿管、气管插管等对康复的影响；训练胸、腹式呼吸、咳嗽、翻身，以及卧床大小便等；指导病人术中出现特殊情况的自我护理（如恶心、呕吐时做深呼吸等）；必要时，可介绍患相似疾病而治疗获得成功者与之相识，用榜样的力量鼓励病人树立战胜疾病的信心。

2. 宣教方法

宣传方式多种多样，可以以办学习班的形式，采用录像资料、幻灯等易懂明了的方式为病人及家属进行讲授；或针对手术前、术中、术后等各种问题编写成内容清楚、系统的图文并茂的宣传小册子发给宣教对象；或在病房走廊两侧设置卫生宣传墙、科普宣传栏进行手术前、术中、术后等各种各类手术的知识讲座。

第八节　手术护理

手术病人进入手术室期间，手术室护士应热情接待病人，按手术安排表仔细核实病人，确保病人的手术部位准确无误。在手术间的空调环境中，应注意手术病人的保温护理，防止病人在手术过程受凉感冒，影响术后康复。在手术中的输液、输血是手术室常用的治疗手段，掌握有关输液、输血的理论知识和操作技能，是配合手术的保证。围手术期病人的途中转运、手术台上的安全保护等均是手术室护士应重视的方面。

一、病人的接送

手术当日手术室负责接送的人员，应将手术病人由病区接到手术室接受手术。为防止错误手术病人以及防止病人的照片、药物、物品遗失，手术病人的交接应使用《手术病人接送卡》（表8-3），在手术病人按程序离开或返回病房、进入手术室等候区、进入手术间、手术前等不同时间、地点有交接工作时，交接双方的工作人员均应按照《手术病人接送卡》的内容，共同核对病人姓名、病区、性别、手术部位、手术名称、病历和住院号及病人所带物品等。

表8-3 手术病人接送卡

姓名：		性别：		手术日期：		病区：		床号：
手术部位：				手术名称：		住院号：		
项目：		带来手术室物品				带回病房物品		
		无		有		无		有
照片								
药物								
活动假牙								
其他物品								
病房护士签名：						手术室护士签名：		
接送人员签名：						手术房间：		
运输工具：								
□车床								
□轮椅		备注				备注		
□走路或报送								

二、病人的核对

（一）病人识别方法

对手术病人的核对是落实正确识别病人，保证病人安全，尊重生命的重要手段。所有相关人员都应该通过合适的流程以及扮演积极地角色来保证外科手术的病人手术治疗的正常进行。其方法为：

1. 核查腕带标记

所有的手术病人必须配有身份识别的腕带标记，并在送入手术室前确认是系在手腕上。病人腕带上应提供病人的个人资料包括：姓名、身份证号、住院号、病区、电话号码、住址等，如果由于某种原因要摘除该腕带标记，则负责摘除的人员必须保证采用其他替代方式，以确保病人仍能被识别。

2. 以主动沟通方式确认病人

医护人员首先自我介绍，主动告知病人自己的身份和称呼，与病人建立良好的护患关系。如"您好，我是您的手术护士，叫某某"。并以询问病人的方式，核对病人的资料如"您好，请问您贵姓？"由病人主动告之姓名。对意识清楚的病人，可由病人自行叙述其姓名，手术室护士根据其叙述的情况与腕带标记资料判断是否符合。

3. 通过家属或陪伴者确认病人

对虚弱/重病/智力不足/意识不清的病人，可由家属/陪伴者叙述其姓名，护士确认其叙述情况与腕带标记资料是否符合，以便确认病人的正确性。确认病人个人资料包括：姓名、身份证号、住院号、电话号码、住址等，以上内容具备两种即可。

4. 护理指导

（1）告知病人或家属佩戴的腕带标记请勿任意移除，以利于病人身份的识别。

（2）告知病人或家属如因接受医疗和护理操作时病人必须暂时取下腕带标记，应在操作后及时带上。

（3）告知病人或家属在接受医疗护理操作前，医护人员称呼全名及称谓正确时，务必回答。

（4）告知病人或家属凡医护人员对病人未确认身份或确认不正确时，务必及时予以澄清。

5. 病人识别的"三确""六核"规则

规则中"三确"即正确的病人、正确的手术部位、正确的手术方式。"三确"规则的执行应从接病人开始，接病人时应查对病人的姓名、性别、床号、住院号、诊断、手术名称、手术部位（上、下、左、右）、手术区域及备皮情况等，直到确实正确地识别病人后，方可将病人移置推车上。病人进入手术室后，巡回护士应再次确认病人。手术部位的标记应在手术前，由主刀医生与病人共同确认后，在手术部位明确标记。"六核"规则的执行时间分别是在病人入院登记时；病人到病房报到后佩带上腕带，护士正确书写病人资料于床头卡上时；手术室接手术病人时；手术病人至手术室等候区时；手术间负责巡回的护士接病人入手术间时；手术即将开始时。六核涉及病人在接受手术前操作的种种环节，手术室护士应重点核查落实在接手术病人开始到病人进入手术间这段时间的四次核查。下面的病人核查流程图（图8-33）反映核查病人时的过程。"Time out"本意是指对不听话的孩子进行行为规范的一种方法。目前在美国医院借用该词作为减少手术和其他手续过程中的错误的一种新的策略，"Time out"可以发生在手术室，也可以是放射室，表示在进行一个大的步骤前暂作停顿的时间，以便再次核查病人姓名、手术名称和正确的手术部位、手术方式，由巡回护士在手术记录单上记录病人的正确信息，并由所有确认人员签名。"Time out"最明确的目的是减少医疗事故，同时给所有参与的医护人员一个表达自己意见的机会，以增强团队协作意识。

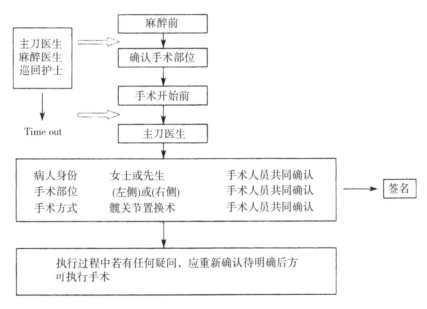

图 8-33 病人核查流程

（二）病人识别的形式

1. 识别单

外科手术病人的识别单（图8-34）。

手术部位表示：

手术部位表示：

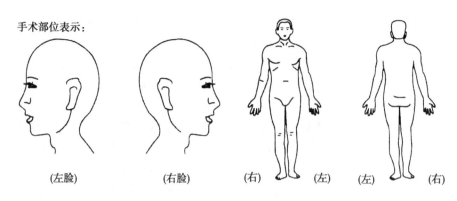

(左脸)   (右脸)   (右)   (左)   (左)   (右)

图 8-34　外科手术病人识别单

2. 腕带

病人腕带标记（图 8-35）。

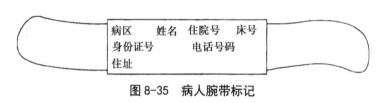

病区	姓名	住院号	床号
身份证号		电话号码	
住址			

图 8-35　病人腕带标记

三、病人的保温护理

病人在手术过程中易发生低体温这一现象容易被医务人员所忽视，有研究显示大约 50% 的手术病人中心体温低于 36℃，33.3% 病人中心体温 <35℃，而人体体温调节系统通常将中心体温调节恒定在 37℃。全麻手术超过 3 小时、一般手术超过 2 小时，容易出现术中低体温。术中低体温对病人造成的危害是十分严重的，针对造成术中低体温的原因进行有效预防是围手术期护理的一个重要内容。

（一）手术病人术中低体温的危害

1. 增加伤口感染率

轻度的体温降低也可直接损害机体免疫功能，尤其是抑制中性粒细胞的氧化杀伤作用，并减少多核白细胞向感染部位的移动。此外，低温可减少皮肤血流和氧供，并抑制组织对氧的摄取。研究发现，围手术期低温还与蛋白质消耗和骨胶质合成减少有相关性。以上因素的共同作用导致围手术期低温病人伤口感染率增加。有报道表明，择期结肠切除手术中出现低温的病人伤口感染率可以增加两倍，并且住院时间延长约 20%。

2. 影响凝血功能

体温降低可使循环血流速度减慢，血中血小板数减少，降低血小板功能，降低凝血因子的活性，血细胞聚集度升高，并且具有激活血纤维蛋白溶解系统作用。出血时间与皮肤温度成反比，严重低温可导致弥散性血管内凝血发生。

3. 影响机体代谢

体温每升高 100℃，机体代谢率增加一倍，每下降 10℃，代谢率下降一半。适度体温降低可以降低细胞氧耗，提高机体对低氧的耐受能力，因而对机体有保护作用。心脏手术时将中心体温降到 28℃，以保护心肌和中枢神经系统，在主动脉弓手术时常需将中心温度降至 20℃以下，目的是为保护大脑。另一方面，低温又导致静脉淤滞和局部组织氧供减少，进一步引起深静脉血栓形成；低温使药物在肝脏的代谢速度减慢，吗啡的作用可延长 20 倍。

4. 增加心血管并发症

低温下肺血管对低氧的反应性降低，通气 / 血流比（V/Q）比例失调而导致低氧加重。研究发现术中低温的病人术后心肌缺血的发生率是术中体温正常者的 3 倍。同时，研究表明，低温可引起低钾，而且一定范围内体温的降低与血清钾的降低成正比。低钾是导致室速、室颤等心律失常的重要原因，严重时还可能引起心衰。低温还可降低心肌对儿茶酚胺的反应性。其次，低温引起的寒战也显著增加了围手术期氧耗和二氧化碳的生成，寒冷引起心脏传导阻滞的加剧和心肌收缩力的降低会因吸入麻醉剂而加重。麻醉恢复期间，寒战病人为产生更多的热量会增加氧耗，身体的反应为心排血量增加、心动过速、高血压和心肌局部缺血。当中心温度低于正常的 37℃ 时，室速和心脏异常的发生率将增加 2 倍。

5. 延缓术后恢复

体温降低使多种药物的代谢速度减慢，使麻醉苏醒延迟；寒战、不适感增加 40%；肾上腺功能显著增强；使中枢神经系统变迟钝，影响机体识别和运动功能；增加组织吸收；减少机体的代谢及麻醉药物的排泄，从而延长了麻醉药物的作用时间。包括肌松剂异丙酚（propofol），如体温下降 2℃，可使维库溴铵（vecuronium bromide）的作用时间增加 1 倍多，而药物代谢的减慢显著延长了麻醉恢复时间和术后恢复室的停留时间。

6. 低体温可延长住院时间

低温会通过各种因素，导致病人在 ICU 和病房的住院时间延长。上述几种因素导致的后续治疗受影响，直接造成术后恢复时间延长。其原因是低温使中枢神经系统变迟钝，影响了机体识别和运动功能；增加了组织吸收、减少了机体的代谢及排泄麻醉药物，从而延长了麻醉药物的作用时间。其他研究表明，低温病人死亡率高于体温正常病人，尤其是严重创伤病人。近来的研究表明，体温下降 2 ~ 3℃ 可明显增加创伤病人死亡的可能性。中心温度降至 32℃ 的病人死亡的危险性很高。

（二）术中低体温发生的原因

导致病人术中低体温的原因包括以下方面：

1. 手术室低温环境

手术室环境的温度通常控制在 22 ~ 24℃。有研究显示室温 >32℃ 时体温 >38℃，室温 <21℃ 测体温 <36℃；小儿更为明显，保持适当的室内温度有助于维持病人体温。但由于外科医师要求较低的室温以求舒适，而造成室温过低，使病人体温下降。

2. 麻醉剂的应用

麻醉剂有扩张血管、抑制体温调节的作用，从而导致体温下降。围手术期使用的所有麻醉剂均影响体温调节。另外，麻醉时采用机械通气吸入干冷气体等，也会引起体温下降。

3. 皮肤保暖作用的散失

皮肤具有调节体温的功能，完整的皮肤具有天然的屏障作用。皮肤是体内热量散失的主要部位，手术过程中皮肤消毒时，裸露皮肤面积较大、碘酒酒精涂擦病人皮肤上的挥发作用、使用低温或未加温液体冲洗体腔或手术切口、大手术体腔（如胸腹腔）长时间开放暴露等因素，引起外周血管收缩反应、热量丢失，体核温度可下降至 33 ~ 35℃。这是手术导致体内热量散失的重要原因。

4. 输液和输血

手术过程中病人由静脉输入大量与手术间等温的液体和血液，则对病人机体中体液造成"冷稀释"作用，从而导致病人体温下降。

（三）预防术中低体温的综合保温措施

体温是人体主要生命体征之一，正常体温的维持对于维持人体各项功能至关重要。在围手术期为预防低体温的发生常采用主动保温措施，应用的方法包括：

1. 监测体温

在手术过程中注意监测体温，维持体温在 36℃ 以上。

2. 调节室温

随时注意调节室温，维持室温在 22 ~ 24℃，不能过低。

3. 保暖

可采用暖水袋、电热毯、压力气体加温盖被等对手术床、推床加温，或盖被覆盖、穿脚套等措施对病人保暖，确保病人围手术期温暖、舒适。其中压力气体加温盖被是目前较新的一种方法，它具有使用方便、安全、有效等特点可对体温下降的危害起到预防作用。

4. 输注液加温

使用恒温加热器、温箱或血液制品加温器等加温设备，对输入体内的液体和血液制品加温至37℃，可以预防低体温的发生，并防止体温下降，液体加温输入的方法可以使用压力气体加温器、保湿加温过滤器等。已存在休克和低温的手术病人，可采用加温器加压快速输注37℃的液体以尽快恢复有效循环血容量，避免因低血容量休克而死亡。研究表明液体或血液制品加温至36～37℃是安全、舒适的，且对药液成分无影响。但注意部分药物如青霉素、维生素、代血浆等不能加温。

5. 冲洗液加温

在进行术中体腔冲洗时，应注意使用温箱将冲洗液加温至37℃左右，可避免体内过多热量散失，防止术中体温下降。

四、术中输血输液

手术中的输液、输血是保持充足的血容量，保持水、电解质在体内相对稳定（包括水在细胞内外的容量、各种电解质的浓度、总渗透压及酸碱度）。输血和输液是临床常用的治疗手段，是护士的一项基础的护理操作技术。

（一）输液

1. 静脉输液原理

静脉输液是利用液体静压原理与大气压的作用使液体下滴。同时当液体瓶具有一定高度，针尖部的压强大于静脉压时，液体即输入人体的静脉内。因此，无菌药液自输液瓶经输液管通过针尖输入到静脉内应具备的条件是：

（1）液体瓶必须有一定的高度（具有一定的水柱压）。

（2）液体上方必须与大气压相通（除液体软包装袋外），使液体受大气压的作用，当大气压大于静脉压时，液体向压力低的方向流动。

（3）输液管道通畅，不得折叠、扭曲、受压，针头不得堵塞，保证针头在静脉内。

2. 常用液体的种类及作用

（1）晶体溶液：晶体溶液分子小，在血管内存留时间短，对维持细胞内外水分的相对平衡起着重要的作用，有纠正体内电解质失调的显著效果。手术室常用的晶体液体有：①生理盐水（0.9%氯化钠）：常用复方氯化钠补充电解质；②5%～10%葡萄糖溶液：提供水分和热量；③5%碳酸氢钠和11.2%乳酸钠：可以调节酸碱平衡；④20%甘露醇：有脱水利尿的作用。

（2）胶体溶液：胶体溶液分子量大，在血管中存留时间长，对维持血浆胶体渗透压，增加血容量及提高血压有显著效果。手术室常见的胶体有：①低分子右旋糖酐：平均分子量2万～3万，可改善微循环和组织灌注量，同时还能覆盖红细胞、血小板及血管内膜，增加静脉回心血量和心排血量，降低血液黏滞度；②中分子右旋糖酐：平均分子量7万～8万，输入体内后能提高血浆胶体渗透压和扩充血容量；③佳乐施（含4%琥珀酰明胶的羧甲淀粉）：输入人体能增加血浆容量，使静脉回流量、心排血量、动脉血压和外周灌注增加，其产生的渗透性利尿作用有助于维持休克病人的肾功能；④白蛋白：为正常人血清，可补充蛋白质。

3. 输液点滴速度与输液时间计算方法

（1）已知每分钟滴数，计算输完总液量所需用的时间：

输液时间（分）＝液体总量（mL）×15/每分钟滴数

（2）已知总量与计划需用的时间，计算每分钟调节的滴数：

每分钟滴数（滴）＝液体总量（mL）×15/输液时间（分）

4. 输液过程中的观察

（1）应严格无菌技术操作，严格"三查七对"制度，避免给病人造成不应有的伤害。

（2）输液过程中，注意观察液体滴注是否通畅，各连接部位是否有渗漏现象，输液管道是否有扭曲、折叠、受压。

（3）检查进针部位有无渗漏，有无皮下肿胀。

（4）输液过程中，注意观察病人全身反应，有无发热、寒战的症状出现。

5. 常见的输液反应及防治

（1）发热反应：表现为发冷、寒战、发热，轻者发热常在38℃左右，于停止输液数小时内体温可恢复正常。严重者初起寒战，继之高热可达41℃，并伴有头痛、恶心、呕吐等症状。防治措施：①溶液和输液器必须做好去热源的处理；②严重反应者应立即停止输液，对输液管路和溶液进行检测；③对发热者给予物理降温，观察生命体征，必要时按医嘱给予抗过敏药物或激素治疗；④反应轻者可更换溶液和输液管路后，减慢输液速度继续输液。

（2）急性肺水肿：由于输液速度过快，短时间内输入过多液体，使循环血容量急剧增加，心脏负担过重造成，表现为胸闷、气促、咳嗽、咳粉红色泡沫痰，严重时稀释的痰液可由口、鼻涌出，听诊肺部出现大量湿性啰音。防治措施：①输液的速度不宜过快，尤其是老年、儿童和心脏病病人；②出现症状，立即停止输液，协助麻醉医生进行紧急处理，按医嘱给予强心利尿的药物；③给病人高浓度吸氧，最好使用经过50%左右的乙醇湿化后的氧气；④在病情允许的情况下进行端坐，必要时，进行四肢轮扎，减少静脉回心血量。

（3）静脉炎：在输注浓度较高，刺激性较强的药液或静脉内放置刺激性大的塑料管时间太长时，而引起的化学性或机械性的局部炎症；也可因在输液过程中，无菌操作不严格而引起局部静脉的感染。表现为沿静脉走向出现条索状红线，局部组织发红、肿胀、灼热、疼痛，有时伴以畏寒、发热等全身症状。

防治措施：①严格执行无菌技术操作，对血管有刺激性的药物如肾上腺素、氢化可的松等稀释后使用，并防止药物渗出血管外；②停止在此部位的静脉输液并将患肢抬高制动。③局部热敷：用50%硫酸镁溶液进行湿热敷，每日两次，每次20分钟；④超短波理疗：每日一次，每次15～20分钟。

（4）空气栓塞：由于输液管道中气体进入静脉而导致严重症状，病人有突发性胸闷、胸骨后疼痛、眩晕、血压低，随即呼吸困难、严重发绀，病人述有濒死感。防治措施：①输液前护士首先检查输液管路的密闭性，穿刺前将空气排尽；②如需加压输液，必须严密观察，防止空气输入；③出现空气栓塞症状后，立即将病人置于左侧卧位，该体位有利于气体浮向右心室尖部，避免阻塞肺动脉入口，气体可随心脏舒缩使空气形成泡沫，分次小量进入肺动脉。

（二）输血

输血是将全血或某些成分血通过静脉或动脉输入体内的方法。输血是手术室常用的操作技术。

1. 常用血液制品的种类及特点

（1）全血：①新鲜血：其保存血液中原有成分，可补充各种凝血因子及血小板；②库存血：虽含有血液的各种成分，但随着保存时间的延长，血液中某些成分损失也增多，因此血液酸性增高、钾离子浓度上升。

（2）血浆：血浆是血液中的液体部分，主要为血浆蛋白。保存时间长，可发挥与全血相似的作用。

（3）成分血：根据血液内各成分的比重不同，将其加以分离提纯。成分血的优点是一血多用，节约血源，且不良反应少。成分血分为两类：①有形成分：包括红细胞类（压积红细胞、冰冻红细胞、洗涤红细胞、少白细胞红细胞）；白细胞类（干扰素、白细胞浓缩液、转移因子）；血小板类（冷冻血小板、血小板浓缩液、富血小板血浆）；②血浆成分：包括新鲜液体血浆、冷冻血浆、干燥血浆、白蛋白制剂等。

2. 输血的注意事项

（1）根据输血医嘱，凭提血单取血：护士应与血库人员共同严格认真核对病人的住院号、姓名、性别、病室、床号、血型、血液种类、血袋号、交叉配血试验结果、血量、采血日期以及保存的外观等。

（2）仔细检查血液的质量：正常库存血分为两层：上层为血浆呈淡黄色，半透明；下层为红细胞呈均匀暗红色，两者界限清楚，无血凝块。若发现血浆变红或浑浊，有泡沫或两者分界不清等，说明血液可能有变质不能输入。

（3）检查血袋外包装：血袋外包装出现封口不严、破裂、标签模糊不清或脱落，也不可应用。如有可疑，及时联系血库专职人员。

（4）血制品的保管：血制品从血库进入手术室必须放入指定的低温运输箱内由专人运输。保存时应根据不同血制品的保存要求进行相应保存。

（5）实行两人核对原则：血制品送到手术间后，实行两人共同核对的原则，严格按照查对项目、质量要求、包装要求认真进行核对。

（6）取回的血应尽快输用，不得自行贮血：输前将血袋内的成分轻轻混匀，避免剧烈震荡。不得向血液制品中添加任何药品。在正常情况下，除了 0.9% 氯化钠溶液，不得向血液制品和输血系统中添加任何其他溶液或药物，如需稀释只能用静脉注射生理盐水。

（7）输血过程中应先慢后快，再根据病情和年龄调整输注速度，并严密观察受血者有无输血不良反应，如出现异常情况应及时处理：①减慢或停止输血，用静脉注射生理盐水维持静脉通路；②立即通知值班医师和输血科（血库）值班人员，及时检查、治疗和抢救，并查找原因，做好记录。

（8）输血过程中应该对病人动态监测温度、脉搏和血压：至少要保证在每次输血开始前 15 分钟、开始后 15 分钟及输血完毕几个时间段进行监测和记录。输血过程中产生不良反应时应及时报告处理及与血库联系，同时做好记录。

（9）疑为溶血性或细菌污染性输血反应，应立即停止输血，用静脉注射生理盐水维护静脉通路，及时报告上级医师，在积极治疗抢救的同时，做以下核对检查：①核对用血申请单、血袋标签、交叉配血试验记录；②核对受血者及供血者 ABO 血型、Rh（D）血型。用保存于冰箱中的受血者与供血者血样、新采集的受血者血样、血袋中血样，重测 ABO 血型、Rh（D）血型、不规则抗体筛选及交叉配血试验；③立即抽取受血者血液加肝素抗凝剂，分离血浆，观察血浆颜色，测定血浆游离血红蛋白含量；④立即抽取受血者血液，检测血清胆红素含量、血浆游离血红蛋白含量、血浆结合珠蛋白测定、直接抗人球蛋白试验，并检测相关抗体效价，如发现特殊抗体，应做进一步鉴定；⑤如怀疑细菌污染性输血反应，抽取血袋中血液做细菌学检验；⑥尽早检测血常规、尿常规及尿血红蛋白；⑦必要时，溶血反应发生后 5～7 小时测血清胆红素含量。

（10）病人如连续输入多袋血，应在两袋血之间给予间隔，即输完一袋血后，采用 0.9% 氯化钠输入，待管道内的余血冲尽后，再开始输下一袋血。

（11）有输血反应或输血事故的情况发生时，应该对该情况的过程进行全面的记录，记录包括：发作的日期和时间、临床表现、采取的处理措施、效果等，并上报相关部门备案。

3. 常见的输血反应及防治

（1）发热反应：血液、储器、输血器或输血操作过程被致热源污染，或多次输血后，在受血者血液中产生了白细胞凝集素和血小板凝集素，当再次输血时，对输入的白细胞和血小板发生作用，产生凝集。并在单核 – 吞噬细胞系统被破坏（主要在脾脏），即可引起发热反应。病人在输血过程中或输血后 1～2 小时内，表现发冷、发热、寒战，体温突然升高 38～41℃，并伴有头痛、恶心、呕吐等症状。防治措施：严格按无菌技术进行输血操作，并尽量使用一次性输血器和储血器。出现症状，立即停止输血，将输血器和储血瓶及剩余的血液一同送往化验室进行检验，对症处理：有畏寒、寒战者给予保暖处理，高热者给予降温处理。按医嘱给予抗过敏药物：异丙嗪、肾上腺皮质激素等。

（2）变态反应：大多数病人的变态反应发生在输血后期或即将结束时。表现轻重不一，轻者出现皮肤瘙痒、荨麻疹、轻度血管性水肿（表现为眼睑、口唇水肿）；重者喉头水肿出现呼吸困难，两肺可闻及哮鸣音，甚至发生过敏性休克。

防治措施：预防措施为采血时勿选用有过敏史的献血者，献血者在采血前 4 小时不宜吃高蛋白和高脂肪的食物。宜食少量清淡食物或糖水。出现变态反应，轻者减慢输血速度，密切观察。根据医嘱给予抗过敏药物如异丙嗪、肾上腺皮质激素等。重者立即停止输血，并给予对症治疗：呼吸困难者，给予氧气吸入。喉头水肿严重时，配合气管插管或气管切开。过敏性休克者，给予抗休克治疗。

（3）溶血反应：一般发生在输血 10～15 mL 后，病人可主诉头胀痛、四肢麻木、腰背部剧烈疼痛和胸闷。继续发展出现黄疸和血红蛋白尿，同时伴有寒战、高热、呼吸急促和血压下降等症状。后期出现少尿、无尿等急性肾功能衰竭症状可导致迅速死亡。此外，溶血反应还可伴有出血倾向。

防治措施：认真做好血型鉴定和交叉配血试验，严格执行查对制度和血液保存规则。出现症状，立即停止输血，并保留余血，做进一步原因分析。保持静脉输液通畅，以备抢救时静脉给药。按医嘱给予碳酸氢钠，碱化尿液，防止或减少血红蛋白结晶阻塞肾小管。密切观

察生命体征和尿量，并记录。对少尿、无尿者，按急性肾功能衰竭护理。

五、病人的保护

进入手术室的病人不是以单纯的疾病代称"甲状腺"或"冠状动脉搭桥"，他们是需要做手术的人。离开那些术后将照顾他们的亲人，来到手术室他们将单独面对一次令人迷惘和可怕的经历。因此，病人来到手术室需要得到手术室护士的真切关心和照顾。其保护措施包括：

（一）病人的途中转运措施

1. 各种车、推床应有安全带或护栏

病人由病区到手术室时，每个病人的转运途中需要始终有人一直照顾他，固定好病人安全带和围栏，防止病人摔伤。决不能让病人独自躺在推床上。

2. 到病房接送病人时严格遵守病人的查对制度。

3. 在接送病人过程中，确保病人温暖、舒适、不被伤害。

4. 必要时，危重手术病人应有麻醉及手术医生陪同接送，防止病人在途中出现病情变化。

5. 病人转运过程中，避免不必要的颠簸碰撞，应将病人安全送入手术室。

6. 病人身上携有输液管、引流管的，应保持管子在正常位置，避免发生液体反流或管子脱落。

（二）病人在手术间的保护措施

在进入手术室时，病人在感情上的需要可能和身体情况一样各有不同。手术室的护理工作是让病人在回忆他们的手术经历时是愉快的心情。

1. 病人从上手术推床到躺至手术床的过程中，应注意随时遮挡病人，保证病人的隐私权不受侵犯。

2. 病人在手术床上应注意使用约束带约束，防止病人从手术床上坠落。

3. 一旦病人进入手术间，必须有人看护。病人不能单独留在手术间。

4. 病人在手术室期间，随时注意给病人保暖，避免体温过低或过高。

5. 手术结束，气管插管拔管阶段，护士应守候在病人身边，防止病人烦躁，导致坠床或输液管道的滑脱。

6. 手术结束后，由麻醉医生、手术医生和手术室护士等协助将病人从手术床移至推床，移动过程应注意防止各类引流管的脱落。

7. 手术结束后应由手术医生、麻醉医生协助护送病人至麻醉复苏室。

六、物品的清点

随着新、高、尖手术的不断开展，手术器械、手术敷料也在不断地变化，以及手术室与供应室的一体化管理，促使了手术室对清点核对制度的规范化。清点核对制度是手术室工作中非常重要的制度之一，严格清点核对制度能完全避免异物遗留体腔。坚持在术前、术中、术后"三人四次"清点核对制度，以保证病人的安全，避免器械在回收、清洗、灭菌过程中的丢失。

（一）清点原则

1. 严格执行"三人四次"清点制度："三人"指手术医师第二助手、刷手护士、巡回护士；"四次"指手术开始前、关闭体腔前、关闭体腔后、术毕（缝完皮肤后）。

2. 在一些腔隙部位如膈肌、子宫、心包、后腹膜等的关闭前、后，刷手护士与巡回护士应共同清点物品。

3. 术中临时添加的器械、敷料，刷手护士与巡回护士必须在器械台上及时清点数目至少两次，并检

查其完整性，及时准确记录无误后方可使用。

4. "三不准"制度的执行：刷手护士在每例手术进行期间原则上不准交接换人；巡回护士对手术病人病情、物品交接不清者，不许交接班；抢救或手术紧急时刻不准交接班。

5. 清点物品时坚持"点唱"原则。刷手护士大声数数，巡回护士小声跟随复述。

6. 准确及时记录所有手术台上物品，器械、巡回护士两人核对无误后并在手术器械敷料清点单上签全名。

（二）清点内容

1. 器械

包括普通器械、内镜器械等所有手术台上的器械。手术开始前严格核对器械是否齐全完整，功能是否良好，螺丝是否松动、完整等，手术中，凡使用带有如螺丝、螺帽、弹簧、支撑杆等小配件的器械时，使用之前和使用之后都应仔细检查其数目及其完整性，内镜器械术前必须检查镜面，有无破损或模糊不清，对操作钳、钩，配件、盖帽、胶皮等进行清点检查，确保其完整性，并由巡回护士记录。

2. 敷料

主要包括纱布垫、大纱布、小纱布、小纱条、棉片、棉球等。清点时必须分类清点，检查其完整性并防止重叠及夹带。小纱条、棉片等物品严禁重叠在一起清点，必须将其摊开，检查正、反两面是否一致；手术中严禁裁剪纱布、纱垫等敷料制作成其他的敷料使用。

3. 其他

包括手术刀片、电刀笔、线轴、缝针等，手术中刷手护士随时监控所有物品如对缝针数目进行清点，随时了解缝针去向。

（三）清点时机

手术前，刷手护士提前 20 分钟洗手上台，整理台上所有器械、敷料，执行清点查对制度。

1. 第一次清点

手术开始前整理器械时，由刷手护士与巡回护士、对台上所有用物进行面对面的一对一点唱，巡回护士边记录边复述，有错时要及时指出并再次点唱，原则上所有用物，尤其对纱布垫、纱布、棉片、缝针、棉球、电刀笔、吸引头、刀片等小件物品必须点唱两遍，点唱、记录双方确认名称、数目无误后方可使用台上用物，如有疑问时应及时当面纠正核实，杜绝错误记录的发生。

2. 第二次清点

在关闭体腔前，刷手护士与巡回护士对手术使用的所有器械敷料至少清点两遍，并在清点单上写明清点数目，清点无误后手术医师方可关闭体腔，刷手护士对器械数目及去向应做到心中有数。

3. 第三次清点

第一层体腔关闭结束时，刷手护士、巡回护士及医师第二助手，对术前及术中添加的器械进行至少两遍的清点，并在清点单上写明清点数目。

4. 第四次清点

手术结束缝完皮肤时，刷手护士与巡回护士清点手术使用的所有器械、敷料数目，并在清点单上写明清点数目。需要清洗的器械集中放置在清洗箱内，巡回护士填写器械交接卡，刷手护士核查后，密闭送入供应室或清洗间，进入清洗、打包、灭菌流程。

（四）清点注意事项

1. 当有器械、纱布垫、纱布、缝针、棉片等掉下手术台时刷手护士应及时提示巡回护士拾起，放于固定地方，任何人未经巡回护士许可，不得拿出手术间。

2. 深部脓肿或多发脓肿行切开引流时，创口内所填入的纱布数目，应详细记录在手术护理记录单"其他"栏内，手术结束后请主刀医师签名确认，作为提示外科医师在手术后取出时与所记录的数目核对，防止异物遗留体腔。

3. 术中如送冰冻、病理标本检查时，严禁用纱布等手术台上的用物包裹标本，特殊情况必须记录用物名称及数目并签名确认。

4. 有尾线的纱布，手术前、后检查其牢固性和完好性，防止手术过程中的断裂、脱落。

5. 手术台上污染的器械，刷手护士与巡回护士清点无误后，在手术台上用无菌垃圾袋密闭保存，防止在清点过程中加重污染。

6. 器械在使用过程中，发现有性能上或外观上的缺陷无法正常使用必须更换时，刷手护士在器械上用丝线做标记，以便术毕更换。

7. 手术切口涉及两个或两个以上部位或腔隙，关闭每个部位或腔隙时均需注意清点。

8. 建立"手术器械、敷料清点单"使用制度：目前，国内大部分医院都采用了"手术器械、敷料清点记录单"来客观、动态记录手术过程中使用的器械、敷料，并且需要刷手护士和巡回护士签名确认。

（五）清点意外

1. 术中断针的处理

断针处理的最终目标是必须找到断针并确认其完整性。

（1）根据当时具体情况马上对合核查断针的完整性，初步确定断针的位置，缝针无论断于手术台上或手术台下，刷手护士应立即告之手术医师并请巡回护士应用寻针器共同寻找。

（2）若断针在手术台上找到，刷手护士将缝针对合与巡回护士共同核对检查确认其完整性后，用无菌袋装好，妥善放于器械车上，以备术后清点核查。

（3）若断针在手术台下找到，巡回护士将缝针对合与刷手护士共同核对检查确认其完整性后，袋装好，用消毒钳夹住放于消毒弯盘内，以备术后清点。

（4）倘若在手术台上或台下都未找到，行 X 线摄片寻找。

2. 术中用物清点不清的处理

（1）手术中刷手护士一旦发现缝针、纱布等有误时即刻清点，并告之手术医师、巡回护士协助共同寻找。

（2）仔细寻找手术野、手术台面、器械车、手术台四周及地面、敷料等。

（3）如寻找未见，立即报告护士长，并根据物品性质联系放射科摄片。

（4）最终目标是寻找到缺少的用物，确保不遗留于病人体腔及手术间防止造成接台手术清点不清。

七、护理记录

随着经济、科技的快速发展，高等教育普及，人权意识加强，法制建设日益完善，人们的法律意识不断强化，对医疗服务的要求也不断提高，医疗决策参与及追究医疗责任的诉讼增加。各种法律法规的完善需要人们去执行，《医疗事故处理条例》中明确规定：护理记录是病历的组成部分，护士对病人的护理过程应做到客观记录，病人有权复印病历以及医院应为病人提供病历复印或复制服务。因此，规范护理记录，是执行各项规章制度的重要体现和保护护患双方安全的保证，是《医疗事故处理条例》中"举证倒置"预防护理纠纷自我保护的法律武器。

（一）护理记录重要性及书写要求

病历是指医务人员在医疗活动中形成的文字、符号、图表、影像、切片等资料的总和，是对病人的疾病发生、发展情况和医务人员对病人的疾病诊断、检查、治疗和护理情况的客观记录，是一种重要的原始文字记录。因此，护士应认识到其重要性并正确书写病历中各项护理记录。

1. 护理记录重要性

护理记录是指护士在进行医疗护理活动过程中，对病人生命体征的反映、各项医疗措施的执行以及护理措施落实情况的具体体现及其结果的记录。围手术护理记录是为病人提供连续性的整体护理所必需的，它是整体护理不可缺少的一个部分，是手术室护理工作和质量的主要反映。围手术护理记录不仅能反映医院医疗护理质量、学术及管理水平，为医疗、教学提供宝贵的基础资料，而且从法律责任的角度出发，围手术护理记录作为法律文件，在涉及医疗纠纷时，也是重要的举证资料，是判定法律责任的重要依据。因此，围手术护理记录无论对病人、医务人员或医疗机构都是必需而且必备的重要文件资料。

2. 护理记录的步骤及要求

（1）护理记录前准备：在护理病人和书写记录前，先了解病人的病情；书写时核实病人的身份，每一页记录上都有病人的身份的资料及页码；记录的内容应为解释或补充病人的资料，避免重复记录。

（2）描述病人的病情：客观地描述病人健康问题及临床反应；准确地描述病人的症状，在适当的情况下，可直接引用病人的话语，用符号""标明；记录病人病情的变化和当时的处理措施；记录与病情变化前征兆有关而采取的护理措施；记录护理措施的效果；及时记录完成的护理活动。

（3）记录技巧：书写记录应客观、专业、基于事实、简明扼要，及时准确、有逻辑性和可读性强；书写资料必须与病人有关；记录内容应注意避免主观评价和带风险性、不安全的措施；应明确记录事实，避免含糊和隐晦的语句；若病人拒绝治疗，必须记录对病人所做出的解释及病人及家属的意见，并请家属在记录上签字表示确认。

（4）记录格式要求：使用蓝色/黑色钢笔/签字笔；记录清晰、美观、规范；书写过程中出现错字，应用双线划在错字上，不得采用刮、粘、涂等方法掩盖或去除原来的字迹，准确填写记录单上病人基本信息和页码；不代他人做记录；不更改他人的原始记录资料；记录资料连续书写，字间避免留空格，行间避免留空行；不在已完成的记录上补充或更改，如需补充，应标记补充记录；护士学生或无执照护士的书写项目，必须有具备护士执照的人员审核签字。

护理记录的基本原则是客观、真实、准确、及时和完整。其客观、真实原则要求记录记载的内容应当真实，不得涂改和伪造护理记录资料。准确原则要求记录的内容应当准确无误，文字工整，字迹清晰，表述准确，语句顺畅，标点正确。及时原则要求医务人员应当在规定的时间内完成相关内容的书写。完整原则，要求医务人员认真记录，有关资料收集齐全，保证其内容的完整性。

3. 影响护理记录的原因

在临床护理记录过程中，有以下两种主要因素影响护理记录质量。

（1）护士对护理记录认识不足，法律意识淡薄：由于传统的护理记录不随病历存档，使护士和管理者都产生误解认为护理记录只是医院保存的内部资料。因此护士对护理记录书写只停留在应付质量检查上，在书写时不注意语句的使用，存在记录简单、潦草、不完整性、不规范性、有涂改、有漏项等现象。2002年9月1日起我国施行的《医疗事故处理条例》等法规对护理记录的内容及书写者均提出了严格要求，围手术护理记录作为法律文件，在涉及医疗纠纷时，是重要的举证资料。因此，护士认真做好术中各种记录，可避免一些因医护记录不一致而引起的医疗纠纷。这也有助于利用法律武器维护好病人权益的同时，加强医护自我保护。

（2）护士人员不足，工作量大：护理记录需要一定的时间，目前国内大部分医院的记录以传统的纸张表格为主，在多数医院普遍存在护士缺编的情况下，护士往往需要使用大量的时间完成病人治疗操作，护理记录存在做了不记、多做少记、记录无法及时的现象比较普遍，致使护理记录不完整，缺乏连续性。因此，管理者在重视护理记录的书写质量，规范书写要求的情况下，积极处理在护理记录过程中影响记录质量的各种因素，可利用电子表格尽可能使记录简单方便，对病人、医务人员、医疗单位都是有益的。

（二）围手术护理记录的内容

美国手术室护理协会1975年即开展手术全期护理，手术室护理分为前期、中期、后期，同时强调三期护理活动的连续性与完整性。围手术期从病人决定外科治疗开始至病人在家中或诊所接受评估为止，则完整的围手术护理记录应包括：术前访视、手术当日的核查、术中护理记录、复苏室的观察记录、术后随访记录等几个方面。

1. 术前访视

通常在术前一日，由手术室护士到病房进行术前访视。随着日间手术的开展，此项工作可以在门诊进行，即病人决定手术并预约手术日后，会到手术室门诊咨询处。电话访问也是一种便捷可行的方法。

术前访视记录的重点包括对病人病情既往史的了解，目前的生理、心理状况，对病人所需的术前准备的指导：如进入手术室的要求，术前饮食、个人卫生、肠道准备等。不同医疗专业的工作人员都需要对病人做术前评定如负责手术的医师、麻醉医师、病房的护士、手术室护士等。目前的术前评价记录资料分别由各个专业自行进行，设计一种外科各专业可共享的综合性评定记录表格，可以让评价的资料更集中和全面，有助于加强各专业的沟通与协作。

2. 手术当日的核查

手术当日的核查记录通常发生在手术室外的等候区或手术室内。由手术责任护士进行术前最后的核查，以确保手术前所需的各项文件资料齐备，安全手术所必备的各项准备工作的完成。

记录的内容包括病人身份的确认；手术部位的确认；术前常规准备的情况：如禁食时间、手术皮肤的准备、病人随身饰物的情况（有无戒指、手表等）；病人随身辅助物品的情况（有无义齿、眼镜、助听器等）；病历记录和检查报告齐备；病人的配血情况；手术当日病人的生命体征、负责核查护士签名等。

3. 术中护理记录

术中记录应详细记录病人在手术过程中接受的护理活动。该记录包括护理程序中的评估、计划、实施和评价等护理活动环节。记录的内容包括病人的个人基本资料（如科室、床号、姓名、诊断、手术名称等）；病人在手术间各个阶段的时间点（如入室时间、麻醉时间、手术开始时间、手术结束时间、病人离开手术间的时间等）；术中手术器械、敷料的核对记录；术中标本处理、留送记录；术中输血、输液记录；术中病人皮肤保护记录、伤口引流管的种类及部位；术后病人的去向记录；参加手术人员的姓名，若出现工作人员交接，应记录交接人员的双方的姓名等。

4. 复苏室的观察记录

复苏室的记录承接着病人从手术室到病房之间的联系。记录的内容重点包括病情的观察及相关的护理措施，具体包括以下内容：病人生命体征、意识、各种引流管的引流情况、伤口疼痛评估、输血输液的种类、给予药物的时间、剂量、病人的入室时间、出室时间、复苏室护士与病房护士的交接签字等。

5. 术后随访记录

对手术后三天的住院病人或手术后即日回家的日间手术病人，术后随访了解病人伤口愈合情况、皮肤情况及对手术室护理的满意情况等。记录指导应包括：病人活动受限的种类及时限；伤口护理指导；识别异常情况及处理方法指导；用药指导；饮食指导；随访护士签名等。

（三）围手术护理记录的方式

护理记录的方式主要有传统的纸张记录方式和目前逐渐推广的电子化的护理记录方式。

1. 传统的纸张记录方式

手术室护理记录是按不同的护理问题，配合相应的护理措施和预期的护理成果而设立的一套护理记录表格。不同的医院手术室护理记录内容项目、内容排列顺序、详细程度等都有所不同。由于各家医院的工作习惯不同，难以统一。但手术护理记录的原则应符合手术室紧急、快速工作特点。核查记录在设计上应考虑归类清单、确认性选择使书写者较易达到快而准的效果。术中的护理记录使用护理程序，按正常的手术进展顺序排列记录事项，并提供多种选择的方式，使书写者能保质高效地完成书写记录。

2. 电子化的护理记录

临床信息系统模式，是利用计算机来记录和储存有关病人的各项资料。从记录模式可以看到临床发展的主要趋势是综合性和数字化，信息科技改革使医疗文件电子化成为趋势，手术护理记录电子化系统已经开始在一些医院使用。电子化的护理记录与传统的纸张表格相比有以下优点：电子表格版面美观整洁，字迹清晰规范工整；工作人员点击式的操作使记录便捷化；加强了记录行动的时间性，而且允许多位医疗人员在不同的地点利用计算机终端同时读取同一位病人的资料；缩短了临床工作中翻找病历的时间；减少病历储存空间占用。电子化护理记录使记录便捷化，可以提高医务工作人员工作效率，同时电子表格数据便于资料筛查和统计处理，可为临床护理管理、护理研究提供准确可信的资料。

在使用电子化护理记录的同时，需要注意加强临床医务人员的职业道德培训，强化保护病人隐私权和病人个人数据保护的意识。同时需要对工作人员进行计算机操作培训，提高使用计算机的知识与技能。在科室管理中，应制定规章制度保障病人个人资料的安全性，同时注意资料的备份处理及制定计算机故障或日常维修而导致停机的应急措施，以保证护理记录的顺利进行。

（四）临床常见的护理记录单

1. 术前评估单

（1）作用：①手术病人术前评估单是手术病人围手术期的阶段性评估，而非入院评估。是手术室护士运用护理程序发现和解决病人术前护理问题，满足病人术前需求的指南和客观记录；②确保术前护理工作得到落实，避免遗漏；③减轻或消除病人术前焦虑、紧张和恐惧心理；④入病历，作为法律依据。

（2）使用和书写要求：①病区护士于术前一晚、手术室巡回护士于术前一日（开展术前访视的）或于术日（未开展术前访视的）接收病人时，分别完成各自的术前评估项目；②病人接入手术室后，手术室巡回护士需逐项核对病区护士填写的内容，核对无误后签全名和日期。

2. 手术室接送病人记录卡

（1）作用：①防止接错病人；②防止遗漏各种携带物品。

（2）书写要求：①巡回护士查对无误后签全名；②不入病历，由接送病人部门存档备查。

3. 手术室病人核对记录单

（1）作用：①为全面查对病人提供项目指南；②与病人进行交流的纽带。

（2）书写要求：①巡回护士查对、记录后签全名；②不入病历，由手术室存档备查。

4. 手术护理记录单

（1）作用：①提供手术全过程的客观护理记录；②入病历，作为法律依据。

（2）书写要求：①由巡回护士逐项客观记录手术全过程的护理情况；②巡回护士和刷手护士均应亲自签署全名；③术中特殊情况可记录在备注栏内。

5. 手术敷料器械核对登记表

（1）作用：①客观记录术中使用的各种器械、敷料数目；准确核对器械、敷料，防止遗漏和差错事故发生；②入病历，作为法律依据。

（2）书写要求：巡回护士和刷手护士均应签署全名，签名要清晰可辨；术前巡回护士和刷手护士共同清点、核对器械、敷料后，由巡回护士逐项准确填写、记录；术中追加的器械、敷料，巡回护士应及时记录；关闭空腔脏器、腹腔和手术切口前均应再次核对并记录；清点时发现器械、敷料与术前数目不相符，或发生断针等意外情况，护士应当及时要求手术医师共同查找，如手术医师拒绝查找或查找不到，在手术病人离开手术室之前，应接受床旁 X 线拍片，证实体腔内无异物遗留后方可离开。护士应在备注栏内注明事情经过，由手术医师亲自签署全名。

第九节　术后随访

手术后巡回护士应定期到病房随访病人，及时了解病人手术后伤口愈合的效果、皮肤的完整性及病人对手术室护理质量的效果评价。手术结束，病人清醒后，最想知道的就是手术是否成功，因此病人回到病房或是从麻醉中刚刚醒过来，医生护士应以亲切和蔼的语言进行安慰鼓励。医生和护士应当传达有利的信息，给予鼓励和支持，以免病人术后过度痛苦和焦虑。帮助病人缓解疼痛，病人如果注意力过度集中、情绪过度紧张，就会加剧疼痛。意志力薄弱、烦躁和疲倦等也会加剧疼痛。此外，给病人做适当的健康教育，如术后禁食的时间、体位和下床活动的时间等。

从环境方面看，噪声、强光和暖色也都会加剧疼痛。因此，医生护士都应体察和理解病人的心情，从每个具体环节来减轻病人的疼痛。努力帮助病人解决抑郁情绪，要准确地分析病人的性格、气质和心理特点，注意他们不多的言语含义，主动关心和体贴他们。鼓励病人积极对待人生，外科病人手术后大都要经过相当长一段时间的恢复过程，不管手术结果好坏都要让他们勇敢地承认现实、接纳现实。

第九章 皮肤烧伤整形护理

第一节　病区消毒隔离与常用物品消毒方法

医院是病原菌、微生物集中的场所，预防感染的最重要措施之一是病房的消毒隔离。烧伤病房，由于细菌密度大，患者全身抵抗力低下，易感性较高，因此，建立严格的消毒隔离制度，防止烧伤患者创面感染和院内交叉感染非常重要。认真做好病区的清洁、消毒，是减少或杀灭物体表面的细菌，切断细菌传播途径的有效方法。

一、烧伤病房消毒隔离制度

1. 工作人员穿戴要求

工作人员进入病房必须穿戴工作衣、帽，戴口罩，换鞋，着装整洁。

2. 严格遵守无菌操作规程

诊疗工作前后、接触不同患者均应洗手，或用消毒液泡洗，无菌操作时，应戴口罩并严格遵守无菌操作规程。每月对医护人员的手进行一次细菌学调查。调查发现，医务人员工作后，手上几乎都带有烧伤患者创面沾染的病原菌，洗手后细菌检出率明显下降。采取正确有效的洗手方法是预防交叉感染的重要方法之一。医护人员手应每月进行一次细菌学调查。

3. 严格探视制度

重病区（严密隔离区）禁止患者家属进室探视，可每周两次在外走廊探视。轻病区（一般隔离区）限制进室探视的人员数，探视人员进室时需要换鞋，戴口罩、帽子，以减少人员流动，降低空气中细菌量，减少污染。

4. 重病区地面、台面消毒重病区每日用消毒液及清水早晚各拖地1次，轻病区每日用消毒液及清水各拖地1次；物品表面每日用消毒液擦拭1次。

5. 房间消毒重病区调查发现烧伤病房终末消毒后，病房开始使用后3 d，空气、地面和物品细菌数明显增加，1周后与消毒前比较无差异。因此，重病区留一备用房间作为消毒轮换间，房间的熏蒸消毒应每周1次。轻病区可每月消毒2次，空气消毒用过氧乙酸，具体方法如下：将房间密闭，用过氧乙酸溶液加热蒸发进行熏蒸。对细菌繁殖体用药量为1 g/m³，熏蒸60 min；对细菌芽孢为3 g/m³，熏蒸90 min。熏蒸时，室温保持在18℃以上，相对湿度70% ~ 90%。重病区每个病房安装光催化空气消毒机1台，每天开机8 ~ 12 h，每月清洗空气过滤网1 ~ 2次。

6. 浸浴缸消毒

（1）干热消毒法：此方法效果最好，患者浸浴前先用5% 含氯制剂刷洗3 ~ 5 min，然后用95% 的乙醇1 000 mL 燃烧10 min，如果是不能使用干热消毒法的浸浴缸，可使用化学消毒液浸泡消毒。

（2）化学消毒法：患者浸浴后，立即清洗浸浴缸，用5% 含氯制剂刷洗3 ~ 5 min，清水冲洗再用术必泰擦拭，保留15 min 以上。

二、常用物品消毒方法

1. 病区运送物品流程

清洁消毒物品从内走廊进病室，污染物品从外走廊收入污物桶。

2. 患者使用物品的消毒

（1）大纱布、大纱垫、翻身套：患者使用后的大纱布、大纱垫、翻身套要洗净，并用高压蒸气消毒。

（2）翻身床、海绵垫：每位患者使用完后，翻身床用清水刷洗，海绵垫用 0.5% 含氯制剂浸泡 30 min 后清水冲洗，晾干后放入病房，随房间一起空气熏蒸消毒，也可使用一次性海绵垫。

（3）大小便器：每人固定，用后用 5% 含氯制剂浸泡 30 ~ 60 min，也可使用一次性便器。

3. 体温计的消毒

将体温计浸泡于 0.1% 过氧乙酸溶液 30 min 后，自来水冲洗后放于洁净的杯中备用。浸泡液每日更换 1 次。体温计每月校正 1 次（38℃水中放置 15 min）。

4. 各种管道的消毒

如氧气湿化瓶、雾化器、呼吸机的管道等器材，应专人专用，连续使用时，必须每日消毒，用毕终末消毒，干燥保存。

5. 使用后的非一次性物品的消毒

如换药碗、胃管、肛管等应进行初步处理，清洗后分类浸泡于 0.5% 含氯制剂中，由供应室回收后清洗高压灭菌。消毒液每日更换 1 次。

6. 无菌物品的消毒与使用

①必须一人一用一灭菌。②无菌容器、器械、敷料应定期消毒、灭菌。消毒液定期更换，每季度送细菌学培养一次。③碘酊、乙醇应密闭保存，每周更换两次，容器每周灭菌两次。常用无菌敷料应每天更换并灭菌。置于无菌储槽中的灭菌物品（棉球、纱布等）经打开，使用时间最长不得超过 24 h，提倡使用小包装。④抽出的药液、开启的静脉输入用无菌液体需要注明时间，启封抽吸的各种溶酶超过 24 h 不得使用，最好采用小包装。

7. 治疗车的消毒与使用

治疗车上物品应排放有序，上层为清洁区，下层为污染区，并定期消毒；进入病室的治疗车、换药车应配有快速手清洁剂。

8. 非一次性服药杯的消毒与使用

使用后，每日应洗净，用 75% 乙醇消毒擦拭，放回原处备用。血压计袖带每周用肥皂液清洗干净，如有血迹，立即用 1%.含氯制剂浸泡 30 min 后，再用肥皂液清洗干净，晾干备用。

9. 各种注射操作前后的消毒

操作前后要用快速手清洁剂洗手。止血带一人一根，用后集中放入污染止血带盒，由供应室统一回收消毒。

10. 床单位的消毒

坚持一床一巾一抹布，病床应湿式清扫，床头柜用 0.5% 含氯制剂擦拭。出院、转科或死亡后的床单位必须进行终末消毒处理。

11. 拖把的消毒与使用

拖把要专用，如治疗室、配餐室、病室、卫生间等应分别设置专用拖把，标记明确，拖洗工具使用后应分开消毒、洗净，再悬挂晾干。

12. 严密消毒隔离制度

对厌氧菌、铜绿假单胞菌等特殊感染的患者应严密隔离。用过的器械、被服，住过的房间，应进行严格终末消毒处理；用过的敷料、棉球等不得进入换药室，应单独收集并焚烧。

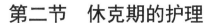

第二节 休克期的护理

一、一般护理

（1）保持室温在 30 ～ 32℃，相对湿度 40%。

（2）采用去枕平卧法，保持呼吸道通畅。

（3）保持各种管道通畅。

二、正确输液

严重烧伤患者，应在短时间内补足丢失的液体量：

1. 按医嘱补液

有双静脉通道的患者，一条静脉通道输胶体，另一条静脉通道输电解质液和水。无双通道的患者输液应按照胶体、电解质、水分三者交替输入，同种性质的液体不能连续长时间输入，特别是不宜短时间内输入大量水分。

2. 早期快速补液

大面积烧伤患者入院前未补液或补液不足，有休克现象者，入院时，可采用快速补液法，在短期内补足液体，使血压、心率、尿量升至基本正常的水平。

3. 根据尿量调节输液速度

成人按每小时每公斤体重尿量 0.5 ～ 1.0 mL，当每小时尿量 < 30 mL 时，应加快补液，如经加速补液量仍不增加。应警惕其他并发症发生的可能，及时报告医生进行处理，当每小时尿量超过 1 mL 时，表明输液速度过快，应适当控制输液速度，输液泵能准确控制输液滴数，使液体均匀的进入体内，对减少脑、肺水肿的发生有一定作用。

4. 液体保温

为了预防输入大量低温液体加重患者的休克，在输液过程中，可使用输液恒温器，使输入体内的液体温度达 32℃左右，以减少寒冷对机体的刺激，促进血液循环。

5. 防止感染输液

除注意无菌操作外，穿刺部位每日用 0.5% 碘酊消毒，无菌纱布覆盖，输液器应每日更换，留置针按说明书上的要求时间更换。

6. 老人输液

老年人烧伤后由于各器官功能代偿能力差，对补液的耐受性差，易发生肺水肿和心功能衰竭，因此输液速度要均匀，切忌快速补液。

7. 小儿输液

小儿烧伤后在短时间内输入大量液体，会引起脑、肺水肿和心力衰竭。因此，小儿输液要求交替，均匀输入。我们的经验是将 24 h 所需的电解质和水混入 3 L 袋中，按每小时每公斤体重尿量 1 mL 调节输液速度，中间穿插输入血浆，抗休克的效果较好，小儿并发症少。

8. 脑外伤输

液脑外伤患者的输液速度要适当控制，在补足血容量的同时，加以脱水。

9. 严重电烧伤患者输液

电烧伤时受损组织量较一般烧伤为多，且常伴血红蛋白尿或肌红蛋白尿，故输液量宜稍多，可适当加快输液速度，要求每小时每公斤体重尿量维持 60 ～ 70 mL 左右，并注意碱化尿液。

三、密切观察病情变化

1. 神志

烦躁不安，神志恍惚或表情淡漠，这都是脑部缺血、缺氧的表现。小儿烧伤后，一般表现为哭闹，烦躁不安，如小儿不哭不闹，反应迟钝（如各种注射、换药时反应差），要高度警惕，以防发生严重休克和脑水肿。

2. 口渴

常有血容量不足的表现。较常见，原因尚不完全清楚，饮水常不能使之缓解，饮水过量，反而易引起呕吐与胃扩张，若饮用大量非电解质液，更可能发生水中毒。因此，不能依靠饮水纠正口渴。为减轻症状，可少量多次饮用糖盐水，不能无限制的给患者饮水。一般待休克纠正后，口渴可自行缓解。

3. 体温

可出现体温过高、过低表现。体温过高，常发生于严重休克或脑水肿的患儿，可出现高热、昏迷、抽搐。体温过高时，要用冰袋等进行降温，必要时使用退热、镇静剂。体温过低或不升，常发生在严重大面积烧伤患者，老年人。应注意保温。

4. 血压和心率

烧伤休克期成人收缩压应维持在 90 mmHg 以上，脉压在 20 mmHg 以上；小儿收缩压应维持在 80 mmHg 以上，脉压同成人。血压下降，脉压减少，表示有休克存在，应加快补液。成人心率应小于 120 次 /min，小儿小于 140 次 /min，如果成人心率超过 160 次 /min，儿童心率超过 180 次 /min，应立即报告医生给予处理。

5. 尿量休克期

正常尿量应维持在每小时每公斤体重 0.5 ~ 1 mL。

四、保护创面防止感染

烧伤早期创面体液渗出多，加上患者自身免疫能力下降，极易使创面感染，故应注意消毒隔离。医护人员严格执行无菌技术操作规程，病区内限制人流量，接触创面的物品皆应消毒，及时清除过多的渗液和更换浸湿的敷料。

五、做好休克期护理记录

1. 生命体征的记录

每小时记录脉搏、呼吸、血压各 1 次，每 6 h 测体温 1 次，高热抽搐患者半小时测体温 1 次，抽搐、脑水肿、脑外伤患者还应记录瞳孔变化。

2. 出入量记录

每小时记录液体的质和量，呕吐物，大小便的性状、颜色和量，每 8 h 小结 1 次，24 h 总结一次，至伤后 48 h。

3. 病情记录

随时记录病情变化情况及各种用药、治疗及护理。

4. 化验结果

记录异常的化验结果。

5. 各种仪器参数记录

使用呼吸机的患者，每班记录呼吸模式、通气参数等。

第三节　吸入性损伤的护理

一、密切观察呼吸情况

面颈部烧伤或疑有吸入性损伤的患者，床旁备气管切开包。严密观察呼吸道梗阻现象，出现进行性声嘶加重，吸气时鸡鸣声、呼吸困难等，应立即报告医生，行气管插管或气管切开。如出现上呼吸道梗阻引起窒息，危及生命时，应行紧急环甲膜切开术。

二、吸氧

无气管切开的患者，采用持续低流量鼻导管给氧，氧流量为 1 ~ 2 L/min。气管切开患者，取一次性头皮针，剪去针头后，连接氧气管，然后插入套管内吸氧。吸痰时供氧可采用充氧吸痰双腔管，一腔为吸痰用，一腔供氧用，可在吸痰同时不断供氧。

三、气管切开患者的护理

（一）严格无菌操作，预防医源性感染

（1）准备专用气管切开护理盘。

（2）接触气管切口的各种管道、物品均应无菌：每班更换气管垫 1 次，一次性气囊导管每周更换 1 次。

（3）定时消毒：内套管每 8 h 消毒 1 次，内套管消毒时间一般为 30 min，不能与外套管脱离时间过长，以防痰痂干涸附在外套管上。各种管道、湿化瓶的消毒方法见本章第二节常用物品消毒方法。

（二）保持气道通畅

1. 勤吸痰

吸痰管的负压吸引力保持在 2 ~ 4 kPa，吸力过大，可损伤气管黏膜。吸痰方法：将吸痰管放入气管内足够深的位置，一般 15 ~ 20 cm 后，开始吸引，边吸边轻微旋转并向上提，每次抽吸时间以 15 ~ 20 s 为宜，吸痰管从气管导管内退出后应必须换用新管。吸痰时注意观察患者的面部表情及口唇颜色，如有发绀应立即停止吸痰，给予氧吸入，待病情缓解后再吸。

2. 灌洗

当气管内分泌物黏稠或气道内有坏死黏膜形成时，单纯的吸痰往往不能使气道通畅。此时必须采用气道灌洗液，一般是无菌等渗盐水 100 mL+ 抗生素（庆大霉素或敏感抗生素）+α - 糜蛋白酶 4 000 U。灌洗方法：将吸痰管放入气管内足够深的位置后，注入 5 ~ 10 mL 灌洗液，待患者呛咳时吸痰，可反复多次灌洗。根据患者的耐受程度，灌洗液的量可达到 30 ~ 50 mL，灌洗后气道内滴入抗生素或止血药。

3. 翻身拍背

用翻身床的患者翻身俯卧后及仰卧前要定时拍背，有利于排痰。

（三）气道湿化

气道如果湿化不足，易引起气道黏膜损伤，纤毛运动受限，痰痂阻塞，有助于气道细菌繁殖。因此，气道湿化是吸入性损伤护理的重要环节，气管切开患者尤为重要。

1. 使用湿化瓶气管

导管口覆盖双层无菌纱布，将湿化液持续滴在无菌纱布上，滴速每分钟 0.2 ~ 0.4 mL，其湿化效果比将湿化液直接滴入气管内好。

2. 间接超声雾化吸入

长时间超声雾化吸入可致患者血氧分压下降，采用短时间间断雾化法，每隔 2 h 雾化吸入 10 min，管口气雾温度保持 32 ~ 35℃，不会引起血氧分压下降，同时又起到湿化气道的作用。

（四）调节导管的系带

特别是患者创面水肿期和水肿回收期，每班护士应检查导管系带的松紧度，及时调节，以防止导管

脱出发生意外。

（五）使用人工呼吸器的注意事项

（1）呼吸器有关部件必须清洁消毒后才能使用。

（2）检查有无漏气等情况，按要求正规安装，使用前开机观察运转及性能是否良好。

（3）按病情需要选择通气模式。

（4）根据病情需要调节使用参数。

（5）密切观察患者对呼吸器的适应性、胸部起伏及呼吸音情况、患者的生命体征等变化，定期查血气及生化指标。

（6）停用呼吸机前要先在白天作间歇同步呼吸，间歇观察心率、脉搏、血压、呼吸幅度及频率变化情况，有无缺氧及二氧化碳潴留情况，然后逐渐延长停机时间，以致最后完全停机。

第四节　创面护理

护理目标：减少创面感染，力争皮片生长良好，促进创面愈合。

一、包扎疗法的护理

（一）护理措施

1. 敷料的选择

包扎敷料宜厚，吸水性好（一般厚度3～5 cm）。

2. 包扎方法

包扎压力均匀，范围宜超过创缘5 cm以上。包扎不宜过紧，从远心端开始，包扎完后检查肢端血液循环。注意有无发凉、青紫、麻木、肿胀等情况，并抬高肢体。四肢、关节等部位的包扎应注意保持在功能位置。

3. 保持敷料清洁

大小便时大腿根部可用保鲜膜保护。臀部、大腿手术术前晚需要清洁灌肠，术后予黄连素（小檗碱）3片，每日3次，连服3～7 d，以减少大便的次数。

4. 定时翻身

防止创面长期受压后敷料浸湿感染。

5. 更换敷料

首次更换敷料时间，应根据创面渗出情况，早期污染不重的浅Ⅱ度烧伤，一般7 d更换，其他则3～5 d，或一经浸湿并有异味或体温突然升高、创面疼痛加剧应及时更换敷料，行半暴露疗法。

（二）注意事项

注意事项：①包扎时不宜过紧，以防肢体血液循环障碍；②保持敷料清洁，注意敷料不要打湿，潮湿条件下细菌易生长，容易造成创面感染；③注意保持功能位置，防止因包扎不当造成功能障碍。

二、暴露疗法的护理

（一）护理措施

1. 暴露疗法的护理要点

保护痂壳干燥、完整，勿使裂开以增加感染入侵。

2. 具体措施

①要求环境清洁、温暖、干燥、室温30～32℃，相对湿度20%～30%；②接触创面物品应无菌；③经常进行空气消毒，注意消毒隔离制度，每床位间距1.5～2 m，重患者住单间；④经常翻身，保持创面干燥，注意病室保温，可用空调、保温架、烧伤多源治疗仪等；⑤清洁整顿。

（二）注意事项

注意事项：①严格无菌操作，注意病房的消毒隔离，防止创面污染而造成医源性感染；②注意调节好室温；③防止大小便污染创面，双大腿烧伤而有不合作者可留置尿管，大便时可用剪有洞的清洁保鲜膜覆盖；④注意引流。

三、浸浴疗法的护理

（一）护理目的

护理目的：①减少创面的细菌与毒素；②彻底清除创面脓液和坏死组织；③减少换药的疼痛；④促进血液循环。

（二）浸浴的时机

浸浴的时机：①浅Ⅱ度烧伤一般 10 d 左右；②深度烧伤在焦痂分离时，一般 3 周左右；③创面感染重，脓性分泌物多时；④残余创面每天或隔日 1 次；⑤手术前 24 h。

（三）护理措施

护理措施：①消毒浴缸；②患者浸浴前做好心理护理，排除大小便，同时让患者进食少量食物，在浸浴过程中，可让患者饮糖水，防虚脱；③大面积烧伤患者首次浸浴时间不宜过长，一般不宜超过 30 min，一般应让患者浸泡 10 min 左右再清创，先清洁健康皮肤，后清洗创面；④浸浴时注意创面情况，如未完全溶痂创面，不可硬扯痂皮，防止创面出血；⑤浸浴完后用清水再冲洗 1 次创面，以减少细菌；⑥搬动患者时动作应轻柔。

（四）注意事项

注意事项：①首次浸浴时间不宜过长，30 min 左右；②注意保持水温，一般在 38 ~ 39℃，比正常人洗澡温度稍低；③注意观察病情变化，若有心慌、大汗淋漓、面色苍白等应终止浸浴；④清洗时动作要轻柔，防止创面出血；⑤浸浴的水温一般 38 ~ 39℃、室温 28 ~ 30℃；⑥浸浴液可用高锰酸钾液（1：5 000）、1% 盐水或清水，经调查其结果无明显差异；⑦浸浴缸的消毒很重要，如消毒不彻底易造成交叉感染，其消毒方法见本章第二节。

第五节　特殊部位烧伤的护理

护理目标：保持创面干燥，减少受压，防止污染。

一、头面颈部烧伤的护理

1. 剃发

头面颈烧伤的患者，特别是头皮烧伤，由于毛囊、汗腺丰富，易于藏菌，因此，伤后要剃净头发，使之不与渗出物黏着。尤其头皮烧伤者，剃净头发后创面涂以碘附，争取痂下愈合，为下次手术提供皮源。以后每周应剃发 1 次。

2. 体位

无休克者采取半卧位，以利水肿吸收，颈部烧伤者头颈部取过伸位，将一枕头垫于肩下。如枕部、顶后烧伤者，病情允许，白天可采用坐位，以充分暴露创面，减少受压时间利于水肿消退。如为大面积烧伤，可使用翻身床翻身，避免同一部位长期受压。

3. 急救准备

床旁备气管切开包，并密切注意呼吸情况，常规吸氧。

4. 暴露创面

创面采用暴露疗法，充分暴露创面，保持创面干燥，促使创面痂下愈合。

5. 五官护理

（1）保持眼的清洁：有睑外翻时，应涂金霉素眼膏后再用无菌油纱布覆盖，以防角膜暴露引起感染和溃疡。每次滴眼药前应将眼部分泌物及药膏拭净后再滴，必要时用生理盐水冲洗。同一时间最好只滴一种眼药，如医嘱多种眼药滴入时执行时间应间隔 1 h 以上。翻身俯卧位时要检查眼部是否受压。

（2）防止耳部受压：侧卧时可用圈形棉垫悬空耳部，有分泌物时应随时吸净，局部可用抗生素。外耳道口用棉球填塞，并经常更换，以防分泌物流入外耳道。

（3）保持鼻腔清洁通畅：及时吸净分泌物，鼻孔可滴入少许液状石蜡，防止分泌物黏结阻塞。

（4）保持口腔清洁：每日早、晚可用过氧化氢液、1：5 000 呋喃西林清洁口腔，每次进食后应用清水漱口。经常观察口咽部，如发现溃疡，可涂口溃疡被膜散；如发现鹅口疮（菌群失调致真菌感染）可用 1.25% 碳酸氢钠溶液漱口后涂甲紫或制霉菌素液。

6. 饮食

流质饮食并用吸管。头面部大张植皮手术后，为防止手术后因进食引起的皮片移位，术前应放置胃管，术后进流质饮食，待皮片血液循环建立后改进半流质饮食。

二、会阴部烧伤的护理

1. 体位

仰卧位，双腿外展 60°，充分暴露创面，大面积烧伤伴会阴部烧伤者用翻身床，

2. 清洁

入院时成人应剃净阴毛，便器专人使用，每周消毒 1 次。每次便后用温水冲洗会阴。每日常规冲洗会阴两次（早、晚各 1 次）。

3. 留置尿管

尿管采用福乐式尿管较好，用一般尿管时，应用针线缝合固定。尽早拔出尿管，如需要长期留置时应每周更换尿管 1 次，多饮水，不主张每日常规用 1：5 000 呋喃西林液冲洗尿管，观察尿液颜色，如尿少并有絮状物时需用 1：5 000 呋喃西林液冲洗尿管，并行尿液细菌学培养。

4. 创面护理

采用暴露疗法，用碘附、碘酊等保持创面干燥，溶痂后可使用抗菌油纱布覆盖，污染后应立即更换。

5. 手术前后护理

为保证手术成功，术前晚为患者清洁灌肠，留置尿管，术后进流质饮食，以减少大便次数。

第六节　翻身护理

一、小儿翻身护理

小儿皮肤嫩薄，护理不当不仅易使烧伤创面加深，正常皮肤也可能造成破溃。因此，小儿（特别是婴幼儿）烧伤，需定时翻身。

1. 翻身时间

以每日 6 次为宜，选择充分暴露烧伤创面的体位为主。如患儿背臀部烧伤，翻身 6 次 /d，我们采用以俯卧位为主，每日翻身俯卧的时间为 8：00 ~ 11：00，12：00 ~ 17：00，18：00 ~ 7：00，仰卧 1 h 是为了吃饭及饭后休息。这样安排，可以充分暴露背臀部创面。

2. 翻身方法

两人合作，一人抬双上肢肩关节部，另一人抬双下肢小腿部，同时向一个方向翻身。翻身时注意防止患儿关节脱位，特别是肩关节处。当患儿留有各种管道时，应在翻身前将固定在床旁的管道移到一侧，床头和床尾的管道可以不移动，翻身方向为管道对侧。

二、翻身床翻身

（一）翻身床的结构

翻身床片（仰卧床片、俯卧床片），支撑架，螺旋盘，搁手架、安全带等。

（二）翻身的顺序

铺纱布、铺纱垫、铺海绵垫、上翻身床片、拧紧螺丝帽、系安全带、去除床下杂物（便盆等）、放支撑架、拉开活塞、翻身（一人在中间翻身，二人则在床尾翻身）。固定活塞、上支撑架、松开安全带、去掉螺丝帽、搬开翻身床片、揭海绵垫、纱垫、纱布。

（三）翻身的注意事项

（1）使用翻身床前要检查床的性能是否良好，各部件是否灵活、牢固、安全。

（2）翻身床使用的海绵垫不能太薄，排便孔不能过大，以防骨突处直接接触钢丝而发生褥疮，海绵垫外套翻身床套，污染后可及时更换。

（3）向患者说明使用翻身床的目的及注意事项。取得患者合作。有精神症状的患者，上翻身床后要适当约束，以防患者坠床，必要时用镇静药物，但注意体位性低血压。

（4）初次翻身俯卧位时间不宜过长。如面颈部有烧伤伴严重水肿、怀疑有吸入性损伤而未做气管切开的患者；手术前虽俯卧无不适，但术后翻身，俯卧位的时间应缩短到半小时，经观察 2 ~ 3 次，患者适应后或病情有减轻的趋势才可以逐渐延长俯卧位时间，并应注意观察呼吸，以免变换体位时发生窒息等意外；烧伤后期可因低蛋白水肿致意外。

（5）翻身前妥善安置好各种管道、仪器，各种管道应放在一侧。特别消瘦的患者，应悬空骶尾部、脚跟、枕部、髋关节等骨突部位以防褥疮发生。

（6）翻身时检查两床片松紧是否合适，如太松应将床尾侧海绵垫折叠，以防患者在翻身过程中滑出。

（7）翻身后首先应检查活塞是否到位。支撑架是否固定好床片。然后将患者的四肢放于功能位，充分暴露创面。特别注意搁手架的位置应与床片在同一水平线上。最后检查各种管道是否通畅，仪器运转是否正常。

第七节 营养护理

一、护理目的与护理措施

（一）护理目的

降低代谢消耗，维护器官功能，增强免疫力，预防和控制感染，促进创面愈合。

（二）护理措施

1. 烧伤患者热量需要量

烧伤后代谢增高，热量需要量也相应增加，正确、简便地估计烧伤患者热量需要量，对烧伤患者营养护理具有重要意义。测定及估计热量消耗的方法通常有 3 种，即直接测热法、间接测热法及公式估计，常用公式法。

（1）Curreri 公式：

成人每天 kJ=104.6 kJ（25 kcal）× 体重（kg）+167.4 kJ（40 kcal）× 烧伤面积（%）

此公式应用较广泛，但其最大缺点是估计大面积烧伤患者热量需要量过高，一般 > 50% 则按 50% 计算。

（2）第三军医大学营养公式：

烧伤成人每天 kJ =4 184 kJ（1 000 kcal）× 体表（m^2）+104. 6 kJ（25 kcal）× 烧伤面积（%）

体表面积（m^2）=（身高 –0.6）× 1.5

此公式因较符合中国国情，近年临床应用较多。

2. 营养补充方法与护理

营养补充方法分肠内营养支持（口服、鼻饲）及肠外营养支持（静脉高价营养）。

（1）口服法与护理：此法方便、经济、营养素组成齐全，可增进食欲，适于肠鸣音恢复、无治疗和其他禁忌证者。①烧伤后早期肠道营养可以减少烧伤患者的并发症，改善伤后营养状态。早期肠道营养的时间一般认为在伤后 24 h 内，可喂生理盐水 + 谷氨酰胺。②饮食据病情需要调节，一般烧伤严重者第 1 ~ 2 天禁食，多数给予流质由少到多，应清淡易消化，以后据病情逐渐恢复正常饮食。③用量根据食欲和胃肠功能调节。尽量符合患者口味习惯。④中毒性烧伤患者（磷、汞、苯化学烧伤等），给予绿豆汤每日两次，每次 100 ~ 150 mL，连服 7 ~ 10 d。⑤做好饮食宣传教育工作，取得患者的配合，鼓励多进食，同时观察全身营养改善状况。

（2）鼻饲法与护理：适用于严重烧伤口服已不能满足营养需要，头面部烧伤，张口困难，吞咽困难，气管切开，厌食者。饮食选用流质、瑞能、瑞素、能全力等，温度 37 ~ 38℃。

①方法：开始浓度低，量少，成人 40 ~ 50 mL/h，如能适量浓度逐增，速度不超过 100 ~ 150 mL/h。注入饮食之间适当加水稀释，饮食应等渗或接近等渗，以防鼻饲综合征，即高渗性脱水。

②注意事项：a. 严格无菌操作，放入冰箱保存；b. 据胃肠功能情况，由稀到浓，由少到多，不超过 150 mL/h，一般为 50 ~ 100 mL/h，用喂食泵均匀输注较好；c. 鼻饲前后应用温水冲洗胃管，持续应用喂食泵时应每隔 4 h 冲洗胃管 1 次。d. 停用时，逐步减少，防止低血糖。

（3）静脉高价营养与护理。

①适应证：a. 适合烧伤后体重丢失 40% 或热量需要量 > 12 546 kJ（3 000 kcal）/d；b. 胃肠功能紊乱，或并发症不能口服和鼻饲者；c. 严重电解质紊乱需要大量补充高渗溶液者。

②方法：因烧伤者常无正常皮肤供中心静脉插管，故常采用周围静脉穿刺，最好从小静脉穿刺供给营养，输注高营养物质对周围静脉刺激大，易发生血栓性静脉炎，要注意保护好周围静脉，中心静脉插管处常规涂莫匹罗星，每日 3 次，预防感染或栓塞。肠外营养常采用全营养混合液（total nutrition admixture，TNA）输注，即脂肪乳剂、氨基酸、糖类、微量元素和维生素等混合于 1 个袋内（3 L 袋），均匀输入。

③TNA 的配制：a. 严格无菌操作，配制应在净化工作台上进行。配制前 1 ~ 2 h 应用紫外线照射 30 ~ 60 min。配制后及时打扫房间，并用紫外线照射 60 min。b. 配制前将药品准备齐全，并检查 3 升袋有无过期和破损。c. 配制时，先将所需用的维生素、钾、微量元素等，分别加入葡萄糖、氨基酸、脂肪乳剂中，然后将氨基酸、葡萄糖同时混入 3 升袋中，观察有无沉淀、变性等，最后混入脂肪乳剂。d. 现配现用，配好的 3 升袋应注明床号、姓名，所配药品及配制时间，放于 4℃冰箱保存，24 h 内输完。

二、营养效果观察与注意事项

1. 营养效果观察

①测体重；②测上臂中部周径；③观察创面情况；④测血红蛋白，一般维持在 120 g/L 以上；⑤测血浆蛋白（白蛋白、球蛋白、总蛋白）。

2. 注意事项

①掌握好早期肠道营养的时间及量；②以第三军医大学烧伤营养公式 [烧伤成人 kj/d =4 184 × 体表面积（m²）+104.6 × 烧伤面积（%）] 估算总热量，再测量 REE 调整之；③供应三大营养素占总热量的比例约为糖 60%、蛋白 20%、脂肪 20%；④营养供应途径以胃肠道为主，辅之以周围静脉营养，必要时可选择性应用中心静脉营养；⑤休克度过平稳，胃肠情况较佳者，尽可能给予早期肠道营养，这可维持肠黏膜质量，降低分解代谢，预防肠源性感染。

第十章 脑卒中护理

第一节 脑卒中的紧急治疗护理

起病之时，在 3 ~ 6 小时的"时间窗"内恢复脑部血供，可避免脑组织细胞的坏死，因而起病后 3 ~ 6 小时为脑卒中的黄金抢救时间。倘若错失此时机，将导致原本可逆的脑组织损伤转变为不可逆损伤，加重神经损伤程度，严重影响到患者的预后。因大部分患者在脑缺血发生后数分钟至几小时内才能得到救治，所以选择的紧急治疗措施必须是在卒中后几小时内实施才有效。

紧急治疗的原则应遵循超早期、个体化和整体化的原则。①超早期治疗：发病后力争于治疗时间窗内选择最佳治疗方案。②个体化治疗：根据患者的年龄、病情严重程度、临床类型及基础疾病等采取最适当的治疗。③整体化治疗：采取病因治疗、对症治疗、支持治疗和康复治疗等综合措施，同时对高危因素进行预防性的干预。脑卒中患者的紧急治疗包括院前急救、院内转运和卒中单元。

一、院前急救

院前急救的主要目标是迅速评估（表 10-1）、早期稳定、神经系统评估、迅速转运到有卒中诊治条件的医院。如同所有的现场反应，急救护理人员人员必须评估和管理患者的气道、呼吸和循环（ABC），大多数急性缺血性卒中患者不需要紧急气道处理或急性呼吸和循环支持干预。几项为提高总体生理状态的院前处理对于疑似急性卒中的患者有益，院前照料应遵循复苏的一般性原则。虽然院前急救的临床试验数据并非特指卒中，但它们的确也为疑似卒中患者提供了推荐。①虽然常规使用氧气仍未被证实必须，但是对于心脏停搏复苏后使用氧气且保证氧饱和度在 94% 以上是推荐的，所以对于疑似卒中患者使用也是合理的。②对有低血压（指血压显著低于病前状态或收缩压 < 120 mmHg）的疑似卒中患者，保持头位放平和使用等渗盐水可增加脑灌注。相反，对高血压者（指收缩压 ≥ 140 mmHg），常规的院前血压干预的益处尚未得到证实。③低血糖常见于有卒中样症状的患者中，故院前血糖检测至关重要。若发现血糖 < 60 mg/dL，静脉注射葡萄糖可缓解神经功能缺损。对无低血糖者，过量使用含有葡萄糖的液体可能加重脑组织损伤，故若需要补液，适合用 0.9% 氯化钠溶液。最后，现场开通静脉通道，不仅有利于院前使用药物和液体，也可缩短急诊的治疗时间。在可能的情况下，急救护理人员应在去急诊室的途中采集患者的血样，这样到达医院时便可将血样立即交给实验室。这些步骤可在卒中患者转运途中完成。建立静脉通路、检查血糖水平以及采集血样，任何一项都不应该延误对患者的运送。

表 10-1　疑似卒中患者院前评估和管理

推荐	不推荐
ABC	
评估和管理	不对高血压进行干预，除非有医疗指导
心脏监护	不过多静脉补液
供氧使氧饱和度 >94%	不使用含糖液体于无低血糖患者
根据方案建立静脉通路	不口服药物（保持禁食）

续表

推荐	不推荐
测定血糖并相应处理	不因院前干预而延误转运
确定发病时间或最后已知正常的时间,获得家属联系方式, 最好是手机,分诊并迅速转运至最近的合适的医院	
通知医院有疑似卒中患者到来	

一旦完成了最初的评估和稳定,急救护理人员可以从患者或旁观者中获得针对性的病史。最重要的一条潜在溶栓治疗所需的信息是发病时间,定义为患者最后看起来正常的时间。通常,患者失语或者不清晰发病时间或是没有可提供必要信息的家属陪同,故急救护理人员了解患者最后正常的时间是至关重要的。其他重要的病史包括发病前的发作或外伤的迹象。既往史对于院前诊断卒中或假性卒中是有帮助的,如癫痫史或低血糖史。既往卒中、糖尿病、高血压和心房颤动病史都增加了患者的症状是由卒中造成的可能性。急救护理人员可确定目前的用药情况,特别是抗凝药、近期疾病、手术或外伤。急救护理人员也可获得家庭成员或目击者的电话号码,在患者到达医院后,急诊室人员可以让他们到场提供更多的病史。当患者无法向医院提供信息时,急救护理人员可考虑载一位家庭成员陪同患者。一旦初步调查完成,急救护理人员需进行更为针对性的器官系统评估,但运送不可被延误。目前已开发了大量的神经功能评估工具以用于正确识别卒中,这有利于适当的现场处理、抵达前通知以及转运到适合的医院。

二、院内转运

随着能提供动脉内治疗的初级卒中中心(PSC)和综合性卒中中心(CSC)的建立,急性卒中患者院内转运就变得越来越普遍。有些患者在溶栓治疗前被转运,而有些患者在静脉使用 rt-PA 后被转运以获得更高级别的照料。因转运而延迟使用 rt-PA 会减少患者获益的机会。在"滴注 - 转运"(drip-ship)模式中,患者在转运前先接受标准剂量的 rt-PA,其设计良好的方案中包括了严格遵守血压控制指南、评估临床恶化和出血及预防误吸,以确保安全的院间转运。运送人员在途中应能及时得到医疗指令并能接触到反映患者病情变化的设备。

院内转运依据见图 10-1。

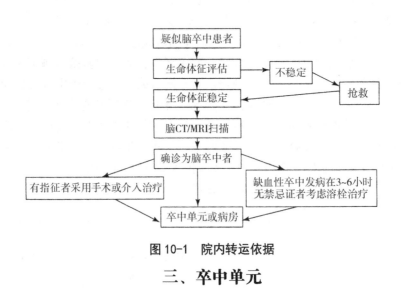

图 10-1　院内转运依据

三、卒中单元

美国卒中协会(ASA)的卒中系统建立工作组已确立了区域性卒中照料系统的关键内容并推荐了卒中系统的实施方法。卒中照料系统(stroke care system)整合了区域的卒中设施,包括急性脑卒中—可备医院(acute stroke ready hospital)(通常有远程医疗和远程放射学读片能力)、初级和综合卒中中心、

EMSS、公共和政府机构和资源。建立卒中照料系统的目的是为了卒中预防、社区卒中教育、最佳使用院前急救、有效的急性和亚急性卒中照料、康复以及卒中照料提

供绩效考核。有效的卒中照料系统的核心是有能力并愿意提供急性卒中照料的医院,无论是在急诊还是卒中单元。在具有有效卒中系统的地区,大多数患者被转送到这些卒中中心,优化了得到及时有效治疗和入住卒中单元的机会,这两者都可以减少卒中的发展和死亡。神经重症监护单元是综合性卒中中心的必备条件之一。随着对脑和脊髓损伤,尤其是常见的继发性损伤的认识的深入,近20年来对神经重症监护的需求急剧增长。已证实神经重症监护能改善患者临床结局,如可以早期发现并减少并发症、减少住院天数。急性缺血性卒中患者,若伴有神经功能缺损严重、大面积梗死且可能有严重水肿、严重并发症、血压难以控制、准备行静脉溶栓和动脉内血管再通干预、抗血小板、抗凝治疗等,应收入神经重症监护单元。

四、紧急治疗护理

(一)维持呼吸功能

保持呼吸道通畅和维持正常通气是脑卒中急救的重要环节。意识水平下降的患者常显示通气不足;血氧饱和度下降时应给予鼻导管给氧。颅内压升高者可因呕吐导致呕吐物误吸入呼吸道,产生吸入性肺炎和肺不张。特别是昏迷患者,常丧失正常咳嗽和吞咽反射,呼吸道分泌物不能及时排出,且喉肌松弛,舌根后坠而容易引起呼吸道阻塞。因此,应及时清除患者口腔和鼻腔内的分泌物和呕吐物,解开患者衣领与腰带,必要时吸痰,如患者仍通气不足应及时施以气管插管。

(二)维持循环功能,防治心血管并发症

脑卒中心血管并发症的发生率和死亡率较高,而且心律失常可引起患者猝死,因此要积极防治。对脑卒中急性期患者都应进行心电监护,密切监测患者瞳孔和意识。瞳孔的大小可以判断出血部位。瞳孔如针尖大小多为脑桥出血,双侧瞳孔不等大为脑疝征象,患者意识不清,四肢阵发性抽搐是脑室出血表现。维持正常的生命体征,给予吸氧,建立静脉通道补液,维持水电解质和酸碱平衡,发现问题及时处理。遵医嘱采集血液标本以便尽早确诊。对于发病时已有心肌损害或心功能不全的患者,尽量少用或不用甘露醇脱水,可使用利尿剂,以减轻心脏负担;对脑心综合征的治疗主要采取对症处理与治疗原发病相结合的原则;脑卒中后1周内深静脉血栓即可形成,故应注意防治深静脉血栓,可鼓励患者发病后早期即做肢体的主动与被动活动,这是最为简单、有效的预防方法;其他措施还包括穿着紧身裤袜以促进下肢静脉回流,必要时适当使用肝素、尿激酶及抗血小板聚集药等综合治疗措施。

(三)维持水、电解质和酸碱平衡

对因吞咽、意识障碍无法进食的脑卒中急性期患者,以及需禁食的重症脑卒中患者,应严密记录24小时出入量,以便及时调整液体入量。一般每日液体入量以1500 ~ 2000 mL为宜。发热患者体温每升高1℃,可增加液体入量300 mL。有颅内压升高表现的患者应维持轻度负平衡(液体入量少于出量300 ~ 500 mL)。应注意监测各种血浆离子浓度、血液pH值、碳酸氢根、剩余碱浓度等指标,及时给予对症处理。

(四)对症处理

1. 高颅内压处理

大部分脑梗死患者的梗死病灶较小、症状轻、无明显脑水肿,所以无须使用脱水剂。对有明显颅内压升高症状的患者,应采取以下措施降低颅内压。

(1)基础治疗措施:如怀疑发生脑水肿时,将床头抬高20° ~ 30°,避免有害刺激,减轻疼痛,将体温降至正常水平;在发病初期轻度限制液体入量,避免使用含糖液体,尽量减少气管内吸痰的次数;去除可能导致颅内压升高的因素,如低氧血症、高碳酸血症和高热等,对有发生脑疝危险的患者,降低颅内压最快的方法是气管插管过度通气、降低动脉血 $PaCO_2$。

(2)用药:甘露醇快速给药(0.5 ~ 1.0 g/kg,30 min内滴完),每4 ~ 8小时重复1次。其他脱水剂包括甘油、甘油果糖、人血白蛋白或浓缩血浆、乙酰唑胺等。由于各种药物存在不同的缺点与副作用,

所以在进行脱水治疗时多主张联合用药，以获得协同作用，减少剂量，避免发生脑血管疾病在急性期均可出现的脑循环障碍和脑代谢紊乱。

（3）外科治疗：神经外科减压术对高颅压、脑内出血、脑卒中后脑水肿和其他脑组织占位病变有挽救生命的作用；小脑水肿或出血易引起梗阻性脑积水，应行脑室引流。

2. 血压的处理原则

积极平稳控制过高的血压。当收缩压为 140 ~ 180 mmHg 时死亡率最低，< 140 mmHg 或 > 180 mmHg 时患者预后较差，死亡率上升。发生脑梗死后的最初数小时内，循环系统通过调控升高血压以代偿缺血区的低灌注，患者多表现为高血压。此时如降压过急、过猛，可能加重脑缺血，扩大梗死范围。如没有其他内科疾患（如急性心肌梗死或心肌缺血、心力衰竭、主动脉夹层瘤等），对缺血性脑卒中立即进行降压治疗的适应证目前多主张为收缩压 > 200 mmHg，舒张压 > 120 mmHg，或平均动脉压 > 130 mmHg。对需进行溶栓治疗者，应将血压严格控制在收缩压 < 185 mmHg，舒张压 < 110 mmHg 水平。如收缩压 < 90 mmHg，应给予升压药。另外，尽量避免血压的波动对缓解症状及防止脑卒中的复发有重要意义。目前，有各种长效降压药物可供选择，应根据个体情况适当使用。降压过程中注意保护重要器官。

3. 控制体温

脑卒中后的发热主要包括感染性发热、中枢热、脱水热和吸收热，可因一种或多种原因造成，需视不同情况采取相应措施。对不同原因发热的措施有：

（1）感染性发热：主要由呼吸道、泌尿系及压疮的感染所致，加强护理是治疗的关键，对重症脑卒中患者可预防性使用抗生素，对已经发生感染的患者，抗生素的选用可采取经验性用药与药物敏感试验相结合的方法。

（2）中枢热：与颅内病灶对体温调节中枢的刺激有关，表现为躯干皮温高而肢端发凉，用解热药无效，治疗主要采取物理降温方法。

（3）脱水热：因脱水过度血液浓缩，影响颅内体温调节中枢所致，治疗中应注意出入量及血细胞比容。

（4）吸收热：脑梗死患者较少见，多见于颅内出血或蛛网膜下腔出血患者出血吸收的过程，多为低至中度发热，可给予对症处理。

4. 防治消化道出血

消化道出血是脑卒中的严重并发症，原因主要与下丘脑及脑干功能受损有关。消化道出血的防治主要有以下几方面。

（1）积极治疗原发病，防治脑水肿，减轻脑损害。

（2）对既往有溃疡病史，以及需要使用激素、华法林等药物的重症脑卒中患者，可预防性用药保护消化道黏膜。

（3）已经发生出血的患者应及时停用诱发或加重消化道出血的药物，同时选用制酸剂、胃黏膜保护剂，以及止血药物；上述治疗无效时可考虑手术治疗。

5. 脑卒中患者躁动不安抽搐的处理

积极治疗原发病，包括降颅压、抗脑水肿、改善脑组织的血循环和缺氧状况；早期给予足量有效的抗癫痫药物。2 周内发生的早发性癫痫不一定需要长时间维持用药，而迟发性癫痫（2 周后发生）往往需长时间用药控制。迅速清除患者周围危险物品，用开口器包裹纱布放入患者口中防舌咬伤。使用安定药物镇静，不主张使用吗啡，以免产生呼吸抑制。

6. 准备抢救

备齐急救物品和急救器械，做好抢救准备。

第二节　脑卒中的重症监护

重症监护病房（intensive care unit，ICU）是医院集中监护和救治危重患者的医疗单元，是对因创伤或疾病而导致危及生命或处于危险状态并且有一种或多个器官衰竭的患者进行多学科、多功能监护医疗的领域。

ICU多数是采用ICU医师为主体的半封闭式管理。患者一切治疗护理、生活照顾均在无家属陪伴情况下由护士完成，家属每天30 min探视时间。为此需要安排医护人员参加大查房学习活动，制定科室ICU临床规范流程，参与医院的护理人员培训工作，并让各种康复治疗措施早期介入ICU治疗工作。在ICU开展康复治疗除了需要依赖于各医院医生的传统医疗习惯、治疗水平和经验外，家属作为ICU患者支持系统中的主要组成部分，对患者的生理及心理康复起着至关重要的作用。患者家属参与诊疗计划改变了传统被动接受服务的模式，使患者家属有机会对患者康复相关问题进行决策，并能针对患者家属需求制定更为合适的治疗计划。

脑卒中住院患者中约10%需要重症监护，主要因为大面积半球梗死、椎-基底动脉阻塞、严重的颅内和蛛网膜下腔出血、昏迷、后组颅神经麻痹、吸入性肺炎和心肌梗死等合并症。随着选择溶栓等特异治疗的患者增多，需要重症监护者还会增加。

一、脑卒中重症监护的形式

中风重症监护可采用急诊监护、普通ICU监护和神经重症监护三种形式。无论哪种形式，工作人员的职责和分工必须明确，患者选择必须标准化。基本的诊疗原则包括：生命功能的支持、详细的诊断、优先住院、神经外科和内科医师在需要时及时会诊、对有适应证的患者进行特异治疗、防止恶化和并发症、危险因素的纠正、适时的康复和二级预防。

（一）急诊监护

无论神经功能缺损的程度如何，对急诊室的疑似卒中患者都应像对急性心肌梗死或严重外伤那样予以优先分诊。尽管还缺乏有关急诊分诊卒中的有效筛查工具及评分系统的具体数据，但是这种工具在院前环境下所表现出来的实用性支持其在该环境下的使用。一旦进入急诊室，就可以使用已被证明有效的识别卒中患者的有效工具。利用急诊的抢救监护设备使需要立即监护的患者能够缩短院前延迟的时间得到及时、合理的处理；神经科医师参与急诊，可以提高诊疗速度，最大限度地选择适合特异性治疗的患者，还能缩短患者等待急诊医师初始评估的时间和等待影像，尽早进行CT或MRI检查。急诊快速反应系统可减少诊疗中的耽搁。可借鉴急性心肌梗死生存链的概念，建立急诊中风治疗的"6D"原则：①发现（detection）：早期发现症状；②转送（delivery）：迅速转送患者到医院；③门（door）：进入急诊室，优先收住院；④数据（data）：迅速开始CT检查、体检和病史采集；⑤决断（decision）：选择药物或其他治疗；⑥药物（drug）：适时开始治疗。

（二）ICU监护

1. 普通ICU监护的优越性

为需要心肺监护治疗的中风患者提供ICU设备和训练有素的护士，有利于处理中风患者的各种危险因素和严重并发症。

2. ICU监护所需条件

足够的床位、神经科专业医师、神经放射医师、监护和实验室检查设施、人工呼吸机、CT及多普勒超声等影像设备，神经外科、麻醉科和内科医师会诊。可在ICU进行静脉或局部溶栓治疗、气管插管及人工呼吸、颅内压监测，对严重的脑水肿实施减压手术等。

（三）神经重症监护

急性缺血性卒中患者，若伴有神经功能缺损严重、大面积梗死且可能有严重水肿、严重并发症、血压难以控制、准备行静脉溶栓和动脉内血管再通干预等，应收入神经重症监护单元，可提高诊疗速度，利于实施合理的中风诊疗策略；为中风急性期的高容量—高灌注治疗、溶栓治疗、脑室引流、减压手术等提供专业化的重症监护室；为有创性治疗和早期床旁康复提供便利；非神经系统并发症可经会诊得到专门处理。神经重症监护要求：全天有神经科医师或神经重症监护医师，每个患者有一名护士监护，除了中风 ICU 监护设备外，还应有神经功能和颅内压监测设备。神经重症监护的中心工作包括监护和处理脑水肿、脑血流、脑电活动、一般状况和心肺功能，进行手术后监护。那些仅需要持续监护的患者可进入中风治疗单元（小型专业化中风治疗病房），全天每 2 ~ 4 例患者有一名护士监护即可。配有呼吸机的中风治疗单元可完成部分神经重症监护工作。

二、卒中重症监护的专业性问题

（一）一般状况和脑的监护

持续监测内容：ECG（观察有无心房纤颤、房室传导阻滞、心动过速、心动过缓、心肌梗死以及室性心律失常）、血氧饱和度、血压、体温，少数患者需要颅内压监测。间断监测内容：瞳孔、意识水平、神经功能、血糖、体温、电解质、血细胞比容、CT。急性缺血性脑卒中病情复杂，伴随多种疾病，颅内压增高（ICP），高血压，糖尿病，心血管疾病，呼吸系统疾病，水电解质紊乱，自主神经功能紊乱等。

（二）颅内压增高（ICP）的监护

颅内压监测装置对于监测颅内压升高具有帮助作用，脑卒中患者都有不同程度的脑水肿和颅内压增高，大多 24 ~ 96 小时出现，3 ~ 6 天达高峰，一般 10 天左右，如不及时处理，可致脑疝形成而死亡。因此，必须加强颅内压的监测，为合理治疗提供有价值的指导。监测 ICP 的装置有两类：一类损伤性的（接触脑脊液），另一类为非损伤性（不接触脑脊液）。损伤性的监测方法有脑室插管法（IVP）及硬膜下测压法（SDP）；非损伤性测压法有光纤硬膜外测压法（EDP）及脑组织内检测法（BTP）。目前多数认为 EDP 最适用于临床，硬脑膜保持完整，感染机会少，日常以较长时间监测，随时了解脑脊液压力的变化。经颅多普勒（TCD）动态监测可定性反映没有开颅患者的颅内压变化，尤其对失代偿的颅高压能准确评价其对脑血流的影响程度，较适合神经内科的应用。

所有的颅内压增高患者均应使用足量的镇静剂，因为咳嗽和腹内压升高均可使颅内压升高。有些医源性原因，如内吸引、翻身均可使 ICP 增高，应谨慎操作。积极处理 ICP 增高很重要，所有患者都应采取头高足底位（20° ~ 30°），急性脑卒中 lCP 增高一线治疗为机械性过度通气，该方法可使血清和脑脊液碱性化，从而使脑血管收缩，脑血流量减少，ICP 降低。$PaCO_2$ 降至 3.0 ~ 4.4 kPa 时，ICP 降低 25% ~ 30%。Hacke 指出使用此法不宜超过 36 小时。此方法不适用于平均动脉压较低、脑灌注压较低患者。

医护人员可及时观察瞳孔：瞳孔扩大，对光反射迟钝，反映 ICP 增高，颞叶沟回疝形成；或观察眼底：视乳盘水肿提示 ICP 增高。临床药物脱水降颅压是基本的治疗方法。甘露醇和甘油与呋塞咪交替使用，间断应用白蛋白。作用机理为：在脑和血浆中造成了一个渗透压梯度，将水分自脑组织吸收到血浆中。甘露醇是一种起效比较快的渗透性利尿剂，有颅内占位的大脑中动脉梗死患者瞳孔扩大初期用甘露醇可逆转脑疝的早期体征，由于脑渗透压和血浆渗透压平衡，甘露醇使用几天后将失去效果。甘露醇突然中断或减量过快，渗透压将反弹。电解质紊乱、肾功能不全和低血容量是应用甘露醇的并发症。甘油可口服也可静脉输入，但起效比较慢，很容易被脑组织糖降酵解代谢，被肾清除。应用过程中注意对心、肾脏器的损害，注意观察有无血尿、蛋白尿。

梗死面积 > 20 cm² 或大于同侧半球的 2/3 即符合大面积脑梗死，大多为颈内动脉系统主干、大脑中动脉主干或皮质支的完全闭塞所致的脑梗死。去骨瓣减压术治疗大面积脑梗死是常规内科治疗的补充，是"救命手术"。对一部分大面积脑梗死的患者，虽经内科积极治疗，仍因颅高压而病情进行性加重，若不进行减压术，患者可能死亡。下列手术指征已为大家采纳：①患者经积极治疗见效，处于脑神经早期；②CT 见大面积梗死和水肿，中线结构移位大于 5 mm，基底池受压；③ICP，> 4 kPa；④年龄 ≤ 70 岁；⑤排除严重的其他器官病变。另外，所有患者保持安静，情绪平稳，忌咳嗽、大便干燥，必要时对症用药，3 天无大便，给予肥皂水灌肠，以免 ICP 增高。

三羟甲基氨基甲烷（缓血酸铵，THAM）是弱碱性缓冲剂，通过中和酸中毒的血管扩张作用使脑血管收缩而降低 ICP。剂量为 50 ~ 100 mmol THAM 溶于 5% 葡萄糖内静滴，不得在 45 min 以内滴完。治疗期间密切观察 ICP，若 15 min 内 ICP 降低 1.33 ~ 2.0 kPa，则证明有效，然后以 3 mmol/h 速度输注。每小时测定碱超，使之不超过 +6 mEq，pH 不高于 7.55。THAM 对肾脏有毒性，可引起低血糖和低血压，偶尔抑制呼吸甚至呼吸停止，故不宜使用时间过长，应及早停用。

巴比妥类静注可抑制脑的代谢，减少脑血流量而降低 ICP。降低 ICP 所要求的剂量必须是足以引起全身麻醉的大剂量。硫喷妥钠 200 mg 通过中央静脉注射，以后间断注射 250 ~ 500 mg，每天最大剂量为 1.0 g/kg。由于硫喷妥钠的作用时间短，有人主张用戊巴比妥 50 ~ 100 mg 加入适量葡萄糖盐水中，于 20 ~ 30 min 静滴，以后以每小时 2 mg/kg 持续滴注。巴比妥的副作用是血压降低和心动过速，且因昏迷加深而影响神经系统的观察。故在监测 ICP 的同时应随时监测平均动脉压及脑电图，一旦脑电图出现暴发性抑制，应立即停药。

（三）心脏监护

心电监护是监测心脏电活动的一种手段。普通心电图只能简单观察描记心电图当时短暂的心电活动情况，而心电监护则是通过显示屏连续观察监测心脏电活动情况的一种无创的监测方法，可适时观察病情，提供可靠的有价值的心电活动指标，并指导实时处理。脑血管病患者往往出现脑一心综合征，需及时了解心肌缺血的情况、心脏节律的改变等。中风后的第一个月内 6% 患者可因意外的心律失常而猝死。中风患者中 40% ~ 70% 有明显的冠脉缺血症状，15% ~ 20% 血管造影有严重的冠脉病变，无冠脉缺血症状的患者约 38% 血管造影有异常。25% ~ 39% 的中风患者在急性期首次出现心律失常，以室性心动过速和心房纤颤为常见，有严重心律失常的患者死亡率可达 80%。因此，对于有心电活动异常的患者，如急性心肌梗死、各种心律失常等有重要使用价值。有的监护系统还同时有体温、血氧饱和度、呼吸频率、有创或无创血压监测功能。无缺血性心肌疾病的中风患者心电图和心肌功能也会受到影响，且心肌的病理改变为以神经为中心的局部坏死，表明交感神经机制可能是中风诱发心脏异常的原因，由此可见中风患者心脏监护的重要性。

在欧洲，1997 年提出的急性中风患者接受心脏监护的建议标准为：所有中风患者至少 24 小时监护；有心脏病史者监护到离开中风监护单元；没有心脏病史，但近期出现 ECG 异常、心律失常、CK–MB 水平增高者监护到这些异常消失；所有中风患者或 TIA 患者，如果原无心血管病或原有心血管病现在病情加重，应考虑心脏灌注和功能的评价。

（四）治疗脑水肿和颅内压增高

急性缺血性中风患者出现神经功能恶化的主要原因是脑水肿和占位效应。脑水肿的症状和体征在发病的第 2 ~ 3 天出现，但有时出现早、持续时间长。患者可表现困倦、头痛和呕吐、凝视麻痹或外展麻痹、瞳孔不对称、周期性呼吸、视乳盘水肿。因此，大面积半球梗死和小脑梗死的患者应经常检查这些症状和体征以决定适时干预。CT 扫描有助于早期识别和鉴别，不推荐常规颅内压监测。

缺血性中风的脑水肿和占位效应的处理：

（1）将头部和上身抬高 20° ~ 30°，摆好体位防止压迫颈静脉。

（2）避免采用可能掩盖症状或诱导神经功能恶化的措施，避免应用含糖静脉注射液和半张液。

（3）高渗治疗：甘露醇弹丸式静脉注射，保持血渗透压 > 310 mmol/L，可辅用呋塞咪或用甘油制剂替代甘露醇。

（4）气管插管轻度过度换气，换气到 CO_2 分压为 4 kPa。手术前过度换气是有力的支持性治疗。

（5）必要的早期减压手术能减少死亡率而不增加存活者的残疾程度。

（五）高血压的治疗

高血压是急性脑卒中的重要表现，缺血性卒中患者中 70% 有高血压。平均动脉压是脑灌注的重要因素，正常脑灌注在 8 ~ 20 kPa，脑血管阻力的自身调节使脑血流基本恒定，长期患高血压的中风患者，自身调节曲线的下限上调至 10 ~ 13 kPa，这些患者在平均动脉压低于 13 kPa 时就有脑灌注不足。某些用钙离子拮抗剂或血管紧张素转换酶抑制剂治疗的患者，在平均动脉压下降 2 kPa 以上超过 24 小时就可出现脑灌注不足。急性中风时脑的自身调节常受损，平均动脉压轻度下降可致脑血流减少。缺血性中风发生 24 ~ 48 小时后血压可自发下降。原因：①卒中后神经内分泌系统的激活，包括交感神经系统活性增强，肾素 – 血管紧张素 – 醛固酮系统活化，压力感受器敏感性下降；②梗死后病灶周围常有较大的水肿带，使 ICP 增高，通过 Cushing 反应又反射性地引起血压升高，从而使脑组织保持稳定的脑血流量，因此，严格来讲这是一种高级的保护机制；③卒中前原有高血压。美国卒中协会建议，急性卒中不进行溶栓治疗的患者血压 > 200/120 mmHg，溶栓期间和溶栓后 > 180/105 mmHg 时，开始降血压，其目标使血压降至上述水平以下，切忌过快。常用药物有钙离子拮抗剂、利尿剂、血管紧张素转换酶抑制剂等。基于以上事实，Hacke 等建议，缺血性中风的急性期不必常规降压治疗，若连续两次测量发现收缩压 > 29.3 kPa 或平均压 > 18.7 kPa 则需要处理，且不应使收缩压低于 21.3 kPa。Lisk 等认为：缺血性中风患者血压在 21.3/17.3 kPa 以下时不能用降压药物，舒张压增高是主要的降压指征；脑出血患者血压保持在 21.3/13.3 kPa 左右为宜，不应低于平常的 20%；蛛网膜下腔出血者收缩压在 18.7 ~ 21.3 kPa 为宜，平均动脉压不能超过 14.7 kPa，原有高血压者可放宽到 16 kPa。合适的降压药物包括拉贝洛尔、甲基多巴、乌拉地尔等。硝普钠和硝酸甘油能增加颅内压，使脑缺血加重。

（六）呼吸道的监护

急性卒中患者延髓性麻痹致咽喉部肌肉瘫痪或舌后坠等原因造成呼吸道阻塞，常引起呼吸不畅，加之呼吸道分泌物增多，易造成窒息及缺氧。后者反过来加重脑损害，造成继发性的脑水肿及 ICP 增高。因此，患者应采取侧卧位，颈部微伸，头转向一侧。舌后坠明显者置入口咽通气管，常规吸痰、拍背及体位引流易引起 ICP 增高，不宜采用，必要时气管插管。有人认为 Glasgow 评分 < 8 分应首先气管插管，且插管时间不宜过长，一般不超过 72 小时。在插管后应首先通过机械性过度通气使 PaCO$_2$ 保持在 3.3 ~ 4.0 kPa，如果分泌物过多，则应该气管切开。气管切开适应证：昏迷、不能自主排痰且分泌物增多者；昏迷时间超过 14 天者；有假性延髓性麻痹者；气管插管超过 3 天仍有呼吸道梗阻者。气管切开前，要重点进行抽血检查如凝血时间及血气分析等。对于有支气管痉挛者，可应用受体激动剂、茶碱类或肾上腺皮质激素，以改善通气。应避免使用可抑制通气驱动的药物：吗啡、镇静剂及氨基糖苷类抗生素。

纠正缺氧给氧的浓度取决于机体缺氧的程度。一般低浓度氧（< 40%）、低流量（2 mL/min）可持续应用；中浓度（50% ~ 60%）需间歇应用；高浓度（> 70%）间歇应用，不宜超过 3 天；而 100% 浓度只有在 PaO$_2$ < 50 mmHg 时给予，以期纠正缺氧，但连续使用不宜超过 12 小时，以防氧中毒。给氧方式，轻者鼻导管给予，气管插管或切开者可与简易呼吸器、呼吸机连接使用。当 PaO$_2$ 升至 65 mmHg 时改为普通空气。确保有效通气量通常采用间歇正压人工呼吸行机械通气，即在吸气相为正压，呼气相降至大气压靠肺弹性回缩。

（七）消化道的监测

卒中患者由于延髓性麻痹咽喉肌瘫痪不能进食，胃肠道营养缺乏，并且易造成吸入性肺炎，故需插胃管。传统方法一周更换一次，或 3 周或 4 周更换一次，如果胃管不通畅随时更换。对于长期气管切开机械通气又需鼻饲者，患者病情均较重，机体免疫力差，放置胃管相当困难，且插管是一项与患者食管黏膜直接接触的机械性侵入性操作，易损伤其黏膜，同时，反复多次插胃管，导致患者精神紧张，对刺激的反应性增强，易致恶心呕吐，引起误吸性肺炎致发热。因而胃管更换间隔时间延长。每次鼻饲时要回抽，看有无消化道出血。因为脑卒中影响下丘脑交感神经中枢，使儿茶酚胺类物质分泌增加，血管收缩造成胃黏膜缺血、坏死。若出血 50 mL 以上，禁食，胃管内注入止血药：凝血酶、冰盐水及去甲肾上腺素等，静脉应用奥美拉唑、西咪替丁类药物。

（八）泌尿道的监测

卒中患者常伴有尿潴留、尿失禁，导尿者需定期查尿常规、尿培养加药敏实验，观察有无尿道出血、泌尿系感染、蛋白尿等，有利于病情观察，协助临床治疗。对留置导尿管患者，一般临床更换导尿管常规是每 2 周一次，某些医院是每周更换一次。但更换导尿管不但给患者带来痛苦，同时也增加了发生尿道感染的可能性。一般硅胶导尿管在使用 3 ~ 4 周后才可能发生硬化现象。美国疾病控制中心推荐的实践原则是：应尽量减少更换导尿管的次数，以避免尿路感染，导尿管只是在发生堵塞时才更换。因此，

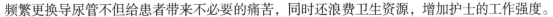

频繁更换导尿管不但给患者带来不必要的痛苦，同时还浪费卫生资源，增加护士的工作强度。

（九）体温的监测

梗死灶影响下丘脑体温调节中枢，使产热、散热功能紊乱，临床上经常出现中枢性高热。一项研究表明，体温正常的患者 6 个月病死率 2%，而发病 24 小时出现发热者病死率 78%，体温每升高 1℃，梗死灶直径增加 15 mm，转归不良的危险性增高 2.2 倍。常用降温方法有药物、温水擦浴、酒精擦浴及戴冰帽。采取冰帽局部亚低温（33 ~ 35℃）治疗可促进大面积脑梗死患者神经功能的恢复，明显改善预后，有脑保护作用；局部亚低温治疗能增强自由基的清除，减少自由基产生，抑制脑损伤后内源性有害因子的增加，改善脑微循环，维持脑组织营养代谢；头颅局部亚低温治疗无不良反应，无并发症，安全有效。血管内热交换降温技术是近年来发展起来的新型降温技术，目前已在欧美许多医疗机构得到推广应用。这一系统包括具有降温冷却作用的体外机，把冷却液灌注到导管的泵管以及能插入患者下腔静脉的具有热交换作用的导管。需要注意的是，应用头孢类抗生素的患者不能用酒精擦浴，以防发生双硫仑样反应，也称戒酒硫样反应，是由于应用药物（头孢类）后饮用含有酒精的饮品（或接触酒精）导致的体内"乙醛蓄积"的中毒反应。临床症状具体表现如下：①循环系统：轻者全身皮肤潮红，面部为重，可有头晕、心动过速、出冷汗等，重者心电图可有典型 ST–T 改变；②呼吸系统：胸闷、憋喘伴有窒息感，严重者可出现呼吸抑制；③消化系统：恶心呕吐，重者腹痛、腹泻。

（十）水电解质紊乱的监测

卒中患者存在年龄大、内环境调节机制不稳定等因素，加之进食困难，脱水治疗，非常容易出现水电解质紊乱。失水：患病期间，失水可分为低渗性（钠减少）、高渗性（水减少）及混合性三类。无论哪种失水均可使血黏度及血细胞比容增高，使梗死灶面积增大。电解质紊乱、食欲缺乏、呕吐及利尿剂的应用，出现低血钾，高渗性脱水都有高钠血症。丘脑下部受损，抗利尿激素分泌减少可导致高钠血症。为了维持水电解质平衡，要定期检测有关实验室内容。严重低钠血症首选高张（3% ~ 5%）盐水，但过快纠正低钠血症易致脑桥中央髓鞘溶解（CPM）。CPM 的发病机制：多数学者认为长期营养障碍或低血钠导致血脑屏障破坏，使得髓鞘毒性物质进入中枢神级系统，进而导致髓鞘脱失，近期强调快速提高血钠是 CPM 的首要原因。10% ~ 14% 的中风患者发生抗利尿激素异常分泌综合征（SIADH），重者出现明显的低渗性低钠血症，可加重脑水肿，故应予纠正，但要避免纠正过快，防止脑桥中央髓鞘溶解。急性低钠血症可给予 3% 盐水和呋塞咪输入以快速纠正，使血钠浓度以每小时 1 mmol/L 速率上升，但在发病的第一个 24 小时内，血钠纠正不应超过 130 mmol/L。慢性有症状的低钠血症也应纠正，但血钠上升速率应低于每小时 0.6 mmol/L。有精神症状、癫痫发作以及血钠低于 120 mmol/L 者应避免使用高渗盐水。每天监测钾水平，建议每日静脉补钾 20 ~ 60 mmol/L。

（十一）糖尿病

糖尿病性高血糖是脑梗死发病、卒中和病死率增高的独立危险因素已众所周知，但脑梗死急性期应激性高血糖亦不容忽视。高血糖使梗死灶体积增大，加重急性期的神经损伤，延缓神经损伤的康复进程。中风急性期常出现高血糖，可加重病情。空腹血糖水平高于 13.9 mmol/L 时应予胰岛素治疗，建议肠外营养所含的葡萄糖每天不超过 40 g，但血糖维持在 5.5 ~ 11.1 mmol/L 是必要的。

脑梗死后低血糖较易发生，多见于糖尿病患者中。脑梗死患者临床用药复杂，且常伴有功能活动障碍等因素影响摄食量，易发生低血糖。低血糖的症状一般为急性交感神经兴奋，临床上较易识别；脑梗死患者低血糖发作时，常不出现相应的自主神经症状，而有类似于脑梗死的神经功能缺损表现，临床较难识别，可导致脑组织不可逆性损害，甚至死亡。

（十二）其他问题的处理

1. 感染

严格执行医院的感染监测制度，由医院感染管理科进行职业安全和个人防护的培训，确保手套、口罩、洗手液和消毒液的供应和正确使用，把预防危重患者医院感染放为重中之重，尽一切努力减少或避免在康复治疗过程中可能出现的感染因素。通过培训使康复治疗人员掌握有关预防感染的业务技能，自觉执行各项控制措施，落实康复治疗技术操作规程，并做到每接触一位患者洗一次手，避免因手的污染而传播感染。

加强重要环节的管理，普通的医疗用品做到一用一消毒，加强对物体表面、医疗仪器等全方位的清洗与消毒管理，以保证医疗环境的清洁，确保控制措施到位。体温增高应给予解热药物及冰袋降温，如有感染迹象应选择适当的抗生素治疗。中风患者由于昏迷、卧床、误吸等原因易并发肺部感染，其中昏迷患者的50%、死亡患者的20% ~ 39%患有肺炎，及时的诊断、有效的抗生素治疗和呼吸管理是处理的关键。

2. 神经源性肺水肿和上消化道出血

是中风的两种严重并发症，提示病变波及下丘脑，应注意预防和早期识别。前者治疗以利尿和降低肺动脉压为主，后者以抑酸和局部止血为主。急性中风患者都有发生静脉血栓或肺梗死的危险，可应用小量肝素或低分子肝素以及早期被动活动、穿弹性长袜来预防。如果已出现明确的深部静脉血栓，应予充分的抗凝治疗。若CT显示有大量颅内出血或准备手术治疗者，应避免抗凝治疗而采用间断充气加压治疗。尽早进行理疗、语言和职业康复以改善功能，但预后亦不可忽视。

随着现代疾病诊疗多学科交叉合作观念的逐步深入，越来越多的人认识到ICU治疗的重要性。对医护人员、家属进行相关的系统诊疗培训，从而为ICU患者家属提供更加个体化、人性化的医疗服务，全面满足家属的各种合理需求，共同促进患者的康复。

第三节　脑卒中的呼吸道护理

凡因脑血管阻塞或破裂引起的脑血流循环障碍和脑组织功能或结构损害的疾病都可以称为脑卒中。急性脑卒中是内科急危重症之一，发病率、致残率高，预后差，治疗是否及时、合理，直接影响到患者的预后。急性脑卒中患者因意识障碍、吞咽功能障碍，咳嗽反射消失，致使呼吸道分泌物不能排出，食物及呕吐物可反流入呼吸道，同时下颌松弛、舌后坠引起呼吸道梗阻，导致病情加重甚至死亡。因此，呼吸道护理干预尤为重要。

一、易患因素

（一）年龄因素

脑卒中患者大多数是50岁以上的老年患者，老年人各系统功能退化，反应迟钝，活动能力差，容易患坠积性肺炎。

（二）原发病因素

脑卒中患者由于颅内压高及脑缺血缺氧造成不同程度意识障碍，丧失清除呼吸道功能，患者不能将呼吸道分泌物有效排出，需要侵入性操作帮助清除呼吸道分泌物，增加感染机会。

（三）体位因素

脑卒中患者长期卧床，不能自主改变体位，胸廓活动度小，双肺野后部易蓄积分泌物；再者，长期卧床引起气管内分泌物向低位积聚引起坠积性肺炎；气管插管及留置各种导管等医源性因素引起的损伤。

（四）其他因素吞咽功能障碍

住院时造成呼吸道损伤及外源性污染，因而增加肺部感染发病率。合并基础病、既往有吸烟史及气管、支气管炎病史等。

二、脑卒中患者呼吸道的护理

（一）保持呼吸道通畅

1. 防止误吸与窒息

昏迷患者采取平卧位，头偏向一侧，床头抬高15° ~ 30°，有活动性假牙应取下，舌后坠者置口咽通气管，保持呼吸道通畅，及时清除分泌物和呕吐物、凝血块。口腔是消化系统的第一关，也是呼吸系统的关口之一。由于脑卒中患者抵抗力低下，口腔内存在着一定的微生物，再加上患者的唾液腺分泌减少，唾液黏稠，容易发生口腔细菌和霉菌感染，因此必须加强口腔卫生，以利于预防呼吸道感染、腮腺炎、口腔炎等并发症。

意识清醒者鼓励其主动咳嗽，咳嗽前患者取坐位或半卧位，屈膝，上身前倾，双手抱膝或在胸部和膝盖上置一枕头用两肋夹紧，深吸气后屏气3秒，然后患者腹肌用力及两手抓紧支撑物（脚和枕），用力做爆破性咳嗽，将痰咳出。同时保证足够的饮水量，从而稀释痰液，使痰液易于咳出。

2. 翻身拍背

对于长期卧床无力咳嗽的患者，应定时协助翻身，有节律地叩拍背部。方法：手指并拢成空心状，自下而上，由边缘向中央叩拍，使气管壁的痰栓脱落；结合患者的咳嗽，让痰液充分咳出。拍背时应观察患者的神志、面色及呼吸情况，经常更换体位，避免痰液淤积于肺底及背部，及时倾听喉头有无痰鸣音，发现有痰鸣音应及时拍背，必要时行吸引器吸出。对痰液黏稠不易咳出者给予雾化吸入，使痰液变稀以利于吸出，吸痰时尽量减少呼吸道损伤。

脑卒中患者因假性延髓性麻痹易误吸入口咽部分泌物及食物而导致吸入性肺炎，同时老年人因各器官功能明显减退，小气道萎缩，黏液分泌增加，咳嗽反射减弱，痰液排出受阻，使感染容易向周围扩散，如患者存在不同程度的意识障碍，遵医嘱均给予留置胃管，必要时胃肠减压抽出胃内容物，以免插管过程中发生呕吐物误吸。插管后不能经口进食，或气管切开后经口进食出现呛咳者，需经胃管给予管饲饮食。进行管饲饮食前，应吸净痰液，抬高床头45°或半卧位；管饲饮食前先描吸胃液观察消化情况，如未消化，应暂不喂食。管饲速度缓慢、均匀，一次入量不宜过大，以200～250 mL为宜；进食30 min后再降低床头，进食30 min内尽量不要吸痰；如无禁忌，保持床头抬高15°～30°。

（二）吸氧

予常规吸氧2～4 L/min，鼻导管或面罩给氧，非机械通气者采用非呼吸机专用热湿交换器行气管导管内给氧，气管切开者采用专用喉罩给氧。

1. 病情观察

观察生命体征变化及呼吸道梗阻情况，观察呼吸频率、节律、深度变化，有无呼吸困难及咳嗽反射，监测血氧饱和度、血气分析。

2. 妥善固定各种通气导管

括口咽通气管，经口、鼻气管插管，气管切开导管。导管固定的作用不仅可以防止脱出或插入过深，还可以避免导管上下滑动，损伤气管黏膜。用胶布和寸带固定，固定时不可过紧，防止管腔变形。对经口气管插管者，固定时要用硬牙垫，以免管道变形。每班应测量、记录气管插管与门齿或鼻尖的距离，并做好交接班。每日更换牙垫及固定带，松紧适宜，气管切开者以伸入一指为宜，每日更换气切垫3次，有潮湿、污染时随时更换，保持切口清洁、干燥。使用机械通气者要注意监测气囊压力，气囊充盈不够发挥不了密闭气道的作用，充盈过度又会增加损耗和局部的压迫。

3. 气道湿化

可视病情遵医嘱选用氨溴索30 mg或糜蛋白酶4000 U，每日雾化3次。气管导管内滴入无菌蒸馏水或生理盐水湿化液，每隔10～15 min滴入湿化液1～2 mL，24小时以200 mL为宜，或用微量泵控制持续滴入湿化。持续滴入者要密切观察评估气道湿化满意度，避免过度湿化。经湿化后分泌物稀薄，能顺利吸引，表示湿度满意；如痰液过于稀薄，咳嗽频繁且需经常吸痰，表示湿化过度；分泌物呈黏液或结痂，则为湿化不够。痰液黏稠可行雾化吸入以稀释痰液降低黏稠度，促进排痰。

4. 辅助排痰及正确有效地吸痰

适时变换体位，使痰液在重力作用下流入大气道以利排出，同时辅以轻叩背，使痰痂松动、脱落易于排出，或选择合适的模式使用体外振动机械辅助排痰。急性脑卒中患者因咳嗽反射减弱，排痰功能较差，应及时吸痰。气管导管内吸痰要根据病情而定，每1～2小时听诊呼吸音，如有痰鸣音或呼吸机气道峰压升高报警，监护示血氧饱和度突然降低提示需要吸痰。选用合适型号的抗静电吸痰管，吸痰管的外径为不超过气管导管内径的1/2。严格遵守无菌操作规则，戴好帽子、口罩，吸痰前后六步洗手法洗手，防止交叉感染。吸痰时先吸尽口鼻腔内分泌物，再更换吸痰管进行导管内吸痰，边吸边进吸痰管，当接近气管导管末端时松开负压，置吸痰管到最深处上提 1 cm 再开负压，边旋转边吸边退。操作时动作要娴熟、轻柔、稳妥、快捷，吸引负压应在 0.04 ~ 0.053 MPa，每次吸痰时间少于 15 秒，不可停留在一处吸引，防止损伤气管黏膜。吸痰前后予提高吸氧浓度，使用呼吸机者给予吸入纯氧 3 min，可有效预防缺氧和窒息。每次吸痰更换一根吸痰管。吸痰时应密切观察病情变化，如心率、血压、血氧饱和度、面色，如有异常应立即停止吸痰，并通知医生，做好抢救准备。对于呼吸功能差、低氧血症严重及容易发生肺血管危象的肺动脉高压、心脏病患者，应缩短吸引时间，有条件时使用密闭式吸痰管。痰多且缺氧明显的患者不宜一次吸尽，应该吸痰与给氧交替进行。

5. 预防人工气道的意外拔管

每日检查气管插管的深度；适当地约束；呼吸机管道固定松紧适宜，应给患者头部活动空间；为患者翻身时，应将呼吸机管道从固定架上取下，以免被牵拉而脱出；必要时镇静。一旦发生意外拔管，应立即给予恰当的吸氧方式，密切监测生命体征，准备好气管插管用物，随时准备重新建立人工气道。

6. 气管切开套管的护理方法

纱布带要松紧适当，以能容纳一手指为度，并保持清洁干燥，更换切口周围纱布 2 ~ 4 次，若不慎被污染、打湿应立即更换。气管套管与呼吸机连接要紧密，防止给患者翻身时头颈活动幅度过大引起套管脱出而窒息。内套管的处理：内套管取出时间不宜超过 30 min。如果内套管取放过程不畅，说明内外套管间的分泌物粘连，应拔出内套管。在消毒内套管的同时，立即雾化吸入，并彻底吸痰，避免窒息的危险。切口的处理：每次清洗消毒内套管时，更换切口处敷料，切口周围及外套管口周围用 75% 乙醇棉签消毒，然后垫以无菌纱布垫，发现切口处分泌物较多或有感染时，在开口纱布垫上滴敏感抗生素，以治疗和预防感染。吸痰管的处理：及时清洗和严格消毒吸痰导管，减少气道及肺部感染。采用煮沸后呋喃西林液浸泡法消毒，呋喃西林溶液每日更换 1 次。现在大多数是用一次性吸痰管，有助于减少呼吸道感染。

7. 人工气道的更换与拔除气管插管

一般只留置 3 天，最长可达 5 天，听诊双肺呼吸音，防止因固定不牢或脱落引起导管误入一侧支气管。若发现气道压力升高、有缺氧和二氧化碳潴留、双肺呼吸音不一致、导管深度有改变等现象时，及时调整导管位置，重新固定。如还需治疗则应改行气管切开。插管不需保存时，应适时拔管。拔管程序如下：备好吸氧装置；吸尽口腔、鼻腔内的分泌物，防止拔管时误吸；气管内充分吸痰；提高吸入氧浓度 4 ~ 6 L/min；解除固定气管插管的寸带和胶布；置吸痰管达气管插管最深处，气囊排气，边拔管边吸痰，同时意识转清者鼓励咳痰；拔管后立即给予面罩吸氧或高流量鼻导管给氧；严密观察生命体征及口唇、面色，监测血氧饱和度，观察有无呼吸急促、心率加快、血氧饱和度下降等缺氧及呼吸困难的表现，拔管 30 min 后复查血气分析，并做好记录。如呛咳严重或有误吸现象，立即禁食，改为鼻饲或静脉营养；对严重喉头水肿、激素治疗无效者，应进行紧急气管插管，改善呼吸后再行气管切开术。拔管后早期呼吸道护理对预防呼吸道并发症有重要意义，应鼓励和协助患者咳嗽排痰、定时变换体位、叩背、雾化吸入、做深吸气，必要时予鼻导管吸痰。

（三）病室管理

强化病房环境的管理，对患者或家属进行健康宣教，介绍医院病房环境通风、清洁消毒的重要性和减少探视人员的要求，使其能够配合，保持室内空气新鲜、清洁、流通。病室要保持适宜的温度与湿度，室温 20 ~ 22℃，相对湿度 60% ~ 70%。保证病房固定时间通风 2 ~ 3 次，每次 20 ~ 30 min。定期空气消毒，每日循环紫外线消毒机空气消毒 2 次，每次 1 小时，病室内的床、桌、椅等物品要用含有效氯 500 mg/L 消毒液擦拭消毒 2 ~ 3 次 / 天。护士在进行每项操作时均应正确地洗手，严格无菌操作。加强对呼吸机、雾化装置导管、氧气湿化瓶等的消毒管理。医务人员有上呼吸道感染者不要接触患者，控制探视人员，防止院内感染。

（四）预防感染

1. 认真执行消毒隔离制度

在各项护理操作中遵守操作规程，严格无菌技术，认真执行各项消毒隔离制度是预防医院感染的有效措施。医务人员操作前后正确洗手，并向患者及探视者宣传洗手的重要性，家属接触患者前后洗手，陪护人员如有上呼吸道感染或其他感染者，劝其暂缓探视或提供一次性口罩，加强对呼吸机、雾化吸入装置、氧气湿化瓶、鼻导管等的消毒管理，是降低肺部感染的重要措施之一。保持病室环境清洁，定时通风换气. 保持适宜的温度，做好空气消毒，以预防发生医院感染。

2. 早期发现肺部感染征象

将高龄、有基础疾病的患者作为重点观察对象。首先观察体温热型，并做好记录，要密切关注脑卒中患者的发热特点，特别是脑卒中急性期过后出现发热，首先考虑感染的可能。对伴有呼吸道症状者要配合医生做好相应的检查，包括胸 X 线片检查、血常规、血及痰的病原学检查。急性脑卒中患者病情重、变化快，多合并不同程度的呼吸道梗阻，人工气道的建立、气道的妥善固定、气囊的管理、气道的湿化、分泌物的吸引都是气道管理中非常重要的工作，并可减少肺部感染等并发症的发生，是提高救治成功率的重要保证。

第四节 脑卒中的脱水治疗护理

脑卒中作为临床最常见的急重症，包括脑栓塞、脑出血及蛛网膜下腔出血，普遍采用综合性治疗，其中脱水疗法是主要措施之一，有时甚至成为抢救的重要手段。如重症的脑梗死或出血性脑卒中引致严重颅内高压或脑疝，迅速使用脱水治疗，常能减轻症状或挽救患者的生命，为进一步的治疗争取时机和创造条件。脱水疗法是每个脑卒中患者的一种常规治疗，但如果使用方法和时机掌握不当、脱水过度、脱水剂滥用等，不但未能获得预期的效果，反而导致患者水、电解质平衡失调，加重神经系统损害及意识障碍，造成内脏功能衰竭等严重后果，因此进行脱水治疗的观察及护理就显得极为重要。

一、严格掌握脱水治疗的适应证

不论何种脑卒中，当患者出现颅内高压症状时，如头痛、呕吐、意识障碍等，或影像上显示病变广泛、卒中病灶大脑室受压等均需使用脱水治疗；当发生脑疝相关表现时更应立即强烈脱水，以挽救患者的生命。然而，如果脑卒中病灶小且远离中线结构、又无颅内高压的表现则不宜进行脱水处理。临床上大多数依据脑卒中的性质、病变的部位及范围、颅内高压的程度等来考虑选用。

（一）脑出血

由于脑内血肿的占位效应，可导致一系列的病理生理变化，如脑血液循环障碍组织的水肿和移位、颅内压增高等，因此大多数患者适宜用脱水治疗。1989 年 WHO 的报告曾指出，脑出血用甘露醇对出血的脑组织无效而使正常脑组织脱水脑体积变小，可引起继发出血。但是临床实践显示，对多数脑出血，脱水有一定治疗作用，特别是严重颅内高压，尤其出现脑疝时，积极使用脱水剂，显然是必要的。有的可争取时机进行手术，增强术后的效果。也有指出，在出血的活动期，如高血压性脑出血的起病 3 ~ 5 小时可能出血尚未停止，使用脱水剂还是应慎重并须严密观察。

（二）蛛网膜下腔出血

颅内蛛网膜下腔积血或继发脑动脉痉挛而出现脑水肿，均可形成颅内高压症，故大多数患者须进行脱水治疗。严重大量出血者，还须配合脑脊液引流才能较有效地控制病情，取得疗效。

（三）脑梗死

主要依据临床病理类型，尤其是梗死灶的大小、脑水肿的程度等来决定是否脱水治疗。对于小梗死，尤其是腔隙性梗死，不须使用脱水剂；只有大面积梗死及脑水肿明显的重症患者才有应用的指征。依照我国的情况，重症脑梗死仅占少数，故大多数的脑梗死不应进行脱水治疗。

正确掌握使用脱水治疗主要是利用药物通过多种作用机制使脑组织和脑脊液中的水分减少，从而缩小颅内容积，降低颅内压。临床上常用的有高渗脱水剂和利尿剂，在实际应用时，必须考虑药物的主要作用机制、制剂的特性、脑水肿及颅内高压的程度、内脏功能状态等，来选择何种药物、用法、监测指标等，大多数可获得满意的效果。但是，在日常医疗实践中，仍时有遇到脱水失当，出现不良反应，甚至导致严重的后果。因此，正确合理的脱水，是十分重要的。

（四）治疗时机

依据脑卒中的病理生理，尤其是脑水肿、颅内高压的发生进展过程来确定用药时机是最合理的。通常出血性脑卒中，尤其是大量出血，由于颅内容积急剧增加，以及出血的刺激或压迫，较快继发脑水肿，故较早出现颅内高压症。观察显示，出血发生后 3 ~ 6 小时呈轻度水肿，12 小时为中度，24 小时可达重度。说明早期脱水是可取的，一般应争取在出血 6 小时左右应用。脑梗死使颅内容积增加较慢且小，继发的脑水肿也缓慢，多数较轻。因此，严重的颅内高压较少见，须用脱水治疗者则不多。病理观察梗死后水肿，一般始于缺血后 6 小时，24 小时较明显。由此可见，即使需用脱水剂的脑梗死，选择在发病 24 小时使用，对大多数患者是适宜的。由于客观条件的改善，不少患者可于发病后甚短时间内就诊，有些患者极早用了脱水剂是缺少充分根据的。尤其是脑梗死者，更不宜过早应用，易引致不良后果，须引起临床的高度重视。

（五）疗程

通常，脑水肿及颅内高压的程度和持续时间同脑卒中病变的部位及范围有密切关系。一般是出血性脑卒中比脑梗死严重且时间长，因此脱水的疗程需要长得多。根据临床病理观察，大多数需用脱水的脑梗死仅需 3 ~ 5 日，极少超过 7 日；出血性脑卒中则多数较长，有应用 10 ~ 14 日，个别需达 3 周。当然，临床上主要是依据颅内高压的控制程度来决定疗程的长短，若有条件最好进行动态的影像（如 CT、MR）观察来确定则更为合理。

药物及剂量：临床上将脑水肿及颅内高压的程度、药物的脱水强弱、内脏的功能状态等，视为决定选用药物及剂量的重要因素。现今大多是首选甘露醇，次为利尿剂，且主张两者交替使用。依临床情况每 4 ~ 8 小时使用一种。在严重颅内高压，甚至脑疝抢救时，须快速静脉注射 20% 甘露醇 250 mL 才能取得疗效。有观察认为，一般情况下，甘露醇用半量（125 mL）已可获得脱水效果，又可大大减少不良作用。对颅内高压较轻或控制较好的病例，也有主张用甘油果糖，或在甘露醇与利尿剂之间使用，可减少后两者的用量。

（六）脑疝个体化分型脱水治疗

脑疝是急性重症脑卒中最为严重的并发症，一旦发生即危及生命，是急性重症脑卒中死亡的重要原因。临床医生必须高度重视，一旦发现脑疝症状，应迅速降颅压，积极抢救脑疝，以期挽救患者的生命。常见的脑疝有小脑幕切迹疝和枕大孔疝。

1. 枕大孔疝

立即使用或加大脱水利尿剂用量。首先给予呋塞咪 20 ~ 40 mg 静脉推注，继用 20% 甘露醇 250 ~ 500 mL 快速静脉滴注，要求 30 ~ 60 min 滴完。脑疝解除后根据原发病行相应脱水治疗，采用 6432 方案（全、半量），或 432 方案（全、半量），选用药物同前。

2. 小脑幕切迹疝

立即给予呋塞咪 20 ~ 40 mg 静脉推注，继用 20% 甘露醇 250 ~ 500 mL 快速静脉滴注，要求 30 ~ 60 min 滴完。或静脉推注甘露醇，一般用量 100 ~ 250 mL，待脑疝消除，病情好转为止。而后视病情每 4 ~ 6 小时快速静脉滴注 20% 甘露醇，全量或半量重复使用。脑疝解除后据原发病行相应脱水治疗，采用 6432 方案（全、半量）或 432 方案（全、半量），选用药物同前。

二、临床脱水药及治疗

1. 各种脱水剂

按照脱水剂的作用机制，可分为四种：①高渗性脱水剂：甘露醇、甘油果糖；②利尿脱水剂：呋塞咪；③肾上腺皮质激素：地塞米松；④其他类型：人血白蛋白、抑肽酶。

2. 甘露醇

脱水效果最好，甘露醇静脉滴注 30 min 起效，120 min 达药效高峰，每 8 g 甘露醇可带出水分 100 mL，持续 4 ~ 6 小时，但 6 ~ 8 小时后可有"反跳"现象。为避免发生反跳及甘露醇肾，可采用交替给药的方法，即先给予甘露醇快速静脉滴注，规定时间给予复方甘油，或甘油果糖缓慢静脉滴注，或人血白蛋白静脉滴注 2 小时后加呋塞咪入壶，按规定时间重复交替给药。意识障碍较重和神经功能缺损症状较重的患者，脱水治疗应首选甘露醇，最低有效剂量为 0.3 ~ 0.5 g/kg 体重，最佳有效剂量每次 1 g/kg 体重。临床应视患者的肾功能情况尽量减少用量，避免大剂量或超剂量用药。目前常用剂量 0.5 ~ 1.0 g/kg 体重静脉推注或快速静脉滴注，每 4 ~ 6 小时重复一次，主要用于颅压高或中脑、间脑受压或手术前等。颅压不甚高可从最小有效剂量开始应用。应用最佳有效剂量连续用 1 ~ 2 周为宜，待病情好转应减量应用。如果血渗透压过高或出现急性肾功能受损，则改用其他措施治疗。20% 甘露醇静脉滴注每日不超过 750 mL，或全疗程甘露醇总量不超过 1000 g，大剂量甘露醇静脉滴注易出现急性肾衰竭、电解质紊乱、血容量不足等。

3. 甘油盐水

其分子量比甘露醇小 1 倍，优点在于减轻脑水肿、降低颅内压的效果持续较久，能改善脑代谢和脑循环，又可提供热量（每克甘油可产热 4.3 cal），利尿量小，很少出现电解质紊乱，不易透入脑细胞，无反跳现象，很少导致高渗透压血症，对神经和肾功能损害小。每日用量不宜超过 500 mL，每分钟不超过 40 滴，滴速过快可导致溶血。维持作用时间 3 ~ 8 小时，不宜长期应用。

4. 甘油果糖

本药是在甘油溶液中加入 5% 果糖，能明显降低甘油副作用，减少血红蛋白尿的发生。脱水效果与甘油盐水相似。

5. 利尿剂

临床常用呋塞咪与甘露醇联合应用，比单一药物对减轻脑水肿效果更佳。特别近年来认为脑卒中的脑水肿形成与抗利尿激素分泌异常综合征有关，为利尿剂的应用提供了理论依据。呋塞咪对伴心力衰竭、肺水肿、急性肾衰及抗利尿激素分泌异常综合征的脑水肿患者最为适宜。呋塞咪常用量为 1 mg/kg 体重，成人 40 ~ 60 mg/ 次稀释静脉推注，5 min 出现利尿作用，可维持 2 ~ 6 小时，每 4 ~ 6 小时给药一次。呋塞咪可引起电解质紊乱、血糖增高等不良反应。

6. 复合脱水剂

甘露醇、白蛋白与利尿剂联用。即先用 20% 甘露醇静滴 15 min 后再静脉推注呋塞咪，或白蛋白静脉滴注 2 小时后再静脉推注呋塞咪，可增强疗效，延长作用时间，并可减少反跳现象发生。

7. 脱水与补液

脱水与补液既互相影响又互相依存，若液体入量过多则达不到脱水目的，反之可致血容量不足，甚至出现低血容量性休克。一般使出入量维持轻度负平衡，因此补液应根据出入量计算，即每日总入量（mL）= 前一天尿量（mL）+ 液体 500（mL）。补液应以 5% 葡萄糖盐水为宜。

三、脑卒中脱水治疗患者的护理

（一）生命体征及意识状态

重症脑卒中患者发病多表现为发热、剧烈疼痛、呼吸急促、脉搏细速等，但经降颅压或降温处理后，生命体征逐渐趋于平稳。神志清醒患者主动要求饮水，意识模糊、语言障碍的患者，经脱水治疗后如未及时补充水、电解质，可出现水、电解质紊乱，表现为非高颅压躁动，脉细速，血压降低，病情进行性加重等。如观察细致可提示医生及时补液。

（二）尿量

使用脱水剂后，应准确、及时地记录 24 小时出入量，特别是尿量。对于尿量减少的患者，应寻找原因，是否存在血容量不足。脑组织缺氧，葡萄糖、糖原储备甚微，一旦血流中断，6 min 或内神经代谢受影响，5 ～ 15 min 或以上细胞即产生不可逆损害，所以脑血流供应是脑组织脑卒中恢复的首要条件。成人每日需水量为体重的 40%，而脑内灌注压取决于体内的血容量，只有保证足够的血容量才能保证大脑营养成分的供应，反之则加重病情。当患者尿量减少时，有可能是体内血容量不足，故每日准确记录体液出入量以确保水、电解质平衡至关重要。

（三）皮肤、黏膜的改变

使用脱水剂后，患者排除大量尿液，表现为轻度脱水征，如皮肤弹性差，黏膜干燥，呼吸道分泌物黏稠，舌体干红、粗糙等，在护理中如能细致观察和及时发现这些情况，并及时报告医生，给予合理处理，对逆转病情是很重要的。

（四）电解质失调

大量使用脱水剂后，大量尿液排出的同时可致钠、钾等离子丢失增多和吸收减少，而致电解质紊乱，可表现为表情淡漠、食欲不振、头痛、视力模糊、腹胀、膀胱麻痹、全身无力以及血压下降、心律不齐等，一旦出现这些情况，应急查血离子，有针对性地加以纠正。准确完成输液计划：重症脑卒中合并脱水者一般需 24 小时补液，因此置入一条安全有效的静脉通道就非常重要。故为患者置入静脉留置针或置入 PICC 导管，这样既能保证输液计划的进行，又能保证患者发生病情变化时抢救工作的进行。

（五）鼻饲温开水

纠正重症脑卒中患者的脱水状态，其中 1/3 的液量由鼻饲灌入。方法：每 1 ～ 2 小时鼻饲注入 100 ～ 200 mL 白开水。为保证患者得到有效治疗而不致发生鼻饲反流误吸，要做好以下几个方面。

（1）选择一次性聚氨酯胃管，质软，细，配有一条金属丝便于插管，对鼻黏膜刺激小，留置时间长约 28 天（说明书留置时间 < 30 天）。不需每周更换，既可减少患者痛苦，又能保证护理工作的完成。

（2）为防止反流误吸，建议将胃管再插入 7 ～ 10 cm，将胃管插至胃体部或幽门处，则注入的水不易反流。

（3）鼻饲时将床头抬高 35° ～ 45°，鼻饲后保持体位 30 ～ 60 min 再恢复原位。

（六）准确采集各种血标本

脱水患者需监测电解质、血气分析、血浆胶体渗透压，高血糖者还需监测血糖或指尖血糖的变化。因此，准确采集各种血标本是正确评估疾病转归和预后的关键。护理工作中每个人都应掌握采血的方法、时间、标本容器、特殊注意事项等，尤其掌握电解质、血气分析、血浆渗透压的正常值，以便发现异常情况及时通知医生及时处理。

（七）正确使用甘露醇

甘露醇遇冷易结晶，故应用前应仔细检查，如有结晶，可置热水中或用力振荡待结晶完全溶解后再使用。当甘露醇浓度高于 15% 时，应使用有过滤器的输液器。根据病情选择合适的浓度，避免不必要地使用高浓度和大剂量。使用低浓度和含氯化钠溶液的甘露醇能降低过度脱水和电解质紊乱的发生机会。用于治疗水杨酸盐或巴比妥类药物中毒时，应合用碳酸氢钠以碱化尿液。

（八）注意防治脱水治疗的并发症

脱水治疗过程中可能出现一些并发症，须及时防治，才能发挥脱水剂的疗效。在药物使体内水分排出体外的同时也带走大量的电解质，故长期大量地使用，可引致电解质平衡紊乱。过度脱水可使血容量不足、血压下降，甚至低容量性休克，也可发生血浆渗透压明显增加，而呈高渗状态，甚至导致非酮症高渗性昏迷。连续过多用甘露醇可损害肾功能，快速静滴甘油可出现溶血及血红蛋白尿，均可能引发急性肾功能衰竭。对有潜在心功能损害的患者，有时高渗脱水剂可诱发心衰。上述的各种功能障碍，如果处理不及时，有的可继发多内脏功能衰竭，造成抢救困难。故脱水过程须严格记录水出入量，监测血电解质、渗透压、心肾功能等，对及时发现和治疗并发症是非常重要的，应予以足够的重视。

重症脑卒中，病情危笃，只有经过细心的观察及精心的护理才能避免水、电解质失衡，提高治愈率，缩短疗程。

第五节　脑卒中的亚低温治疗护理

脑卒中是中老年人常见的神经科急症，其死亡率和致残率较高，尤其是重症脑卒中患者，体温升高会引起一系列生理、病理变化，加重病情，影响预后。而有效的治疗手段相对匮乏，亚低温（33 ~ 35℃）是迄今为止唯一有效的神经保护措施。

亚低温主要是指轻度低温 33 ~ 35℃，中度低温 29 ~ 32℃，在临床上用亚低温治疗又称冬眠疗法或者人工冬眠，常用于重型脑出血患者的治疗。亚低温治疗急性脑卒中有显著的脑保护作用，温度每下降 1℃，耗氧量与血流量均降低 6.79%，同时可避免深度低温的副作用。亚低温治疗具有减轻脑卒中后脑水肿形成，并通过多环节机制起到脑保护的作用，从而降低脑卒中的致残率、致死率。

一、亚低温治疗机制

近十余年研究发现亚低温的脑保护作用明显，且副作用小，其治疗机制是：降低脑组织代谢量，减少耗氧量，维持正常脑血流和细胞能量代谢，减轻乳酸堆积；减少脑细胞结构蛋白破坏，促进脑细胞结构的损伤修复；抑制内源性有害因子的生成、释放和摄取；抑制白三烯生成，减轻脑水肿，降低颅内压；减少神经细胞钙离子内流，阻断钙超载对神经的毒性作用；具有抗感染、抑制代谢、减轻心脏负荷、预防呼吸性碱中毒的作用；使内皮细胞活性降低，显著减轻血脑屏障破坏程度。由此可见，亚低温对治疗急性脑卒中具有广阔的应用前景。

脑卒中后，丘脑下部体温调节中枢受损，产热保温系统失调会出现体温过低，此时体温调节中枢已不能维持有效体温，可导致多系统功能障碍，如血压下降、加重脑的缺血性栓塞、呼吸减慢、排出减少或下降，故可发生呼吸性酸中毒、心律失常、心肺并发症等。值得注重的是，在患者严重低温时禁用冰毯，否则会加速机体呼吸、循环、代谢减慢甚至终止而导致死亡。

二、亚低温治疗方法

患者头部置冰帽，采用控温毯，保持腋温在 34 ~ 35℃，如寒战明显给予亚冬眠治疗（氯丙嗪、异丙嗪各 25 mg 肌注）。亚低温治疗同时监测心电、血压、血氧、呼吸、脉搏、体温等，治疗时间 1 ~ 7 天。复温方法：逐步自然复温，先停药物，再撤冰毯和冰帽，24 小时达到正常体温。

三、亚低温治疗的护理措施

（一）环境的要求

亚低温治疗的患者，最好置于一个安静、空气清新的单间病房，病室环境保持清洁、干燥。室内地面每日用消毒液拖 2 次，室内温度不宜过高，保持在 18 ~ 22℃，湿度50% ~ 60%，通风良好，减少室内人员流动，避免噪声及强光刺激，定期净化空气，减少感染。

（二）意识情况和瞳孔

降温过程中，护士应严密监测意识情况，对言语、疼痛的刺激，瞳孔对光反射，角膜反射等来判断意识障碍程度，区分是否嗜睡、昏睡、浅昏迷、深昏迷，按照 CCS 评分标准，全面正确评估患者情况变化。患者在冬眠药物作用下处于深睡状态，如果意识障碍程度加深，说明药物过量或病情加重，应立即通知医生，明确病因，同时药物减量或停用。观察患者双侧瞳孔大小、形态、位置，对光反射是否存在，如患者双侧瞳孔不等大、恶心、呕吐、生命体征紊乱等提示脑疝的可能。双侧瞳孔散大，对光反应迟钝或消失提示患者病情加重或临终前表现。亚低温治疗期间瞳孔观察应作为常规每小时观察记录 1 次，出现异常及时通知医生。

（三）体温

在降温过程中，护士应每 30 min 测一次体温。脑内温度一般比腋温高 1℃，所以在降温后 8 ~ 10 小时，脑温可降至 37℃以下。降温过程中，应严密观察病情变化，防止局部冻伤以及体温下降时肌肉震颤。严密观察患者的呼吸、心率、血氧饱和度及意识的变化，及时测量体温，更换冰袋、冰块，查看颅脑降温仪的运作情况。亚低温疗法必须坚持到底，切忌断断续续，否则不利于控制病情及低温对脑细胞的保护作用。病情稳定后，撤离降温措施也需逐渐进行，严格掌握停止降温的时间。复温时先从周围如腹股沟、腋窝等处撤离冰块或冰袋，观察体温在37.5℃以下，5～6天后再停止使用颅脑降温仪。停用时应先将降温仪制定在复温状态下，以免患者头部突然暴露于正常室温下引起患者不适。

（四）呼吸

监测患者呼吸频率、节律及血氧饱和度，行动脉血气分析；亚低温疗法患者会有呼吸频率减慢，但节律整齐，如呼吸节律不整或频率过慢，血氧饱和度下降等，提示呼吸中枢抑制过度，给予鼻导管或面罩吸氧，必要时机械通气，保证脑供氧。注意观察呼吸系统有无感染，由于患者处于深睡状态，易出现咳嗽、吞咽反射减弱；低温状态下卧床，易导致肺部发生感染。应及时听诊患者双肺呼吸音，及时翻身、叩背、吸痰、雾化吸入，观察痰液的性质、量及颜色，监测血气分析，监测体温变化，必要时做痰培养，应用抗生素。

（五）加强营养

亚低温疗法患者常规给予经鼻胃管鼻饲流质饮食。做好鼻饲常规护理，防止食物反流引起误吸。在无禁忌情况下，鼻饲时将床头抬高30°～45°，根据患者病情及所需能量配制鼻饲液营养，输注时按照由稀到浓、由少到多、输注速度逐渐递增的原则。每6小时监测胃腔残留量，如果＞200 mL暂停喂养，必要时遵医嘱给予胃肠动力药物。如患者因胃排空延迟出现反流、误吸，可经鼻空肠置管喂养，以降低吸入性肺炎发生率。脑卒中应激阶段及抗凝药物的使用会导致消化道出血，应注意观察患者胃内容物及呕吐物的颜色，观察大便。患者不能由口进食，唾液分泌异常，易导致口腔黏膜、唇部皲裂及口腔内菌群失调等。口腔护理2次/天，注意观察口腔黏膜有无出血、感染，清洁后给予蓖麻油或橄榄油涂抹，保持滋润。如出现真菌感染，及时遵医嘱做涂片检菌，并用小苏打口腔护理等。保持水、解质平衡，及时给予高营养、高热量、高维生素、易于消化的流质或半流质饮食。保持大小便通畅。对不能定时排便的患者定时做腹部顺时针按摩，多食含纤维素的食物，每天食物量要足，保证充分的水分，并详细掌握患者的大、小便情况，认真记录。便秘者早期应用缓泻剂，无效再给予小量低压灌肠。

（六）心理护理

做好患者的心理护理，神志清醒的患者会有不同程度的恐惧与焦虑，要细心观察患者的情绪变化，根据不同情况有针对性地进行护理，使患者积极配合治疗。向患者及家属做好宣教工作，帮助他们正确认识疾病，了解疾病的发生、发展与转归。减少探视，预防交叉感染。减少对患者的不良刺激。在病情恢复阶段，循序渐进地进行锻炼活动。

（七）头盔的护理

复温及头颅降温仪器即头盔的护理：危重脑卒中患者病情稳定后，撤离降温措施也需要逐渐进行，严格掌控停止降温的时间。复温时，应先从周围，如腋窝、腹股沟等处撤离冰块或冰袋，观察体温在37℃以下，5～7天再停止使用颅脑降温仪。停用时，应先将降温仪制定在复温状态下，待头盔内温度与室内温度相等时再将患者的头部移出头盔，以免患者头部突然暴露于正常室温下引起患者不适，让体温自然恢复。由于低温状态使头盔内有时有结霜产生，要及时更换头盔内层。要随时注意头盔内温度及机器工作状态，以免因机器的因素使患者处于不降温的密闭腔内，反而严重地阻碍患者散热。耳郭及枕部放干毛巾，避免皮肤直接接触头盔，以防止冻伤，毛巾潮湿时，应及时更换。在临床护理工作中还应根据患者的个体差异、耐受程度随时调节颅脑降温仪的温度。

（八）肢体活动

了解肢体瘫痪范围及程度，观察有无抽搐及不自主运动、共济失调等，并根据患者瘫痪程度制定个体化护理方案。注重肢体功能位的摆放，有抽搐者采用牙垫、开口器防止舌咬伤，抽搐不自主活动较多者，加约束带防止坠床。做好循环系统监测与护理，24小时持续心电监测，监测患者心电图、心率、心律、血压变化，以防患者出现心动过缓、心动过速、室性早搏、血压下降等。出现以上症状应立即遵医

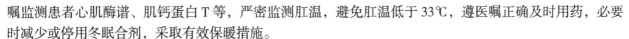

嘱监测患者心肌酶谱、肌钙蛋白 T 等，严密监测肛温，避免肛温低于 33℃，遵医嘱正确及时用药，必要时减少或停用冬眠合剂，采取有效保暖措施。

（九）采取正确卧位

平卧是引起误吸的最危险因素。在医生指导下，针对每位患者神经功能缺损特点，调整瘫痪肢体的正确姿势，及早取得家属配合。要求患者健侧、患侧交替侧卧，仰卧时上下肢置于功能位并加防护垫，以防止肩、肘、腕综合征及失用性肌萎缩。病情许可应每 2 小时变换 1 次患者头部放置的位置。

（十）保持呼吸道通畅

昏迷患者取平卧位，头偏向一侧或侧卧位，采取翻、拍、吸的方法，神志清楚者鼓励其咳嗽咳痰，每 2 小时翻身拍背 1 次，痰液黏稠者予雾化吸入，每天 2 次。气管切开者按气管切开护理。鼻饲患者鼻饲前抬高床头 30°，以避免鼻饲液反流误吸，意识清醒者及早拔出鼻饲管。

（十一）加强皮肤观察

高热患者出汗多，皮肤抵抗力差，亚低温期间皮肤血管收缩，末梢循环差，抗压力降低，易并发冻伤和压疮，不要让降温帽直接接触患者皮肤，使用时应包裹并经常观察肢体温度、颜色及末梢循环。如皮肤出现花斑说明末梢循环不良，应加强护理、按摩、保暖。保持床单干燥平整，活动肢体，做好皮肤护理，每 2 小时翻身 1 次，骶尾部、足部使用海绵垫保护，必要时使用气垫床。每 1 ~ 2 小时翻身 1 次，注意观察皮肤的颜色及温度。保持床铺清洁、平整，防止患者长时间卧床。不能自行翻身，且皮肤长时间受压，身体处于低温状态下，易导致皮肤组织缺血缺氧，出现压疮，冻疮等并发症，加重感染。

（十二）复温的护理

当患者生命体征平稳，颅内压降至正常压力后 24 ~ 48 小时开始复温。复温时以平均 4 ~ 6 小时升高 1℃为宜，一般在 12 ~ 24 小时使直肠温度达到 36 ~ 37℃。禁忌复温过快，因其易致血管扩张，回心血量减少引起低血容量性休克或因复温过快发生肌颤引起颅内压增高。若体温不能自行恢复，可采取提高室内温度至 24 ~ 26℃，适当加盖棉被，或在大血管处放置热水袋等措施。热水袋温度不宜超过 45℃，以免烫伤。复温后避免体温回升过高致反应性高热。复温时周围血管扩张，可引起血压下降，应适当补充血容量。如复温过程中出现颅内压明显升高则停止复温，并在现温度状态下进行处理。如颅内压进一步升高则重新开始亚低温治疗。

（十三）凝血系统的观察

低温下易发生血小板减少，引起凝血障碍。应观察创面和导管插入部位是否渗血和出血，以及全身皮肤情况，有无出血点；在进行肌内注射或静脉注射时，观察有无凝血障碍情况。

（十四）胃肠道并发症的护理

低温使胃肠道蠕动减慢，胃肠平滑肌张力下降，肠鸣音减弱或消失，排空延迟。鼻饲营养液，每次注入量不宜过大，每次鼻饲量控制在 250 mL 以下，并注意注入速度及营养液温度。若胃潴留 > 60 mL 应延长鼻饲间隔时间。营养液最适宜注入温度为 30 ~ 40℃，避免造成腹泻、腹胀、反流等不良反应。寒冷刺激和冬眠药物的使用可致胃肠应激而引起消化道出血，所以鼻饲前应抽吸胃内容物观察胃液颜色、性质及 pH 值变化，判断是否有胃出血。一旦发现出血征象应立即报告医生给予相应处理，并做好洗胃、配血、输血准备。

（十五）呼吸系统的护理

急性脑卒中亚低温状态下，患者的自身抵抗力降低，易并发呼吸系统感染，以肺部感染最为常见，特别是气管切开后更易发生肺部感染。因此必须加强呼吸道的护理，严格气管内吸痰的无菌操作，做好呼吸道的湿化和雾化，可滴入稀释的糜蛋白酶 + 生理盐水 + 庆大霉素，并定时翻身叩背，以利于黏稠痰液排出，防止痰痂形成和呼吸道干燥出血，保持呼吸道通畅。

（十六）预防并发症

应用亚低温治疗可使呼吸减慢、潮气量下降甚至呼吸抑制，合用冬眠合剂时呼吸中枢受抑制，可能出现呼吸麻痹、呼吸骤停，因此必须密切观察患者的呼吸频率及模式、血氧饱和度、动脉血气指标，一旦患者呼吸异常、血氧饱和度下降，应积极查找原因，必要时应用呼吸机辅助呼吸。亚低温治疗可引起血压下降和心率减慢，因此在行亚低温治疗过程中要严密观察患者的心率、心律、血压等。一般行心电监护，通常心率维持在 60 次 /min 以上，血压 90/60 mmHg 以上。对于老年患者或合并心脏病、高血压病应更加重视，及时发现问题，及时解决。

第十一章 中医儿科护理

第一节 感冒

小儿感冒是感受外邪引起的肺系疾病，以发热、恶寒、鼻塞、流涕、咳嗽为临床特征。轻者称为"伤风"，重者称为"重伤风"或时行感冒。西医学称为急性上呼吸道感染，病原多为病毒，也可为细菌。

本病多因气候突变，寒温失常，风寒等外邪侵袭肌表所致。常见的护理诊断：①寒热异常——发热；②不适——头痛、浑身酸痛；③局部不适——鼻塞、流涕、喉痒、咳嗽。

一、寒热异常——发热

1. 相关因素

（1）与外感风寒，邪正交争，客于腠理，肌表被束有关。

（2）与外感风热，邪在卫表有关。

（3）与外感暑邪，卫表不和有关。

（4）与营虚卫弱，腠理不固有关。

2. 主要表现

（1）风寒者：发热轻、恶寒重、无汗。

（2）风热者：发热较重、恶寒轻、恶风、有汗。

（3）暑热者：高热、无汗、身重困倦、食欲不振。

（4）虚证者：发热不高、反复发作、自汗、恶风。

3. 预期目标

（1）患儿体温逐渐降至正常。

（2）患儿降温后无哭闹不安现象。

4. 护理措施

（1）风寒感冒。

①应注意保暖，多喝热稀粥或热水。

②葱白头（连须）3～7个，洗净，生姜3～5片，加水浓煎，加糖适量饮服。

以上方法促使发汗，引邪外出，并注意休息。

（2）风热感冒。

①应注意避免直接吹风，鼓励患儿多饮水。

②若单纯发热，可给桑菊感冒冲剂，每次1包，1日3次。

③若高热夹惊者，可遵医嘱给小儿回春丹，每次2～3粒，1日3次。

（3）暑邪感冒。

①应卧床休息，给藿香正气液，每次0.5～1支，1日3次，以解表祛暑。

②高热夹滞者，可给神曲、麦芽、山楂各适量，水煎饮服，以消食导滞。

③高热夹惊者，遵医嘱给小儿金丹片，每次2～3片，1日3次，以清暑镇惊。

④高热不退者，可用柴胡注射液滴鼻，每次左、右鼻孔各 2 ~ 3 滴，1 ~ 2 小时重复 1 次。

（4）虚证感冒。

①应注意保暖和防止直接吹风，充分休息。

②给小柴胡冲剂，每次 1 ~ 2 包，1 日 3 次，以调和营卫。

③者夹滞者给保和丸。每次 0.5 ~ 1 包，1 日 3 次，以消食导滞。

（5）婴幼儿给推拿疗法：推攒竹、推坎宫、运太阳，以上各穴均 30 ~ 50 次，清肺经 100 ~ 500 次，清天河水 100 ~ 300 次，风寒者加推三关 100 ~ 300 次，掐二扇门 5 次，拿风池 5 ~ 10 次，风热者加推脊 100 ~ 300 次。以清热解表，发散外邪。

（6）年长儿发热可遵医嘱针刺：大椎、曲池、合谷等穴。给饮热开水，以助汗出。

（7）中药宜温服，少量多次分服，服后多饮水，并观察身热及汗出情况，若热退汗出多者，应及时擦干汗液，换去汗湿衣服，防止受凉，服药后应充分休息。

（8）禁用冷敷，以防毛孔闭塞，邪无出路。

（9）饮食宜清淡、易消化，营养丰富的流质或半流质，多食新鲜蔬菜及水果，忌食油腻及刺激性的食物。

5. 护理评价

（1）患儿体温是否恢复正常。

（2）患儿降温后有无哭闹不安现象。

二、不舒适——头痛、浑身酸痛

1. 相关因素

（1）与寒性凝滞，伤及络脉有关。

（2）与气血运行不畅有关。

2. 主要表现

（1）头痛多见于前额阳明经或两侧少阳经部位。

（2）浑身酸痛。

3. 预期目标

（1）患儿自述头痛、浑身酸痛减轻或消失。

（2）患儿舒适能安静入睡。

4. 护理措施

（1）询问患儿头痛的部位，提供医生辨证用药的依据。

（2）遵医嘱运用推拿和针灸疗法：婴幼儿可用推拿疗法，取穴：印堂、坎宫、头维、太阳用推、运法。年长儿可给针刺疗法，取穴：印堂、太阳、合谷、列缺，留针 5 min 或不留针，以缓解疼痛症状。

（3）鼓励患儿多饮水。可用生姜 6 g、3 cm 葱白 3 段、大枣 4 个，水煎分次服，以解表、散寒、减轻疼痛。

（4）饮食应以清淡和易消化的食物为主，多食新鲜蔬菜和水果。食疗应用：

①葱白 2 ~ 3 根，煮粥，热服之，发汗解肌，适用周岁以上患儿。

②葱白 5 根，洗净切成段，加母乳（或牛奶）50 mL，放入杯内加盖，隔水蒸熟，去葱后，倒入奶瓶内，每日 3 ~ 4 次，连服 2 ~ 3 天。

③大蒜、葱白、生姜适量等份，同菜一起烹调，具有治感冒头痛、鼻塞等，适合 4 岁以上患儿食用。

（5）中药应按时服用，服后认真观察疗效。

5. 护理评价

（1）患儿头痛、身痛是否得到缓解。

（2）患儿睡眠是否良好。

三、不舒适——鼻塞、流涕、喉痒、咳嗽

1. 相关因素

（1）与外邪犯肺、肺气失宣有关。

（2）与烟尘异味呛入气道有关。

2. 主要表现

（1）鼻塞、流涕。

（2）喉痒、咳嗽。

3. 预期目标

（1）鼻塞、流涕缓解或消失。

（2）喉痒、咳嗽减轻或消失。

4. 护理措施

（1）观察患儿情绪，鼻塞、流涕、咳嗽可导致患儿烦躁不安，抱卧不宁，常伴啼哭。应为患儿提供一个安静舒适的环境，定时开窗换气，保持空气新鲜，保证患儿充分休息。

（2）室内避免油烟、灰尘异味刺激，减少探视人员，防止引发患儿咳嗽。

（3）用拇、示指端按揉迎香穴 20～30 次，以通鼻窍，减轻鼻塞、流涕，减轻患儿痛苦。

（4）风寒感冒引起鼻塞者，可给予热敷鼻部，以减轻鼻塞、流涕。

（5）咳嗽可用梨 1 个，去皮、去核，切成片，加冰糖 10 g，蒸熟后，分次服之，每日 1 个，并多饮水。

（6）饮食宜清淡，忌辛辣刺激或过甜、过咸的食物，以防加重咳嗽。

（7）可常食梨、橘子、橄榄、香蕉、萝卜，以祛痰润肺止咳，利咽喉。

（8）症状缓解后，适当进行户外活动，以增强体质。注意根据气候变化增减衣被。

（9）感冒流行期间，少去公共场所，避免感染。另外可用贯众 3～6 g，板蓝根、野菊花各 10 g，水煎后口服，连用 3～5 天，预防流行性感冒。

（10）房间用食醋熏蒸，每立方米空间用食醋 3～5 mL，加水 1～2 倍，置容器内加热熏蒸，每日 1 次或隔日 1 次，以防感冒。

5. 护理评价

患儿鼻塞、流涕、喉痒、咳嗽是否缓解或消失。

第二节 咳嗽

咳嗽是常见、多发的肺系病证。有声无痰为咳，有痰无声为嗽，有声有痰为咳嗽，西医学中气管炎、支气管炎常见咳嗽症状。本病多因感受外邪，或内伤脏腑，使脏腑功能失调所致。

常见护理诊断：①不舒适——咽干、喉痒；②不舒适——疼痛；③寒热异常——发热；④清理呼吸道低效。

一、不舒适——咽干、喉痒

1. 相关因素

与咳嗽频频发作有关。

2. 主要表现

（1）咳嗽、痰粘不易咳出或喉中痰鸣。

（2）咽干、喉痒，烦躁不宁。

3. 预期目标

（1）咳嗽、烦躁减轻或消失。

（2）咽干喉痒减轻或无咽干喉痒。

4. 护理措施

（1）病室环境应清洁、安静，空气新鲜，温、湿度适宜。风寒、气虚者室温宜暖；风热、痰热阴虚者室温宜凉爽；痰湿者，湿度宜偏低。避免烟尘及异味的刺激。

（2）遵医嘱行外治疗法：

①风寒咳嗽者：白芥子、半夏、细辛各 3 g，麻黄、肉桂各 5 g，丁香 0.5 g，共研细末，脐部用 75% 酒精消毒后，取药末放入脐内以胶布固定，1 日换药 1 次。以疏风散寒，宣肺止咳。

②风热咳嗽者：鱼腥草 15 g，青黛、海蛤壳各 10 g，葱白

（3）3 cm 长 3 段，冰片 0.3 g。将前三味研碎为末，取葱白、冰片与药末捣烂如糊状，用 75% 酒精消毒脐部后，将药糊放于脐内，盖上纱布，胶布固定，1 日换药 1 次，疏风清热止咳。

③咳嗽严重者：婴幼儿可抱起更换体位，年长可取坐位或半坐卧位，轻拍背部协助排痰，并鼓励患儿将痰咳出。

④痰液黏稠难咳者：可给中药雾化吸入，以利排痰，鼓励患儿多饮水，以稀释痰液。

⑤推拿疗法：

a. 外感咳嗽，方法：推攒竹、坎宫，揉太阳均 30 ～ 50 次，清肺经，运内八卦 100 ～ 300 次，揉乳旁、乳根均 20 ～ 50 次，肺俞 100 ～ 300 次，分推肩胛骨均 20 ～ 50 次，每日 1 次，以疏风解表，宣肺止咳。

b. 内伤咳嗽，方法：补脾、肺经均 100 ～ 500 次，运内八卦，推揉膻中 50 ～ 100 次，揉乳根、乳旁、中脘、肺俞均 100 ～ 300 次，足三里 50 ～ 100 次。每日 1 次，以健脾养肺，止咳化痰。适宜婴幼儿。

⑥年长儿可用针刺疗法：外感者取列缺、肺俞、合谷，浅刺用泻法，风寒者不留针，风热者留针 5 ～ 10 min，1 日 1 次，以祛散表邪。

⑦饮食宜清淡、易消化，多食青菜、水果。如：萝卜、冬瓜、丝瓜、梨、董芥等，不可过早滋补，忌食生冷、辛辣、刺激性的食物。

⑧痰湿咳嗽者：用茯苓、桑白皮各 10 g，半夏、橘皮、苏子、杏仁各 6 g，先用凉水浸药 30 min，再以文火煮 20 min，2 次共煎 60 mL，每次 20 mL，1 日 3 次，具有燥湿化痰止咳的作用。

5. 护理评价

（1）患儿咳嗽是否缓解。

（2）患儿咽干，喉痒是否减轻。

二、不舒适——疼痛

1. 相关因素

与外邪犯肺、肺失宣达，腠理闭塞，脉络不通有关。

2. 主要表现

（1）咽喉疼痛，吞咽时加重。不愿进食或进食时哭闹。

（2）头痛，抱卧不宁。

3. 预期目标

患儿咽喉痛、头痛症状缓解或消失。

4. 护理措施

（1）注意口腔护理，每天用银苓汤、生理盐水或复方硼砂溶液漱口，每日 3 ～ 4 次，漱口后卧床休息。

（2）对年长儿可给清凉饮料，或含化西瓜霜、金嗓子喉宝或草珊瑚含片等。

（3）汤剂应浓煎，冷后少量多饮频频服用，婴幼儿可慢慢喂服，以止咳化痰。

（4）头痛遵医嘱给推坎宫、运太阳、开天门、拿风池，配合按揉大椎、揉肺俞、风门，再拿两侧肩井，每穴 1 min。

（5）咽喉疼痛可行耳穴压豆，常用穴位：咽、喉、肺、扁桃体、神门、皮质下穴等。

（6）咽痛者，可用黄精适量，煎汤频服之，具有利咽、消肿、止痛作用。

（7）鼓励患儿进食，少量多餐，饮食宜软、烂，食物温度宜偏凉，以减少疼痛。

（8）饮食给予易吞咽的流质、半流质或软食，避免粗糙、干硬、刺激性食物。

5. 护理评价

（1）头、咽疼痛是否好转。

（2）吞咽功能正常与否。

三、寒热异常——发热

1. 相关因素

（1）与外邪犯肺、卫表不和有关。

（2）与肺热内伤，阴虚火旺有关。

2. 主要表现

（1）发热、无汗或微汗，鼻塞、流涕、口渴，咽痒、头痛等。

（2）午后潮热，手足心热，盗汗，痰少而粘，不易咳出，口渴，咽干，喉痒，声音嘶哑。

3. 预期目标

（1）患儿体温逐渐降至正常。

（2）其他诸症随之消失。

4. 护理措施

（1）观察体温、脉搏、呼吸，每4小时测1次，并做记录。注意寒热的变化规律及汗出情况。以协助医生治疗。

（2）卧床休息。外感发热，年长儿可遵医嘱针刺大椎、曲池、合谷穴，内伤发热可物理降温。

（3）鼓励患儿多饮水，或给清凉饮料如梨汁、西瓜汁、甘蔗汁，以清热生津止渴。

（4）衣服和被子要适中，过厚则影响机体的散热，过薄可复感风寒时邪。

（5）出汗过多者应及时擦干汗液，更换衣服，注意保暖，防止汗液冷后，感受外邪侵袭。

（6）注意口腔清洁，饭前饭后要漱口。必要时做好口腔护理，给予银苓汤清洗口腔，若有炎症或溃疡者，可涂锡类散或五枯散。

（7）肺热未清者，用芦根、梨、白萝卜、华养煎汤代茶饮，以清解肺中余热。

（8）阴虚咳嗽者遵医嘱给川贝母、麦冬、玄参、百合、北沙参各9g，款冬花、马兜铃：丹皮各（4）5g，知母、枇杷叶各6g。将以上药物研成极细的药末，加等量蜂蜜制成蜜丸，每丸重

1岁以内2丸，1~3岁3~4丸，3~6岁5~8丸，6~9岁9~10丸，9~12岁12丸。1日2~3次，温开水或加糖水融化后回服，具有滋阴润肺的作用。

（9）咽干、喉痒，可给针刺，取穴：少商、尺泽、肺俞、列缺、合谷。风热可疾刺；风寒留针5 min。

5. 护理评价

（1）患儿生命体征稳定与否。

（2）患儿体温是否得到控制。

四、清理呼吸道低效

1. 相关因素

（1）与痰多而黏稠难以咳出有关。

（2）与肺气虚弱，无力咳痰有关。

2. 主要表现

（1）咳嗽痰多色黄，黏稠难咳，气息粗促，喉中痰鸣，大便干结，小便赤黄，烦躁不宁。

（2）痰多色白而稀，喉间痰声漉漉，胸闷、纳呆，神情困倦，舌淡红，苔白，脉滑。

3. 预期目标

（1）患儿能有效排痰。

（2）患儿呼吸道通畅。

4. 护理措施

（1）掌握患儿的体质，痰液的黏稠度及痰量的多少，及时报告医生，便于采取有效措施。

（2）痰稠者遵医嘱给中药雾化吸入，稀释痰液，以利于痰液顺利排出，并给患儿摄入足够的水分。

（3）鼓励患儿有效咳痰，必要时轻拍背部，协助将痰排出，以减轻患儿的痛苦。

（4）痰稠难咳者，遵医嘱给服竹沥水、川贝粉，清热化痰。也可用鲜芦根、竹茹各适量水煎代茶饮。

（5）患儿体弱痰稠难咳者，可用吸痰器吸出，痰吸出后给饮少量的温水，以减轻患儿的不适。

（6）纳呆者可给山楂、麦芽、神曲各适量，煎汤频服，消食导滞，或针刺中脘、内关、足三里等穴，以促进食欲。

（7）大便干结者，可用蜂蜜半汤匙、麻油4～6滴调和后服用，或用掌心按顺时针方向按摩神阙穴，以促进气血运行，便于排便。

（8）鼓励患儿多饮水或清凉饮料如梨汁、荸荠汁、甘蔗汁、藕汁、萝卜汁等。

（9）饮食宜清淡。多食新鲜蔬菜、水果，如芹菜、韭菜、香蕉等含纤维素多及性凉之物。婴幼儿可给梨、萝卜、枇杷分别煮汁频频喂服，以滋阴润肺，止咳化痰。

（10）常用食疗验方：

①秋梨白藕汁：取秋梨若干，洗净晾干，去皮、去核。再取等量的白藕，去节，洗净，晾干。两者均切碎，以洁净纱布绞挤取汁，代茶频饮，不拘时间和次数，有清热、止咳化痰作用。

②冬瓜皮蜂蜜茶：取经霜冬瓜皮15 g，洗净，放入锅内，加蜂蜜少许和水适量，文火煎煮，每日1剂，分次饮服，有利水、止咳化痰作用。

③橄榄核冰糖茶：取鲜青果（橄榄）核2只打碎，加冰糖10 g，水适量，煎至出味，温后1次服下，婴幼儿可分次喂服，有清热、止咳作用。

④丝瓜花蜜饮：取洁净丝瓜花10 g，放入瓷杯内，以沸水冲泡，加盖温浸10分钟，加入蜂蜜适量。趁热顿服，每日3次，有清热、止咳化痰作用。

5. 护理评价

（1）患儿痰液是否稀薄，咳痰是否顺利。

（2）患儿能否自行排痰。

（3）呼吸是否平稳。

第三节　肺炎喘嗽

肺炎喘嗽是小儿时期常见的肺系疾病，以发热、咳嗽、气急、鼻扇为主要临床表现，重症者涕泪俱闭，面色苍白、发绀。西医学中支气管肺炎、间质性肺炎等属肺火喘嗽范畴。

本病多因外感风寒、风热从皮毛口鼻而入，侵犯肺经或继发于麻疹、顿咳、丹痧等急性热病之后，热毒猖獗、灼烁肺金而致。

常见护理诊断：①寒热异常——壮热；②清理呼吸道低效；③有窒息的危险；④潜在并发症——心力衰竭；⑤潜在并发症——惊厥。

一、寒热异常——壮热

1. 相关因素

与邪痹肺络，肺失宣肃，腠理开合失度有关。

2. 主要表现

（1）发热恶风寒，口渴引饮，面色潮红。

（2）身大热，大汗出，面红耳赤。

（3）甚者谵语，手足抽搐。

3. 预期目标

（1）热解、微汗出，体温恢复正常。

（2）诸症逐渐减轻，患儿安静。

4. 护理措施

（1）认真观察体温变化，每4小时测1次，若有异常应随时监测，并做记录。

（2）卧床休息，保持衣着盖被适中，防止过厚或过薄，过厚则汗出多，过薄则冷，均易感外邪，应保证患儿充分睡眠，减轻喘嗽的症状。

（3）病室保持安静、清洁，温、湿度适中。

（4）高热不退，烦躁不安者，可行物理降温，如酒精擦浴、温水擦浴或冷敷、冰敷。

（5）遵医嘱婴幼儿可用推拿疗法：推攒竹、坎宫均30～50次，运太阳30～50次，清肺经100～500次，清天河水100～300次；风寒加推三关100～300次；风热加推脊3～5次。

（6）遵医嘱年长儿可给针刺大椎、曲池、合谷、肺俞、列缺，用泻法，不留针，以清热、止咳化痰。

（7）高热便秘者，遵医嘱给予大黄片1～2片，温开水送服。以通腑泄热，利于排便。

（8）热退出汗后，应用干毛巾拭干汗液，及时更换内衣，防止复感风寒时邪。

（9）注意口腔清洁，年长儿多漱口，婴幼儿可在饭后或喂奶后多饮水，口唇干燥可涂液状石蜡或麻油。

（10）饮食宜清淡、易消化的流质或半流质。应少量多餐，鼓励患儿多饮水或清凉饮料，如梨汁、萝卜汁、荸荠汁等，以滋阴清热、止咳平喘。

（11）观察并指导患儿家长了解高热惊厥的早期表现：患儿烦躁或出现表情呆滞，四肢有微小抽动，应及时报告医生，给予处理，并准备抢救药品及物品。

①风寒闭肺者，遵医嘱给青黛3g，白果、地骨皮、车前子、车前草、陈皮各9g，1日1剂，水煎后分2～3次服。

②风热闭肺者，遵医嘱给板蓝根、大青叶、银花各15g，百部、桑白皮各6g，玄参9g，甘草3g水煎服，1日1剂，分2～3次服。

5. 护理评价

（1）患儿体温是否降至正常。

（2）患儿有无高热惊厥的早期表现。

（3）运用的护理措施是否得力。

二、清理呼吸道低效

1. 相关因素

（1）与年幼，咳痰无力有关。

（2）与肺络痹阻，气机不宣，气道壅滞有关。

2. 主要表现

（1）咳嗽，痰液黏稠不易咳出。

（2）呼吸困难，喉头及气管内有痰鸣音。

（3）气急、鼻扇，甚则出现发绀。

3. 预期目标

（1）能及时清除痰液，咳嗽减轻。

（2）呼吸道通畅，呼吸平稳。

4. 护理措施

（1）病室应清洁、舒适，冬季每日开窗换气 2 ~ 3 次，每次 15 min，保持空气新鲜，温、湿度适宜，如室内湿度过低可喷洒水以保持湿度。

（2）咳嗽时可由下至上轻拍背部，以促使排出痰液或给针刺肺俞、列缺、定喘穴，以止咳化痰。

（3）呼吸困难、口唇发绀者，给氧气吸入。

（4）痰热闭肺型，出现咳嗽气急、鼻扇、发热烦躁者，可遵医嘱针刺肺俞、列缺、尺泽、膻中、定喘、丰隆穴，不留针，1 日 1 次，以清热化痰平喘。

（5）患儿卧床休息，保证充分睡眠，治疗、护理、检查尽量集中一定时间进行。

（6）喘咳、痰多黏稠不易咳出者，可给中药（桑叶、知母各 15 g，杏仁、前胡、白前各 10 g，桔梗 6 g，甘草 3 g，银花、鱼腥草各 20 g 上药煎煮成雾化剂）雾化吸入，每次 10 min，1 日 3 次，5 ~ 7 天为 1 个疗程，以稀释痰液，或遵医嘱给竹沥水或蛇胆川贝液，清热化痰，以利痰液排出。必要时给予吸痰器吸痰。

（7）经常变换体位，婴幼儿可常抱起，年长儿可取坐位或半坐卧位，减少肺部瘀血，促进炎症吸收，有利于疾病恢复。

（8）鼓励患儿多饮水及清凉饮料，如梨汁、西瓜汁、甘蔗汁，以清热生津止咳。

（9）遵医嘱用肉桂 12 g，丁香 18 g，川乌、草乌、乳香、没药各 15 g，当归、红花、赤芍、透骨草各 30 g，制成 10% 油膏敷背部，1 日 1 次，5 ~ 7 天为 1 个疗程。用于肺部炎性渗液，久不吸收者。

5. 护理评价

（1）痰液黏稠度是否改善，痰液是否容易咳出。

（2）呼吸是否逐渐平稳。

（3）患儿是否自行排痰。

三、有窒息的危险

1. 相关因素

（1）与痰热壅肺，痰阻气道有关。

（2）与喂奶不当或溢奶引起呛咳有关。

2. 主要表现

（1）气急痰鸣，呼吸困难，口唇发叩。

（2）患儿突发呛咳，面色青紫。

3. 预期目标

（1）患儿能有效地排出痰液，无窒息发生。

（2）指导正确的喂养方法，确保呼吸道通畅。

4. 护理措施

（1）痰液黏稠难以咳出者，遵医嘱给予中药雾化吸入，以稀释痰液，利于排出，保持呼吸道通畅。

（2）呼吸困难、口唇发绀者，给予氧气吸入。

（3）进食后应采取右侧卧位，以防止呕吐时吸入呕吐物，使患儿呛咳或窒息。

（4）若有呛奶及溢奶者，喂奶时应缓慢，不可过饱，喂奶时不要让患儿哭闹，以免呛咳。

（5）咳嗽时婴幼儿应该抱起，年长儿可取半坐卧位，轻拍背部，以促使排痰。

（6）呕吐患儿应取侧卧，或扶助坐起，婴幼儿应抱起，以防呕吐物吸入气道。

（7）母乳喂养应取坐位喂奶，喂饱后应将患儿竖起靠于母亲肩部，轻拍患儿背部，排出咽下的空气，然后取右侧卧位，防止溢奶或呛咳，引起窒息。

（8）密切观察患儿生命体征及神志变化，若突然出现屏气、抽搐、唇甲青紫、呼吸困难、昏迷等症，立即报告医生，及时处理。

5. 护理评价

（1）采取的排痰护理措施是否得力，是否有窒息发生。

（2）患儿家长是否掌握了正确的喂养方法。

四、潜在并发症——心力衰竭

1. 相关因素

与痰热闭肺，心阳虚衰，心血运行受阻，血液瘀滞，心失所养有关。

2. 主要表现

患儿突然面色苍白，口唇肢端青紫发绀，呼吸困难加重，额汗不温，四肢厥冷，烦躁不宁，肝脏肿大。

3. 预期目标

（1）患儿喘憋缓解，呼吸正常。

（2）患儿心力衰竭早期症状得到及时发现并处理。

4. 护理措施

（1）认真观察患儿的神色，生命体征，有无青紫发绀喘憋及脉象的变化。

（2）卧床休息，年长儿取半坐卧位，婴幼儿取 20°～30° 高的低斜坡位，避免腹内容物对心、肺的压迫，减轻呼吸困难。

（3）遵医嘱静脉滴注生脉散，应保持导管通畅，注意滴速，以补气养血、回阳固脱。

（4）保持呼吸道通畅，并给氧气吸入。备好各种抢救物品、药品放置患儿床旁。

（5）呼吸困难加重，额汗不温，烦躁不宁，面色苍白，四肢厥冷、脉微弱急速者，应注意保暖。

（6）遵医嘱给予汤剂参附龙牡救逆汤加减，煎后浓缩及时喂服，以温补心阳，回阳救逆。

（7）饮食宜清淡，易消化的流质或半流质。常用食疗方：

①莲子、百合各 30 g，瘦猪肉适量，加水炖烂，常食之。

②酸枣仁 10 g，生地黄 5 g，加米煮粥常食之。

以上食疗方对心力衰竭恢复期疗效显著。

5. 护理评价

（1）患儿生命体征是否平稳。

（2）患儿住院期间有无发生心力衰竭。

五、潜在并发症——惊厥

1. 相关因素

与邪热炽盛，内陷厥阴有关。

2. 主要表现

壮热，神昏谵语，四肢抽动，口噤，项强，二目上视，舌红，苔黄腻，脉细数。

3. 预期目标

（1）患儿壮热、神昏逐渐恢复正常。

（2）患儿抽动、口噤、项强得到控制。

4. 护理措施

（1）烦躁抽搐者，应由专人护理，加设床栏，准备好抢救物品及药品，放患儿床旁，以备急救用。

（2）壮热不退者，可给物理降温，常用酒精、温水擦浴或给回冷敷、冰敷。

（3）遵医嘱给予针刺疗法，取穴：大椎、曲池、合谷、十宣穴，点刺出血。昏迷者取人中、印堂、百会穴，用泻法，不留针。

（4）若壮热仍不退出现高热、昏迷、谵妄、口噤、项强、烦躁不安者给予安宫牛黄丸，紫雪丹或醒脑静，静脉滴注，以清热开窍，镇惊安神。输液时，注意导管通畅，并控制滴速。

（5）加强生活护理，给予安静舒适的环境，保证患儿充分休息和睡眠，以促进身体恢复。

（6）恢复期饮食宜清淡，营养丰富，多食新鲜蔬菜、水果，并鼓励患儿多饮水。

（7）此证为肝经热盛，所以对年长儿应避免不良的精神刺激，消除对疾病的恐惧与焦虑，树立战胜疾病的信心。

5. 护理评价

（1）患儿壮热、神昏是否改善或消失。

（2）患儿抽动、口噤、项强是否缓解。

第四节 哮喘

哮喘是小儿时期的常见的肺系病证。哮指声响，喘指气息。以发作喉间哮鸣气促、呼气延长为特征，严重者不能平卧。本病中、西医病名相同。

本病发病原因有内因又有外因，内因责之于伏痰，与素体脾、肺、肾三脏功能失调有关；外因与感受外邪，接触异气以及嗜食酸、甜、腥、辣等有关。

常见护理诊断：①清理呼吸道低效；②体液不足；③不舒适——喘憋；④寒热异常——壮热；⑤有痰阻气道的危险；⑥家长缺乏相关防治知识。

一、清理呼吸道低效

1. 相关因素

（1）与年幼咳痰无力有关。

（2）与外邪伤肺，痰液多而黏稠有关。

2. 主要表现

（1）胸膈满闷，呼气延长，哮鸣音。

（2）痰多色白黏稠，刺激性咳嗽。

3. 预期目标

（1）患儿能有效地咳出呼吸道的痰液。

（2）呼吸音正常或呼吸改善。

4. 护理措施

（1）观察患儿痰的颜色、黏稠度及痰量，以了解病证的性质。辩寒热虚实，给予辨证护理。

（2）保持室内空气新鲜，避免异味刺激，减少探视，寒证室内应温暖，热证室内应凉爽。

（3）嘱患儿定时做深呼吸，同时可协助翻身并行胸、背部叩击，以促进排痰。

（4）教会患儿有效咳痰的方法，具体方法是让患儿取坐位或半坐位，先进行几次深呼吸，然后再深吸气后保持张口，用力进行两次短促的咳嗽，将痰从深部咳出。

（5）给中药雾化吸入，稀释痰液，有利于痰液咳出。

（6）鼓励患儿多饮水，以降低分泌物的黏稠度。

（7）患儿痰液较多，咳嗽无力者，可给予吸痰。

（8）注意患儿是否有呼吸困难、发叩等现象的出现。

（9）遵医嘱给予低流量氧气吸入。

（10）热性哮喘遵医嘱可给予地龙粉，每次 3g，每日 1 次，装胶囊内温开水吞服。

5. 护理评价

（1）痰液黏稠度是否改善。

（2）患儿是否自行排痰。

（3）呼吸是否平稳。

二、体液不足

1. 相关因素

（1）与哮喘发作、大量出汗、消耗大量体液有关。

（2）与过度疲劳、自汗盗汗、摄入量不足有关。

（3）与咳嗽哮喘、高声息涌，使肺蒸发水分增加有关。

2. 主要表现

（1）呼吸道干燥，痰多黏稠，不易咳出。

（2）口干唇燥，口渴引饮，自汗盗汗。

（3）大便干结，小便短赤，皮肤干燥、弹性差。

3. 预期目标

（1）患儿不出现脱水现象。

（2）保持患儿黏膜湿润，小便增加。

4. 护理措施

（1）鼓励患儿多饮水及所喜爱的饮料，如梨汁、鲜藕汁，也可给芦根、麦冬各适量，煮后饮之，以滋阴生津止渴。

（2）饮食宜清淡，进流质、半流质或软饭。应忌食海腥、鱼、虾、蟹及酸、甜、辣等刺激性食品。

（3）记录 24 小时的出入量，以了解体液的出入情况。

（4）遵医嘱静脉补液，保持管道通畅，根据病情及患儿大小，控制适当的速度。

（5）观察脱水现象的恢复情况。

5. 护理评价

（1）尿量是否在正常范围内。

（2）皮肤弹性是否正常。

（3）有无脱水症及脱水症改善的程度。

三、不舒适——喘憋

1. 相关因素

（1）与外邪伤肺，引动伏痰，痰匿气道有关。

（2）与久病气虚，肾不纳气有关。

（3）与接触过敏物质，引起过敏反应有关。

2. 主要表现

（1）咳喘哮吼，胸膈满闷，烦躁不安，喘促不得卧，吐痰黏稠。

（2）畏寒肢冷，动则气喘，倦怠乏力，活动则汗出。

3. 预期目标

（1）患儿呼吸道通畅，安静睡眠。

（2）胸膈满闷、烦躁不得卧等症缓解。

（3）倦怠乏力、动则气喘改善。

4. 护理措施

（1）室内应保持安静、舒适，空气新鲜，阳光充足，冬天应保暖夏天宜凉爽。

（2）病室设备力求简单，不放鲜花，不用毛毯，不铺地毯，避免异味，以防哮喘发作。

（3）哮喘发作时，保持患儿舒适体位，常取坐位或半坐卧位。

（4）寒性哮喘型寒肢冷者，应注意保暖。遵医嘱给小青龙汤口服液，每次 1 支，1 日 2 次，以温肺散寒，化痰定喘。

（5）热性哮喘痰多黏稠难咳者，遵医嘱可服哮喘冲剂，每次 1 袋，1 日 2 次，温开水冲服，或给蛇胆川贝液、竹沥水，以清化热痰，便于排出。

（6）痰液仍不能排出者，可用中药雾化吸入，以稀释痰液，便于排出，减轻胸闷、烦躁。

（7）缓解期脾肺肾虚诸症，遵医嘱可给予固本喘咳片，每次2～3片，1日3次，以补肺肾，健脾化痰。

（8）若痰多、动则气喘汗出、咳痰无力者，可给予吸痰。减轻患儿不适，吸痰后给饮少量温开水，以减轻咽中不适。

（9）咳嗽气促严重者，可给低流量氧气吸入。

（10）发现哮喘发作先兆，可给耳穴压豆，取穴神门、肺、肾、脾、气管等，以减轻发作症状。

①针灸疗法：年长儿取穴膻中、列缺、肺俞、尺泽，实证热证用泻法。寒证虚症取穴肺俞、膏肓、肾俞、足三里，用灸法。以清热平喘化痰。

②推拿疗法：适用于婴幼儿，方法：推肺经；推揉膻中，50～100次；揉天突，10～15次；搓摩胁肋，20～30次；揉肺俞，运内八卦，50～100次，以减轻患儿的喘憋。

③缓解期可用五味子30 g，加水浓煎冷却后，放入新鲜鸡蛋10只，泡10天，每天煮食鸡蛋1只，30天为1个疗程，可连服3个疗程。

5. 护理评价

（1）患儿咳喘症状是否缓解。

（2）患儿精神状态是否好转及好转程度。

（3）患儿倦怠乏力，动则汗出，是否得到缓解。

四、塞热异常——壮热

1. 相关因素

（1）与复感外邪，肺胃失和有关。

（2）与痰热伤肺，肺失肃降有关。

2. 主要表现

（1）发热面赤，口渴引饮，舌红，苔白，脉滑数。

（2）咳嗽哮喘，喉间哮吼痰鸣，吐痰黏稠色黄。

3. 预期目标

（1）患儿体温逐渐降至正常。

（2）患儿能安静入睡。

（3）其他诸证随之好转。

4. 护理措施

（1）观察体温变化，每4小时测1次，并做好记录，若发现寒热异常，及时通知医生。

（2）高热属外感者，年长儿可给针刺大椎、曲池、合谷等穴，用泻法不留针，每日1次。

（3）婴幼儿可用推拿法，方法：推攒竹、坎宫，揉太阳清肺经、天河水，寒者加推三关，掐揉二扇门，拿风池，热者推脊。以清热解表，发散外邪。

（4）有表症者汤药宜温服，并加服热饮料。

（5）有里症者可行物理降温，并多饮水。

（6）汗出较多者，应用干毛巾擦干汗液，更换内衣、被单，以免复感外邪，加重喘咳。

（7）鼻塞流涕者，可针刺迎香、合谷或用拇、示二指按揉迎香穴，以通鼻窍，也可用热毛巾敷鼻部。

（8）饮食宜清淡、富有营养、易消化的流质或半流质饮食，虚症应以食补，常食健脾补肺、肾的食物，如：山药、海参、甲鱼、羊肉等。忌食生冷、油腻、辛辣、酸、甜及鱼、虾、蟹等物，防止哮喘发作。

5. 护理评价

（1）体温得到控制的时间与程度。

（2）有关症状是否随之缓解或消失。

五、有痰阻气道的危险

1. 相关因素

（1）与患儿年幼体弱、咳嗽无力有关。

（2）与痰液黏稠、咳痰不爽有关。

（3）与哮喘发作、气道受阻有关。

2. 主要表现

呼气性呼吸困难，哮喘持续不已，喉间痰多、无力咳出。

3. 预期目标

（1）患儿能有效地咳出痰液。

（2）患儿呼吸道通畅，未发生痰阻气道。

4. 护理措施

（1）观察病情，监测生命体征及舌象、脉象，并做记录。

（2）遵医嘱给予支气管解痉药物：

①使用支气管扩张剂，如肾上腺素、氨茶碱、沙丁胺醇（舒喘灵）气雾剂。

②若不能缓解，改用异丙基肾上腺素加入10%葡萄糖注射液静脉滴注。应注意导管通畅，控制一定的滴速。

③必要时使用激素，如氢化可的松、地塞米松静脉滴注。应掌握滴速，观察疗效。

（3）鼓励患儿有效的咳痰，必要时吸痰。

（4）遵医嘱给予中药雾化吸入，稀释痰液，以利排痰。

（5）呼吸困难给氧气吸入。

（6）保持病室内空气新鲜，定时通风，温、湿度适宜，禁止家长和探视者在室内吸烟。

5. 护理评价

（1）患儿呼气性呼吸困难是否缓解。

（2）患儿是否发生痰阻气道。

六、家长缺乏相关防治知识

1. 相关因素

缺乏对哮喘的预防知识。

2. 主要表现

家长对患儿哮喘发作的预防缺乏认识，患儿经常感冒，对引起哮喘的食物和其他物品不了解。

3. 预期目标

（1）家长了解了哮喘的发病原因。

（2）家长掌握了哮喘的有关预防知识，能控制或减轻哮喘的发作。

4. 护理措施

（1）向患儿家长讲明哮喘的特点及发作时的有关知识，预防感冒。发病季节，防止活动过度和情绪激动。

（2）介绍患儿的饮食知识，禁食诱发哮喘的食物。

（3）患儿出院时做好出院指导：

①居室应舒适通风，阳光充足，环境清洁，室内避免油烟异味，不放花草，不用毛掉，不铺地毯，不盖毛毯。

②感冒是诱发哮喘的原因之一，因此应预防感冒，气候变化应及时增减衣服，在感冒流行时，不去公共场所。

③哮喘与某些过敏源有关，家长应使患儿避开过敏源，如不吃易诱发哮喘的食物。

④家中不饲养宠物，不接触动物毛屑，户外活动不接触花粉等。

⑤多做户外活动，加强体格锻炼，增强体质，提高机体的抗病能力。

⑥定期进行预防接种，预防各种传染病。

⑦出院时向家长介绍外治疗法的应用：用白芥子、延胡索各 21 g，甘遂、细辛各 12 g，共研细末，分成 3 份，每隔 10 天使用 1 份。用时取药末 1 份，加生姜汁调稠做成约 1 分钱币大，分别贴在肺俞、心俞、膈俞、膻中穴，贴 2～4 小时揭去，若贴后皮肤发红，局部出现小疱疹，可提前揭去，贴药时间为每年夏天的初伏、中伏、末伏，连用 3 年，在好发季节前作预防性治疗。

5. 护理评价

（1）家长对本病是否有初步了解。

（2）家长是否掌握了家庭预防知识及护理要点。

第五节　泄泻

小儿泄泻是以大便次数增多，粪质稀薄或水样粪便为主症，伴有恶心、呕吐、腹痛、发热、口渴等的一种病症。西医学中消化不良、小儿肠炎、秋季腹泻、肠功能紊乱等可归属泄泻范畴。

本病多因感受外邪，饮食内伤，脾胃虚弱所致。

常见护理诊断：①脾胃功能受损；②体液不足；③有皮肤损伤的危险；④家长知识缺乏。

一、脾胃功能受损

1. 相关因素

（1）与感受外邪，饮食内伤致脾胃虚弱，清浊升降失调，清气下陷，湿渍大肠有关。

（2）与哺乳不当，饮食失节，损伤脾胃，清浊不分，下走大肠有关。

2. 主要表现

（1）腹泻，伴恶心、呕吐，腹痛、口渴。

（2）严重者出现体温高，烦渴神委，呼吸深长，腹胀等症。

3. 预期目标

（1）患儿腹泻症状逐渐缓解。

（2）腹胀、腹痛、恶心、呕吐等症逐渐消失。

4. 护理措施

（1）观察病情，掌握证型，了解各证型的症状及体征，以便进行治疗及护理。

（2）注意休息，病重者应卧床休息，病室保持清洁卫生，安静，空气流通，温、湿度适宜。

（3）认真观察病情，注意腹痛的部位、性质、疼痛程度及发作时间。了解大便的次数、性质、气味及量。若有脓血便应留取标本送验。若为传染病，应及时报告医生，同时做好消毒隔离。

（4）患儿腹泻伴呕吐时暂禁食，待呕吐症状缓解后进食易消化的牛奶、米汤、果汁等，年长儿可进半流质。

（5）风寒、脾虚、肾虚等症要注意休息，形寒肢冷、腹部不温者，应给予局部保暖。

（6）伤食泻者，婴幼儿可用推拿疗法：揉外劳宫、清板门、清大肠、摩腹、揉足三里，消食导滞、和中助运。年长儿用针刺疗法，取中脘、天枢、足三里，呕吐加内庭、上脘；腹胀加下脘。1 日 1 次，用泻法。

（7）风寒泻者，婴幼儿用推拿疗法：揉外劳宫、推三关、摩腹、揉脐、灸龟尾，温中散寒以化湿止泻，年长儿遵医嘱给藿香正气水，每次 5 mL，1 日 3 次。

（8）湿热泻者，婴幼儿用推拿疗法：清天河水，推三关，揉小天心，揉内、外劳宫，清大肠。以清热利湿调中止泻。遵医嘱年长儿给红灵丹，每次 0.3 g，1 日 2 次。

（9）脾虚泻者，婴幼儿用推拿疗法：补脾经、大肠经，揉足三里，摩腹，推上七节骨或用暖脐膏贴敷脐部。年长儿用针刺法取穴足三里、中脘、天枢，呕吐加内关、上脘，腹胀加下脘，用补法，1 日 1 次。

（10）脾虚和脾肾阳虚者，取足三里、中脘、神阙，以艾条灸之，每穴 5 ~ 10 min，1 日 1 次，以健脾益气，温阳止泻。

（11）恢复期为患儿提供良好的进食环境及喜爱吃的食物，少量多餐，保证营养的摄入，以利脾胃功能的恢复。

5. 护理评价

（1）患儿脾胃功能是否恢复。

（2）患儿精神、面色是否好转。

（3）患儿饮食安排是否合理。

二、体液不足

1. 相关因素

（1）与呕吐、泄泻丢失体液过多有关。

（2）与进食、饮水量少有关。

2. 主要表现

泄泻伴烦渴神委，皮肤干瘪，弹性差，囟门凹陷，目眶下陷，小便短赤，啼哭无泪等。

3. 预期目标

（1）患儿皮肤弹性好，黏膜湿润，囟门、眼眶无凹陷。

（2）呕吐好转，大便次数减少，尿量尿色正常。

4. 护理措施

（1）鼓励患儿多饮水及饮料，如：蘖养、胡萝卜、大枣各适量，煮汤勤服之，以补充水分。

（2）注意观察患儿生命体征及神志、口渴、囟门、皮肤弹性、尿、舌脉等情况，如有异常，及时报告医生，紧急处理。

（3）遵医嘱给予补液，保持输液通畅，并掌握先快后慢，先盐后糖，见尿补钾的原则，及时准确输入液体量。

（4）属伤食泻：泄泻不止者，可用苍术炭、山楂碳各等份，研细末。每次 2 岁以内 1 g，2 岁以上 1.5 g，1 日 3 次，防止体液丢失。

（5）属气阴两伤泻：可用绿茶 3 g，食盐 0.5 g ~ 1 g，白糖 20 g，加水适量，煎成 200 mL，每日 1 剂，分次饮服，以补充体液。

（6）属脾虚泻者：泄泻不止，可用山药粉，每次 6 ~ 9 g，1 日 3 次，开水调成糊状服之，以止泄泻。

（7）属风寒泻者，用丁香 2 g，吴茱萸 30 g，胡椒 30 粒，研为细末，每次 1 ~ 5 g 用醋调成糊状，敷贴脐部，1 日 1 次，以止泄泻。

（8）准确记录出入量，提供补液依据。

（9）汤剂应浓煎后，频频喂服，以益气养阴而止泻。

（10）注意测量体重，以估计脱水程度及补液效果。

5. 护理评价

（1）患儿眼眶下陷、皮肤弹性、末梢循环情况有无改善或改善程度。

（2）患儿泄泻、呕吐次数、量、性质是否改善，尿量是否增加。

三、有皮肤受损的危险

1. 相关因素

（1）与排便次数增多有关。

（2）与排泄物的刺激有关。

2. 主要表现

患儿肛门周围皮肤发红、皮疹、破溃。

3. 预期目标

（1）患儿住院期间不发生红臀及破溃。

（2）院外已发生红臀，入院后减轻或消失。

4. 护理措施

（1）指导家长，患儿每次大便后用温热水清洗臀部和会阴部，用软毛巾擦干，必要时肛门周围涂以氧化锌软膏。

（2）出现红臀或肛门周围灼痛者，遵医嘱用黄柏适量煎水外洗，涂以植物油外扑青黛粉，以清热化湿。

（3）若臀部有破溃，应暴露局部保持干燥，用红外线灯照射，每天2次，每次10~15 min，灯距离臀部患处30~40 cm，照射时应有专人护理，以防意外，也可用艾条灸，1日1次。

（4）加强巡视，及时更换尿布，尿布应柔软吸水性强，以棉布为宜，用后清洗干净，保持干燥，必要时消毒处理。

（5）更换尿布时动作要轻柔，清洗臀部应用柔软的毛巾吸回干水分，不宜擦拭，防止皮肤擦伤。

（6）定期更换床单，保持床单被褥清洁、干燥、平整、舒适。保证患儿充分的休息和睡眠。

5. 护理评价

臀部皮肤是否有破溃，已发生的红臀是否减轻。

四、家长知识缺乏

1. 相关因素

（1）与缺乏对本病的预防知识有关。

（2）与缺乏喂养和护理知识有关。

2. 主要表现

（1）家长不了解本病的发病原因。

（2）家长不能正确喂养与护理患儿。

3. 预期目标

（1）家长了解了本病发病原因。

（2）家长能合理喂养和护理患儿。

4. 护理措施

（1）向家长进行饮食卫生及合理喂养方法等知识的宣传，使家长掌握合理的喂养及饮食卫生。

（2）向家长讲述本病的发病原因，临床表现及治疗方法。若发现泄泻应及时就诊，防止酿成大病。

（3）患儿恢复期饮食宜清淡、易消化的素流质、半流质或软饮，先由少到多，由稀到稠，逐渐恢复正常饮食，忌食荤腥、生冷、油腻的食物，以促进脾胃功能的恢复。

（4）伤食泻者，应适当限制饮食，给予焦三仙（焦山楂、焦麦芽、焦神曲）各9 g，水煎，分次服之，1日1剂，以消食导滞恢复脾、胃功能。

（5）湿热泻者，应多吃新鲜蔬菜、水果。可用芦根、竹叶3~9 g，水煎代茶饮，以清热祛湿。

（6）脾虚泻者，可用扁豆、山药、薏苡仁等适量，煎汤除去药渣后加米煮粥，常食之，以健脾胃。

（7）强调母乳喂养，母乳中的钙磷比例合适，最容易被小儿吸收。及时添加辅食。盛夏季节不宜断奶。

（8）注意饮食卫生，餐具应清洗干净，消毒后备用。食物要清洁、新鲜，患儿饭前饭后要漱口，清洗双手。

（9）纠正婴幼儿吸吮手指、橡皮奶嘴的不良习惯。常给患儿洗手和剪指甲。

（10）注意患儿寒暖，防止受凉，经常室外活动，加强患儿体格锻炼，提高身体素质，防止疾病的发生。

（11）定期做儿童保健门诊检查，身体定时接受预防接种，以防患儿传染病的发生。

（12）脾虚久泻者：

①可给燕窝糯米粥：取燕窝9g，以水泡发，捡净羽毛和杂质，加水适量，文火久炖，待烂后，再加糯米50g，煮粥。1天分食，服完为度，连服3～5天。

②苹果汤：取苹果1只洗净，连皮切碎，加水250mL和少量食盐，煎汤代茶饮；也可再加5%的糖，适用于1岁以内的婴儿。苹果含糅酸，有止泻作用。

5. 护理评价

（1）患儿家长是否掌握了泄泻的预防知识。

（2）家长掌握喂养方法及护理知识的程度。

第六节　食积

食积是由乳食喂养不当，停积脾胃，运化失健，引起的一种病症，以不思乳食，腹胀酸腐，大便不调为特征。多见于婴幼儿，常见感冒、泄泻、疳症中合并出现。

本病多因乳食内积，脾胃虚弱所致。

常见护理诊断：①脾胃功能受损；②不舒适——腹痛、腹胀；③营养失调；④家长知识缺乏。

一、脾胃功能受损

1. 相关因素

（1）与乳食停积，伤及脾胃有关。

（2）与脾胃虚弱，乳食难于腐熟有关。

（3）与脾气虚弱，气机不充有关。

2. 主要表现

（1）不思乳食，腹胀腹痛，大便滤薄，夹有乳片或食物残渣，恶心、呕吐，嗳腐吐酸，舌淡，苔白腻。

（2）神倦乏力，面色萎黄，形体消瘦，舌淡红，苔白腻，脉细弱或细滑。

3. 预期目标

（1）乳食逐渐增加至正常。

（2）精神、面色逐渐改善，其他诸症随之好转。

4. 护理措施

（1）为患儿安排舒适、安静的生活环境，保证空气新鲜，阳光充足，温度适宜。

（2）注意保暖，避免受凉，注意饮食卫生，防止发生呼吸道及消化道疾病。

（3）脾虚者给小儿香橘丹，1岁以内每次半丸，1岁以上每次1丸，1日3次，温开水送服。

（4）注意口腔护理，若有呕吐，及时清理呕吐物。每天用淡盐水或银苓汤漱口2～3次。

5. 食积

可伤及脾胃，脾胃虚弱又能产生食积，两者互为因果，所以护理人员应了解其因果关系，在临床上运用中医护理技术，进行有效的护理：

（1）外治疗法：用高良姜2g，槟榔4g，共研细末，敷脐中，

外盖纱布，胶布固定，每日1次。以健脾胃，消食积。

（2）针刺疗法：主穴取中脘、建里、气海，配穴取脾俞、胃俞、公孙，1日1次，实证用泻法，虚中夹实证先泻后补。以健脾和胃，促进食欲。

（3）推拿疗法：补脾经，100～500次，揉板门，100～300次，推四横纹，100～300次，运八卦，100～300次，揉中脘，100～300次，分腹阴阳，100～200次，揉天枢，50～100次，按揉足三里，50～100次，具有健脾开胃，消食和中的作用。

（4）点刺四缝穴至出少量黄色液体，隔日1次。具有和胃、消食导滞，促进食欲的作用。

（5）捏脊疗法：用双手拇指和食指将脊柱处的皮肤捏起，自长强向上捏至大椎穴，并在肾俞、脾俞各重提1次，最后压肾俞3次，每天1次，每次3～5遍。6天为1个疗程。以调理脾胃、通经活络、消积。

（6）穴位注射：用维生素B_{12} 1～0.5 mL（稀释至1 mL）注入足三里、脾俞穴，每天1次。具有健脾消积的作用。

①食滞舌苔厚者，遵医嘱给山楂、麦芽、神曲各适量，加水煎汤喂服，以消食导滞。

②饮食宜清淡，富有营养，易消化的流质、半流质或软食，要少量多餐，应用小匙耐心慢慢地喂服，使患儿愉快进食。

（7）若食积呕吐者，应暂时控制饮食，使胃肠得到功能恢复后，再进少量饮食。

（8）若大便次数多者，应指导家长，应用温热水清洗肛门周围，用软毛巾轻轻擦干，使患儿舒适。

（9）勤换尿布，尿布以质地柔软的棉织品为宜，用后清洗干净，晾干，必要时消毒。

（10）脾虚便澹者，腹部可给热熨或药熨，以减轻腹部胀痛，注意温度不宜过高，以免烫伤患儿。

（11）若食积时间较长，应定时测量体重，以了解营养状况及脾胃功能恢复情况。

5. 护理评价

（1）患儿进食量是否增加。

（2）患儿脾胃功能是否恢复。

二、不舒适——腹痛、腹胀

1. 相关因素

与乳食停积，气机不利有关。

2. 主要表现

（1）脘腹胀满，疼痛拒按，烦躁哭闹。

（2）抱卧不宁，大便清薄，不思乳食。

3. 预期目标

（1）患儿腹痛、腹胀缓解。

（2）患儿能安静入睡。

4. 护理措施

（1）给予安静、舒适的环境，保证患儿充分休息和睡眠，以利脾胃功能的恢复，减轻腹部胀痛。

（2）观察患儿腹痛、腹胀情况，必要时可给针刺中脘、足三里穴，腹胀加章门、气海穴；恶心、呕吐加内关穴。以健运脾胃，消积导滞，止痛消胀，增进食欲。

（3）遵医嘱给小儿健脾丸，每次1丸，1日2次，温开水送服。以开胃健脾、止痛消胀，可促进食欲。

（4）遵医嘱给鸡内金粉，3岁以下的幼儿，每次0.3 g，3～5岁，每次0～6 g，具有消食化积，促进食欲的作用。

5. 护理评价

（1）患儿腹痛、腹胀是否缓解。

（2）患儿是否能安静入睡。

三、营养失调

1. 相关因素

（1）与喂养不当有关。

（2）与摄入量不足有关。

（3）与脾胃功能受损、脾失健运有关。

2. 主要表现

（1）形体消瘦，面色苍白，食欲不振。

（2）皮肤弹性差，体重不增或下降。

3. 预期目标

（1）患儿进食量逐渐增加。

（2）患儿营养状况逐渐改善。

（3）患儿体重有所增加。

4. 护理措施

（1）评估患儿进食属于食欲缺乏、纳呆或纳滞。

（2）进行合理喂养，给予营养丰富，清淡可口，易消化的流质或半流质饮食。

（3）保持口腔卫生，每次进餐前用生理盐水或淡盐水漱口，以除去口腔异味，促进食欲。

（4）对年长儿要讲解营养与治疗、康复的重要性。

（5）给患儿提供充足的进食时间，每次喂量要少，让患儿充分的咀嚼后吞咽，循序渐进地增加进食量。

（6）提供清洁卫生、安静宜人的环境，使患儿轻松、愉快地进餐。

（7）注意烹调技术，保证食物的色、香、味及花样变化，根据患儿年龄的不同给予细、软、烂的食物，以利吞咽和消化。

（8）可给大枣、意苡仁、山药加米煮粥常食之，以益气健脾，促进脾、胃功能的恢复。

①患儿营养状况是否得到改善。

②体重是否增加。

四、家长知识缺乏

1. 相关因素

与家长缺乏小儿喂养知识有关。

2. 主要表现

家长不了解小儿出生后如何正确地喂养。

3. 预期目标

使患儿家长掌握合理的喂养方法。

4. 护理措施

（1）积极向患儿家长宣传合理的喂养方法，使家长能讲述喂养方法，并在实际中应用。

（2）哺乳应有规律，不能啼哭即乳，乳哺不节，则可伤乳。人工喂养要定时定量，过夜变质，冷热不调，停积胃中，壅而不化，即成乳积。

（3）小儿脏腑娇嫩，气血未充，若饱食无度，杂食乱投，生冷不节，食物坚硬，或食肥、甘、厚、腻，易生食积。

（4）婴幼儿的饮食，应营养丰富、易消化的流质或半流质，饮食烹调做到细、软、烂，注意色、香、味和花样的变化，易于诱导小儿的食欲。

（5）母乳喂养不宜时间太长，一般以1年为宜。如不及时添加辅食，则会产生营养不足，脾胃虚弱，影响小儿生长发育。

（6）按时添加辅食，3个月以后给予菜汁、果汁（即将新鲜蔬菜、水果洗净切碎，适量水煮沸后加入菜、果再煮沸2～3 min取汁即成）。4～6个月加菜泥、果泥、肉汤、米汤、稀粥等，每次1种，小儿大便正常，再给第2种，逐渐加量和加稠。

（7）餐具用完后应清洗干净，并按时消毒，以备下次再用。

（8）乳母生活要有规律，饮食需含各种营养素，心情要舒畅，精神应饱满，可使乳汁分泌增加。

5．护理评价

（1）家长是否了解了本病的保健知识。

（2）家长是否掌握了合理的喂养方法。

参考文献

［1］钟华，江乙. 内科护理：第3版.［M］. 北京：科学出版社，2015.

［2］陈月琴. 外科护理学［M］. 北京：人民军医出版社，2012.

［3］郭爱敏. 成人护理［M］. 北京：人民卫生出版社，2012.

［4］孟共林，李兵，金立军. 内科护理学［M］. 北京：北京大学医学出版社，2016.

［5］翁素贞，叶志霞，皮红英. 外科护理［M］. 上海：复旦大学出版社，2016.

［6］李淑迦，应岚. 临床护理常规［M］. 北京：中国医药科技出版社，2013.

［7］王爱平. 现代临床护理学［M］. 北京：人民卫生出版社，2015.

［8］伍小飞，敖以玲. 临床护理技能实践手册双语［M］. 成都：四川大学出版社，2013.

［9］李俊华，程忠义，郝金霞，等. 外科护理［M］. 武汉：华中科技大学出版社，2013.

［10］李小寒，尚少梅. 基础护理学：第5版.［M］. 北京：人民卫生出版社，2012.

［11］高立山，高峰，孙震寰. 针灸心传［M］. 北京：学苑出版社，2015.

［12］徐燕，周兰姝. 现代护理学［M］. 北京：人民军医出版社，2015.

［13］潘瑞红. 专科护理技术操作规范［M］. 湖北：华中科技大学出版社，2016.

［14］魏革，刘苏君，王方. 手术室护理学［M］. 北京：人民军医出版社，2014.

［15］司丽云，张忠霞，王作艳，等. 实用临床医学护理学［M］. 北京：知识产权出版社，2013.

［16］李乐之，路潜. 外科护理学：第5版.［M］. 北京：人民卫生出版社，2012.

［17］刘瑾，宋锐. 康复护理［M］. 北京：人民卫生出版社，2014.

［18］陈锦秀. 康复护理［M］. 北京：人民卫生出版社，2014.

［19］刘秋梅. 急救护理［M］. 武汉：湖北科学技术出版社，2013.

［20］郑彩娥，李秀云. 实用康复护理学［M］. 北京：人民卫生出版社，2012.

［21］沈翠珍，内科护理［M］. 北京：中国中医药出版社，2016.

［22］屈红，秦爱玲，杜明娟. 专科护理常规［M］. 北京：科学出版社，2016.

［23］池晓玲. 手术室护理实践指南［M］. 北京：人民卫生出版社，2015.

［24］吴军. 康复护理［M］. 北京：中国医药科技出版社，2015.

［25］钟华，江乙. 内科护理：第3版.［M］. 北京：科学出版社，2015.

［26］李红，李映兰. 临床护理实践手册［M］. 北京：化学工业出版社，2010.

［27］陈朔晖，徐红贞. 儿科护理技术操作及风险防范［M］. 杭州：浙江大学出版社，2014.

［28］姜安丽. 新编护理学基础：第2版.［M］. 北京：人民卫生出版社，2013.

［29］刘梦清，余尚昆. 外科护理学［M］. 北京：科学出版社，2016.

［30］尹安春，史铁英. 内科疾病临床护理路径［M］. 北京：人民卫生出版社，2014.

［31］黄人健，李秀华. 现代护理学高级教程［M］. 北京：人民军医出版社，2014.

［32］彭蓓，周海荣. 老年护理［M］. 上海：上海第二军医大学出版社，2016.

［33］胡秀英，宁宁. 老年护理手册［M］. 北京：科学出版社，2016.